临床医师科研指南

《现代医院管理与等级评审指南》丛书

6

顾　问　祝益民

主　审　谢　辉

主　编　祝　晟

副主编　李长俊　陆　瑶　陈　芳

湖南科学技术出版社·长沙

图书在版编目（CIP）数据

临床医师科研指南 / 祝晟主编. -- 长沙 ：湖南科
学技术出版社，2025. 3. -- （现代医院管理与等级评审
指南）. -- ISBN 978-7-5710-3462-7

Ⅰ．R4-62

中国国家版本馆 CIP 数据核字第 20252DP347 号

LINCHUANG YISHI KEYAN ZHINAN
临床医师科研指南

主　　编：祝　晟
主　　审：谢　辉
顾　　问：祝益民
出 版 人：潘晓山
责任编辑：李　忠
出版发行：湖南科学技术出版社
社　　址：长沙市芙蓉中路一段 416 号泊富国际金融中心
网　　址：http://www.hnstp.com
湖南科学技术出版社天猫旗舰店网址：
　　　　　http://hnkjcbs.tmall.com
邮购联系：0731-84375808
印　　刷：湖南省众鑫印务有限公司
　　　　　（印装质量问题请直接与本厂联系）
厂　　址：湖南省长沙市长沙县榔梨街道梨江大道 20 号
邮　　编：410100
版　　次：2025 年 3 月第 1 版
印　　次：2025 年 3 月第 1 次印刷
开　　本：740 mm×1000 mm　1/16
印　　张：14
字　　数：300 千字
书　　号：ISBN 978-7-5710-3462-7
定　　价：60.00 元

前　言

　　在当今医学飞速发展的时代，临床医师所肩负的职责早已不再局限于日常的诊疗工作。科研，这一曾经似乎与临床实践有些遥远的领域，正逐渐成为临床医师不可或缺的重要使命。临床医学的进步，很大程度上依赖于科研成果的不断涌现，而临床医师作为疾病治疗与患者康复的最前线工作者，其参与科研具有无可比拟的独特优势与重要意义。

　　临床医师在日常工作中，能够直接接触到各种疾病的真实病例，对疾病的临床表现、治疗反应以及患者的个体差异有着最为直观和深入的了解。这些宝贵的一手资料，是开展医学科研的珍贵"矿藏"。通过科研，临床医师可以探索疾病的发病机制，寻找更有效的治疗方法，优化治疗方案，从而为患者带来更大的福音，推动整个医学的发展。

　　然而，对于许多临床医师来说，科研之路并非一帆风顺。临床工作的忙碌与繁重，使得医师们往往难以抽出充足的时间和精力来系统地学习科研方法和开展科研项目。此外，科研本身所涉及的知识领域广泛，包括研究设计、统计分析、文献检索与撰写等多个方面，对于没有经过系统科研训练的临床医师而言，无疑是一大挑战。许多医师在面对科研时，常常感到无从下手，不知道如何选择合适的研究课题，如何设计科学合理的研究方案，如何对数据进行准确的分析和解读，如何将自己的研究成果以规范、严谨的方式呈现出来或加以转化。

　　正是基于这样的背景与需求，我们组织一批既有丰富临床经验，又在科研上做出成绩的优秀青年学者编写了这本《临床医师科研指南》。本书能够为临床医师提供实用、易懂、全面的科研指导，帮助医师们克服科研过程中的种种困难，激发临床医护人员参与科研的热情与信心，使科研能够真正融入临床工作的日常之中，成为提升临床医疗水平、促进医学发展的有力引擎。

　　本书编写的特点是充分考虑了临床医师的实际工作和科研需求。内容涵盖了科研的全过程，从科研思维的培养、课题的选择与确定，到研究设计的要点与方法，再到数据收集与分析的技巧，以及科研论文的撰写与发表规范，每一个环节都进行了详细、深入且通俗易懂的阐述。本书避免了过于复杂和晦涩的理论知识，而是通过大量的实例分析和具体的操作步骤，让医师们能够快速理解和掌握科研的关键要点，做到学以致用。

同时，本书还特别强调了科研与临床实践的紧密结合，鼓励医师们从临床工作中发现问题，以解决实际临床问题为导向开展科研工作。通过这样的方式，不仅能够确保科研课题的实用性和针对性，还能够让医师们在科研过程中不断积累经验，提升自身的临床诊疗水平，实现科研与临床的良性互动和共同发展。

我们深知，一本指南不可能涵盖科研领域的所有内容，也无法解决临床医师在科研过程中遇到的所有问题。希望通过这本书，能够为临床医师们打开一扇通往科研世界的大门，让医务人员在科研的道路上不再迷茫，能够勇敢地迈出第一步，并且坚定地走下去。我们相信，每一位临床医师都具有开展科研的潜力和能力，只要掌握了正确的方法和技巧，就能够在这个充满挑战与机遇的领域中绽放光彩，为医学事业的发展贡献自己的一份力量。

让我们携手共进，在临床与科研的融合之路上砥砺前行，为人类的健康事业书写更加辉煌的篇章！

编 者
于长沙

目录

§1

现代医师的终极目标

医学的发展主要经历了古代经验医学、近代实验医学和现代系统医学 3 个阶段。不同于古代和近代医学先驱仅依靠非正式培训和既往经验进行疾病的治疗，目前几乎所有医学生既接受医学教育，还完成了强化的科学训练。现代医学对于医师的要求已经发展为有能力在临床实践中提出临床问题，通过科学研究发现解决方案，最终将临床观察转化为研究结果，从而推动医学发展。目前，依据医师的职业高度可以分为 3 个层次：合格的临床医师、杰出的学科带头人和卓越的临床科学家。可见，从临床医师成长为临床科学家是当今时代一名医师努力奋斗的终极目标。

临床科学家指同时从事临床工作和科学研究的医师，即既能根据临床工作需要开展科学研究，又能利用科研结果指导临床实践的医师。临床科学家是既具有高超临床技术，又具有优秀科研能力的创新型医学人才，可以发现人类健康的新威胁，开发潜在的新疗法或预防手段，领导科研团队并促进学科间知识交流，也是开展转化医学研究的重要推动力。

现代医学走到今天，几乎没有彻底把某一种疾病的发病率降下来。为什么会出现这种现象？那就是治标不治本。如果不从科学的角度去解决，我们就无法知道疾病真正的、深入的原理。近年来，除重点疫情、突发公共卫生事件外，肿瘤、心血管和精神疾病等慢性非传染性疾病发病率显著增加，带来了严重的经济负担。依靠临床经验已经不能应对临床所面临的各种挑战。尽管目前我国从事医学基础研究的工作者的研究基础和水平进步很大，涌现出大量优秀的基础研究论文，并发表在影响因子很高的杂志上，但由于他们不是临床医师，不直接接触患者，很多时候无法理解患者个体差异或其他因素导致病情发展与变化的复杂性，更无法准确了解临床工作的实际情况，难以掌握临床实践之所需。临床医师虽然具有一定的医疗水平与能力，但缺乏在医学研究方面开拓创新的动力和能力。因此我国医学工作存在的一个突出问题在于基础研究与临床实践的需求相脱节，同时又缺乏合适的基础研究结论为提升临床实践工作水平提供依据或指导，因此，亟待培养一大批优秀的临床科学家共同努力解决这些问题。

§1.1　人人做科研，处处即科研

一、兴趣决定对科研的关注度

由于历史原因，临床医师从事临床工作与科研工作的理解存在思想上的误区。很多人认为，作为一名医师，临床与科研不能同时兼顾。科研做好了，临床就分身不出，或者临床好了，就没有时间去做科研。其实，两者并不冲突，临床是一种实践，科研是理论，从实践中检验理论，再由理论指导实践，才能使水平得到真正的提高。医师的临床工作是最基本的，是常规的重复，要有新的发现和创造，需要科学研究来指导。一个只从事临床工作的医师不一定具备科研思维，具有科研思维并把科研做好的临床医师才能更好地让医疗水平有质的飞跃，从而能带领学科的发展。所以，不存在科研强，临床就不行，或者临床强，科研就不行的情况，关键是如何把两者相结合起来，使科研工作紧密围绕临床需要，为临床服务，这只会让临床工作做得更好、更强。实际上分一部分时间从事科研工作并不影响临床水平。相反，有了科研的思维，可以帮助临床水平更快地提高，甚至产生一个飞跃。这也是西方国家高水平的医学专家大多数是临床科学家的原因。

科研的定义不应只限于基础研究，临床个案及总结也是临床科学研究。科研的目的是解决临床问题，要培养医师基于临床的科研思维，这样才能有助于改进诊治方法，用于临床。因此，临床科学家首先要以解决患者的临床问题为己任，善于从临床工作中发现问题，有解决这些问题的兴趣和能力，要有临床功底和自我驱动力。一个合格的临床科学家，既是一位合格的临床医师，又是一位合格的科学家，既需要扎实掌握临床医学的理论和知识，也需要具备面对未知进行探索和创新的能力。对于成功的临床科学家来说，他们的医师职责和科学家职责具有互补性。看的患者和做的研究具有相关性。需要把先进的技术掌握，只会看病是不行，还要有很强的科研背景。科技和患者之间没有任何障碍，很容易地将研究转化到治疗患者身上，当然需使用非常前沿的研究工具。所以，成功的临床科学家，研究和临床实践都是相通的，甚至具有互补性。在职业发展的早期阶段，需要兼顾两方面的工作，很大一部分时间都是在努力申请经费，既要申请基金，又要做研究，同时还要看患者。到了年资比较资深的时候，申请基金支撑很多人来帮你做实验、做研究，需要有一个专门的团队，这相当于经营一个企业。临床的时间就会越来越少，还要经常参加各种会议。

二、领悟医学本质成为好医师

医学有真、善、美3个层次：真就是求真务实，用什么药治什么病；善就是医师对患者的呵护，患者对医师的尊重；美就是要把医术当成艺术来享受。但是，我们用解剖刀把整体变成了器官，用显微镜把器官变成了细胞，又把器官与细胞变成了分子，医学研究发表了大量的科学论文，最后与治病无关，纵观最近50年，诺贝尔奖的成果几乎都是与分子相关。医学实现了科学化却丢掉了人文关怀，实现了现代化却丢掉了先进性，实现了国际化却丢了民族性，实现了智能化却丢掉了真实性。医学与人文、基础与临床、医师离患者越来越远。要还器官给患者，还症状给疾病，从检验回到临床，从药师回到医师，做到身心并重、医护并重、中西医并重和防治并重，这样才是医师和医学。近年来，临床医学的发展有检验和影像医学两个最受瞩目的方面，科学或基础医学的成果用到了临床领域，也引发了大量年轻医师难以抑制的依赖性，因为数据不是人体、不是疾病，也不一定是诊断证据或治疗效果。数据可能反映事实，也可能偏离事实，从而误导医师的判断。用科学的技术得到的数据多数是瞬间的、直接的、生理的、客观的，而医学实践遇到的实况却是长期的、间接的、心理的、主观性的。古希腊哲学家希波克拉底说过：对于一个医师来说，了解一个患者，比了解一个患者患什么病重要。若抽去了人的本性，医学就失去了灵魂。医师的法宝是语言、药物和手术刀。因此，能处理例外和意外的医师是好医师。科学是必然性，强调百分之百和百分之零的结果，但医学常有偶然性，从百分之零到百分之百任何的可能性都可能存在，总是出现例外和意外。我们用科学共识形成指南，但不能以偏概全。

指南只能覆盖80％，还有20％覆盖不到，并且现有的指南4％是中国人的资料，96％是外国人的。医学并不等同于科学，医学不只是科学。以科学的理论帮助医学，但不能束缚医学；用科学方法研究医学，但不能用之误解医学；用数据助诊疾病，但不能用着取代医师。

三、卓越的医师才能解决基础研究与临床需求脱节

随着医学的发展，存在大量的基础研究结果很难被临床工作者参考和借鉴的困局。在国外，哈佛大学、约翰斯·霍普金斯大学、杜克大学等著名医学学府附属医院均要求临床医师从事一定的科研工作。作为连接临床医学和基础科学的桥梁，医学科学家在基础科学家和临床医师的交流和合作中扮演了重要角色。一方面，医学科学家可从临床实际问题出发开展科学研究；另一方面，他们能够用科研发现指导临床实践。在国外，医学科学家约占医师群体的10％；在我国，主要集中在大学或科研院所附属医院中，这些人都是临床医师，或是教授，或是研究员，带教研究生，进行科学研究工作，约占5％。给予致力于科研的临床医师各方面支持、增加医学研究实验室的数量和规模，为科研创造更便利的条件十分紧迫。加强交叉学科的建设，与基础研究者交流，使基础科研和临床问题之间真正建立沟通机会和渠道。

四、激活有潜质的医师成为临床科学家

首先，医院尤其是研究型医院应构建完善的临床科学家培养体系。一方面，学科带头人和学科骨干必须具备科学研究的能力，提高医学研究水平及促进学科发展；另一方面，临床技能和科研培训应均衡，保证青年医师的临床和科研能力齐头并进。必须接受和经历严格的科学思维和实践训练，进入临床工作岗位后，能够保持对科学研究的兴趣，注意观察并提出临床问题，争取各种资源开展临床研究。要有科学思维，能够找准、规划和形成研究方向，有产出，得到认可。组建良好的团队，具有获取经费的能力，积极与国内外的同道进行学术交流和协作。此外，临床科学家的培养应该重视多学科交叉，博采众长，培养全局观和整体观，重视医疗科技成果转化。临床科学家不是被培养，而是被沙里淘金淘出来的。一些年轻"苗子"因为在好的团队，可被老师及早发现。持之以恒，必能成为一个合格的临床科学家。

§1.2　临床科学家的成功与复制

研究发现，最成功的临床科学家包括诺贝尔奖得主、美国国立卫生研究院或拉斯克奖获得者等，他们的思维方式与各个领域的顶尖人才包括数学家、音乐家和奥运冠军等惊人的一致。激情、毅力、勤奋和终身学习是成功的关键和必经之路，以坚韧的毅力和恒心实现梦想。因此，成功是可以复制的。

一、成功思维的特点

（一）内动力（intrinsic motivation）

高成就者从开始就知道为什么做事，即为什么选择这个职业，或者为什么要解决这个特定的问题。其中的很多人甚至认为，即使没有得到报酬，他们也会坚持做事。好奇心或者想解决这个问题的内在强烈愿望，而非晋升/荣耀/文凭/奖项等外在动机驱动着他们从事这些项目。所以，寻找到自己喜欢的事情/问题非常重要。

（二）毅力（perseverance）

天赋能够让人更早成功，但想成就大业却远远不够。高成就者比其他人更有毅力，经得住挫折。这并不是指他们投入的时间比其他人更多，而是他们一直在寻找解决问题的方法，更聪明地工作。在工作时，高成就者完全专注于当前的任务，确保自己有足够的时间充电，以便让自己的思维飘逸。高成就者既明白休息的重要性，也特别会充分利用茶休时间与同事做简单交流，这个短暂的时间经常让他们碰撞出火花。

（三）坚实的基础（strong foundation）

高成就者总是把之前的成就作为后续工作的基础，而不是固步自封。总是在之前工作的基础上，提出新的要解决的问题；获得成就或者巨大荣誉之前那样富有激情。勤奋使得他们的造诣越来越深，不断有创新性成果。

（四）持续的非正式学习（continuous informal learning）

对于工作者来说，课堂学习或者系统学习可能不再适用，找到解决问题的方法才是持续成长的关键。例如，职业早期参与成就卓越的教授项目，从中获得指导和鼓励。如何系统学习"统计"或者"如何做临床科研"。每在这个时候，建议总是做起来！在做事的过程中为解决具体问题而学习；方法学不局限于自己解决，更包括向他人请教和建立学术圈进行合作。其实如何做统计、如何做科研，读研究生的时候都学过，不用就不是自己的知识了。因此，工作后最强的能力已经不再是从头到尾读一本书那样的正式学习，而是非正式学习并解决具体问题的能力。因为知识是无限的，有限的时间和精力需要放在需要解决的问题上。

二、外科医师的成功不只是手术的成功

尽管我国医学水平与欧美发达国家相比尚有差距，但我们的外科技术演示绝对可以和美国的外科医师媲美，高清3D腹腔镜和手术机器人、4K等的技术是一流的，具备和欧美医师在外科操作技术层面的竞争实力。

（一）视野决定高度

在医学模式发生巨变的今天，外科医师已经从纯技术的层面转型为服务于人，把患者看作是最重要的。如何做好医学教育、保证医疗安全、学好外科的历史、教会医师和患者交流的技能、做到技术创新是重点。

（二）数量的优势弥补数据的短板

美国的医师很好利用现有的各种数据库，总结发表了许多大样本的临床研究文章，这

是我们真正欠缺的。再是临床研究，我们的医师花了太多的时间在研究如何手术上，紧跟国际潮流，国外做什么，我们就跟什么，缺乏我们自己原创的研究和技术。我们的样本量无人可比，但是还没有拿出符合国际标准的大样本的前瞻性研究，仅有数量是不够的。

（三）追求漂亮的手术不能忽略基本的技能

外科医师除了操作技术，还应该包括领导力、团队精神的训练、医学沟通能力的培养、感染控制、休克的抢救、肿瘤的分子生物学知识、康复外科理念等。外科医师的职业倦怠与职业幸福感、职业精神与外科决策、非技术技能与大数据及人工智能等各个领域十分重要。

（四）个人的发展需克服团队缺失

我们的技术基本上是师傅带徒弟学出来的。聪明的中国医师，娴熟的手术技巧是我们的优势。世界在变，我们应该也在变，我们的学术会议几乎没有这样的栏目：团队精神，职业精神，领导力训练，外科决策，外科手术和患者安全等。时至 21 世纪，中国外科医师已经走向世界。我们在有些方面要很好地向世界最先进的国家学习，要引领世界，登高才能望远，水滴方可石穿。

三、医师可以成为优秀的领导者

以患者为中心的诊疗模式和对更为高效的临床服务需求，意味着医师们需要做好准备成为领导者。梅奥诊所和克里夫兰诊所的 CEO 不仅是业内最有影响力的领导者之一，同时也都是技艺精湛的医师，并且一个世纪前诞生的那天起，一直就是由医师在运营的。2011年发表的一项研究调查了癌症、消化系统疾病和心血管疾病 3 个重要专业里的最好的 100家医院的 CEO，研究结果发现：由医师运营的医院的质量要比由非医师管理者运营的医院高 25%。医师，作为这个行业的专家，出任运营官有可信性，也是得天独厚的优势。医师领导者也更了解其他医师的需求。医师的职业生涯就是以患者为中心的服务，所以，担任运营官的医师也更可能会带来以患者为中心的策略。

在医师的职业培训中，已经潜移默化地培养了许多领导技能，如在高压下保持冷静，与各种各样的人在各种各样的状况下沟通，根据有限的信息快速作出决定。最近的一项在美国和英国的随机匹配调查发现，如果老板是核心业务的专家，员工的工作满意度较高，辞职意向比较低。如果管理者通过自己的亲身经验了解了达到工作最高标准所需要的东西，那么他们更有可能创造一个合适的工作环境，制定恰当的目标并准确评估他人的贡献。同样的，医师领导者可能更知道如何提高其他医师的工作满意度，从而有助于提高组织绩效。最后，一位卓越的医师在聘请其他医师时，更清楚什么是"好医师"。

§2

临床科学家如何"炼成"

§2.1 学会深度学习

一、深度学习能力越来越稀缺

胡适的英语老师、民国时期自学成才的出版家王云五先生，年轻时这样自学英语：找到一篇英文名家佳作，熟读几次后翻译成中文，等过一周后，再依据中文反过来翻译成英文，翻译后再与原文比对，找出自己翻译的错误和不够精良之处。如此反复练习，练就了扎实的英文功底，在那个科技、信息远不如今天发达的年代，这就是有限学习条件的深度学习。

百年之后的社会发生了巨变，人类进入了前所未有的物质和信息丰富时代，新奇有趣、轻简浓缩的知识随处可见，人们担忧的不再是无知识可学，而是学不完的知识。甚至很多人认为，现今时代的学习已经不必如此"费劲艰辛"，人们有太多的方式可以让自己轻松地获取知识，如每天听一本书、参加牛人的线上课、订阅名家专栏或参加某某学习群……轻松高效，干货满满，只要自己持之以恒，就定能有所成就。恰恰相反，这种认知注定是一个错觉。因为科技和信息巨变，但人类的学习机能并未随之快速变化，大脑运作模式几乎和百年前一模一样。遗憾的是，丰富的信息和多元的方式带来便捷的同时，也深深地损耗着人们越来越明显的"深度学习"能力。

有这样一个事实：用钞票和用微信、支付宝，有什么区别？表面上更快更方便，实质上用钞票支付是理性决策，用手机支付是冲动消费。购物越来越不是理性的决策行为，是本能花钱，是追求快感。因此，快速、简便、轻松的方式使得人们低层次的"原始脑"功能得到进一步强化，高层次的"现代脑"功能则进一步弱化。而深度学习能力，几乎全部依靠高层次的"现代脑"。

商家看清了这一点，想方设法推出各种代读、领读、听读的产品，让人们瞬间体验到轻松获取知识的快感，并且产生勤奋的感觉。而现实是人们越学越焦虑、越学越浮躁，懂得很多道理，却依旧过不好现在，更别说是一生了。当今世界正朝着两极发展：一小部分知识精英依旧直面核心困难，努力地深度钻研，生产内容；绝大部分人信息受众享受轻度学习，消费内容。知识阶层就像社会阶层一样在逐渐固化，长期陷于错误的认知或习惯于轻松学习，就会丧失深度学习能力，永远被困在认知低层。如果希望在时代潮流中占据一席之地，那就应该尽早抛弃轻松学习的幻想，锤炼深度学习能力，否则人生之路势必会越来越窄。

二、什么是深度学习

1946年，美国学者埃德加·戴尔（Edgar Dale）提出了"学习金字塔"（Cone of Learning）的理论，人的学习分为"被动学习"和"主动学习"两个层次。被动学习：如听讲、阅读、试听、演示，学习内容的平均留存率为 5％、10％、20％、30％。主动学习：

如通过讨论、实践、教授给他人，能将原来被动学习的内容留存率从 5% 提升到 50%、75% 和 90%。这个模型展示了不同学习深度和层次之间的对比。以阅读为例，从浅到深依次为：听书、自己读书、自己读书＋摘抄金句、自己读书＋思维导图/读书笔记、自己读书＋践行操练、自己读书＋践行操练＋输出教授。

自己读原书，读完之后却不回顾或少有提炼总结，只满足于输入的过程，这类学习的知识留存率很低，几天之后就想不起来自己读了什么？这种努力会导致盲目追求阅读的速度和数量，让人产生勤奋的感觉，实际上这是低水平的勤奋，投入越多，损失越大。另一类浅层次学习的人自己阅读时，做读书笔记或思维导图，但读书笔记的内容往往是把书的内容梳理罗列了一番（像是一个大纲），似乎对全书的知识了然于胸，醉心于此，殊不知只是"农夫山泉"而已（不生产知识，只是知识的搬运工），仅仅是简单"知识陈述"，与高级别的"知识转换"有很大的不同。更深一层是读书后能去实践书中的道理，知识得到了转化，从知道到做到是一个巨大的进步，然而自己知道或做到是一回事，让别人知道或做到又是另外一回事，将自己知道的东西（心里想得挺明白）向别人清晰地讲出来并不容易（讲的时候语无伦次），如果再把知道的东西写下来呢？你可能根本无从下笔。这种困难才是真正深度学习的开始！因为这必须动用原先所有的已有知识去解释新知识，当把新学的知识解释清楚时，就意味着把它纳入了自己的知识体系，达到了教授他人的水平，并可能创造出新的知识。

真正的学习就像是缝扣子，把新知识缝接到原有的知识结构中。有人坚持每天写 5 篇阅读心得，不用长篇大论，短短几个词就行，逼迫自己原来的知识结构对新知识做出反应，用文字固化下来，缝接过程就完成了。因此，"缝合"是深度学习的关键，而大多数人只完成了"获取知识"，却忽略了"缝合知识"这一步，学习过程不完整。另外，一些人有了一定的缝合，但缝合得不够深入，没有高质量的产出，也使得学习深度大打折扣。

浅层学习满足输入，深度学习注重输出。从想法到语言再到文字，即网状的思维变成树状的结构，再变成线性的文字，相当于把思想从气态变成液态，再变成真正属于自己的固态。任何知识都不可避免损耗，如果不想办法让学到的东西固化下来，时间一长留不下多少痕迹。有了自己的东西，便一定要"教授"出去，"教授"和"缝合"会相互形成巩固和循环。"教"是最好的"学"，如果一件事情你不能讲清楚，十有八九你还没有完全理解。"教"的最高境界是能用最简洁的话让一个外行人也能明白你讲的东西。通过"获取高质量知识"＋"深度缝合新知识"，再用自己的语言或文字去教授他人，是深度学习之道。

三、如何深度学习

深度学习有 3 个要素：获取高质量知识；深度缝合新知识；输出成果去教授。这样学习必然要放弃"快学""多学"的安全感，要耗费更多的时间，面临更难的处境，甚至还会"备受煎熬"。一开始舒服和容易的事往往得不到好结果，而一开始难受和困难的事才能让人真正有所收获。

（一）尽可能获取并亲自啃读一手知识

从读书角度讲，就是读经典、读原著，甚至是学术论文。经典的一手知识价值深度经过时间的沉淀，值得精耕细读。把精力集中到符合自己需求的一手知识上，放弃那些"几分钟读完……""每天一本……""十堂……课"的干货幻念，终究是支离破碎、被人咀嚼过的。亲自啃读虽然更艰辛，但唯有亲历过才能感受到深度理解或认知产生的真正快感，比吸收二手知识不知道要爽多少倍。读书最好不要请人代替，从长远看，终归是要自己获得挖矿的能力，才能走得更远。

（二）尽可能用自己的话把所学知识写出来

每读一本有价值的好书，就用写作的方式把作者的思想用自己的语言重构出来。尽力结合自身的经历、学识、角度去解释、延伸，而不是简单地把书本的要点进行罗列。简单地"知识陈述"无法达到深度缝合的效果，只有做到"知识转换"才能用旧知识体系对新知识进行深度缝合。重构时只取最需要的观点，其他无关的观点可以放弃。真正深度的好文，往往与原书没有太大的关系。只是原书触发了思考，引用了案例，最后读书笔记往往是一篇全新的文章，甚至创造了新的知识。这个过程是渐近的，刚开始说的好像都是别人的观点，但逐渐地就会衍生出自己的观点。起初会有些吃力，但只要持续练习，能关联的经历、观点、案例就会越来越多，对一个主题的思考也会越来越深入。所以无须求快、求多。如有必要，可以花足够长的时间去打磨一个主题或观点。当一个趋近你当前最高水平的作品打动了别人，所产生的影响力和收获远比每天写但缺乏深度的思考要强得多。一旦能写清楚了，就必定能讲清楚。

（三）专注深度学习同时对浅学习保持开放的态度

深度学习与浅学习其实并不冲突，浅学习也有其价值。重要的是不要颠倒权重关系，可以把它作为了解新信息的入口，但不能把成长的过程全部寄托于此。更合理的态度是：专注深度学习，同时对浅学习保持开放的态度。选择一些值得关注的人，通过这些平台和他们保持连接。他们释放的一些有价值的信息会引领我们走向更广阔的世界，但无论如何，最终要自己去读、自己去想、自己去做。最终能否获取深度学习能力，只能靠你自己去行动，没有人能够替代。

（四）反思生活

学习不止读书，深度学习包含生活经历。生活中每天发生的事情如水流一样，不会停留，如不留心，很难留下痕迹，就像最浅层的被动学习，留存率很低，缺少反思的生活难以产生深度。有人注重反思，每天早上花 2 小时左右的时间进行复盘反思，人与人之间的差距不是来自年龄，甚至不是来自经验，而是来自经验总结、反思和升华的能力。很多没想明白的事情在反思的时候想清楚了，很多模糊的概念在反思的时候变清晰了，很多看似并不关联的事情居然找到了底层的联系……持续反思对生活细节的感知能力变得越来越强，生活留下来的东西越来越多，成为一个不可或缺的习惯。

二、深度学习的好处

深度学习，除了能让我们放弃浮躁，磨炼理智，还能培育跨界能力等。人的能力分为知识、技能和才干 3 个层次：①知识是最没有迁移能力的，你读到医科博士，也照样不会做麻婆豆腐；②技能通常由 70% 的通用技能和 30% 的专业技能组成，迁移性要好一些；③到了才干层面，职业之间的界限就完全被打破了。这就解释了为什么那些牛人能够轻易地在不同领域之间进行跨界。因为他们已经通过深度学习达到了某一领域的才干层面，而这些才干在其他领域同样适用，所以只需要花少量的时间熟悉知识与技能。反过来，如果你在一个领域从未达到过才干层面，当换到其他行业时，只能从底层的知识和技能重新开始，这就非常吃力了。深度学习能够帮助人们跨界，这毋庸置疑，同时它还能帮人产生灵感。爱因斯坦在去专利局上班的路上，看到伯尼尔钟楼时，脑中突然冒出一个假设："如果公交车以光速移动，那么从车上看钟楼的指针会不会是静止的呢？"这个假设使得 20 世纪最伟大的发现——狭义相对论从此走入人们的视野。德国化学家凯库勒在非常疲劳的情况下做了个白日梦，梦到一条首尾相咬的蛇，这条蛇成了他发现了苯分子结构的线索。人们都惊叹科学家们的直觉和灵感，假设爱因斯坦是一名理发师，凯库勒是一名管道工，他们就不会获得这些直觉和灵感。灵感是在自己领域探索得足够深入时，才可能在潜意识的帮助下显现出来，这些原理在现代脑科学研究中都得到了印证，深度学习能让人更大概率地收获意外的惊喜，能让我们在高处俯视，看到一般事物的更多关联，产生洞见，并且积累得越多，反应速度越快。正确思考的核心是让自己的主观认知尽量与客观世界保持一致。

§2.2　注重刻意练习

有的人在一个行业工作多年，但对这个行业的理解还没有一个刚入行的新人透彻；有的人开车十几年，行驶几十万千米，驾驶技术还没有新司机好？下棋也是如此……这几乎有些不合理，到底问题出在哪里呢？是经验不重要，还是人的天赋有差别？著名心理学家、美国佛罗里达州立大学教授艾利克森，通过大量的科学研究证明，一个人可以通过正确持续的刻意练习，实现技能的快速突破和提升，达到非专业的人难以企及的高度，并写下《刻意练习——如何从新手到大师》这本书。

一、什么是刻意练习

刻意练习（deliberate practice）就是不断改变一个人大脑和身体适应性，以建立和丰富自己的心理表征为出发点，实现技能持续精进的练习。练习上的差别导致人与人之间心理表征的差别，最终导致技能水平的差距。

心理表征是一种与大脑正在思考的某个物体、某个观点、某些信息或者其他任何事物相对应的心理结构，或具体或抽象。这个概念不好描述和理解，引用"套路"这个词可以更好地理解，刻意练习就是为了让一个人掌握更多的"套路"。在某个领域能够掌握和应用的套路越多，这个人越容易成为这个领域的高手，越容易在这个领域实现技能的精进。写作有写作的套路，下棋有下棋的套路，沟通有沟通的套路。要想成为高手，就要通过刻意练习，掌握和运用更多的套路，并且能够不断丰富自己的套路。只有刻意练习才能够让一个人创建和丰富自己的心理表征。在任何一个行业或领域，技能与心理表征之间的关系是一种良性循环，技能越娴熟，创建的心理表征就越好；心理表征越好，就越能有效地提升技能。

二、刻意练习的六大特点

刻意练习与平时练习有些什么不同呢？为什么一般练习很难达到效果呢？一般练习很容易让人停留在大脑的舒适区，而刻意练习是有计划地突破舒适区而进入学习区。如有人天天写东西（包括微信段子），写的都是自己最熟悉的，创作水平停滞了，很难出类拔萃。刻意练习是有目标、有计划、专注、有反馈、有改进的持续练习，比传统学习模式效率提高200％。首先要把每一项需要练习的技能拆解成具体项目，然后分别练习，确保专注，建立反馈和改进机制，缺一不可。很多人错误地认为只要练习时间越长，技能水平就会越高，实际上，技能不经过拆解，不从基本功开始，没有指点和反馈，就不知道如何改进，技能水平就会停滞。如优秀的音乐老师，不会让学员一开始就弹一首完整的曲；高水平的球队不会以赛代练，绝大多数时间训练。

（一）存在于较成熟的领域

对于已经得到合理发展的行业或领域，有客观的标准来评价卓越的绩效。①对于绩效的测量，具有客观性。②具有竞争性，以激发从业者强烈的动机来训练和提高技能。③已形成规模的、科学的技能训练方式。④在该领域内，最杰出的从业者已经达到一定程度的表现水平，并拥有一整套行之有效的训练方法和技能。

（二）需要有好的导师和情境

优秀的导师（教练）可让学习效率极大提高，闭门造车的缺点在于对自己的局限并不自知。导师的作用：告知学习该技能的最佳次序；示范正确的技能使用方式；提供有效反馈，设计用于克服特定缺陷的专项练习；帮助创建高效的心理表征。挑选导师的标准：在所处行业或领域中有所成就；在所处行业或领域的教育中具备一定的技能和经验。找不到这样的导师时，自学能力就显得十分重要。一定程度上，模仿是提升能力的重要方法。富兰克林自学写作就利用了刻意练习提高写作水平，先用自己的话概括文章——利用记下的线索重写（完善总体结构和逻辑）——将自己写的文章和原文进行对比（文章改写成诗，改成散文）——学习精准简练的用词和描写。

研究表明，由于学习受到情境的制约或促进，在具体的实际应用情境中进行学习，学习效率更高。如何在情境中学习。①找到学习共同体：如学习小团体。②模仿榜样：找到可以学习和模仿的对象。③隐性知识显化：隐性知识是使人们有能力利用概念、事实及程序来解决现实问题的知识。④培养多样性：在多种情境中实践，强调学习广阔的应用范围。

（三）练习发生在舒适区之外

美国心理学家诺埃尔·蒂奇（Noel Tichy）将学习分成了3个区域（图2-1）。①舒适区：已经完全掌握的区域，没有学习难度的知识或者习以为常的事务。②学习区：还没有完全掌握的区域，有一定挑战，感到不适，但不至于太难受。③恐慌区：超出自己能力范围太多的事物或知识，心理感觉会严重不适，可能导致崩溃以致放弃学习。刻意练习主要发生在学习区，因为舒适区已不能使水平提高，恐慌区难度过高。精心选择与设定，学习自己不懂的，做自己做不好的，具有高度的针对性。尽管有目的的训练很有效，但远不够养成一个天才。要达到天才级的水平，需要有更高效的方法，那就是"刻意练习"。有教练时，明确目标，跳出舒适区，及时反馈，高强度训练。没有教练时，研究高水平案例，分析其成功原因，然后反复训练，不断改进技能。大脑具有适应能力，遇到的挑战越大，大脑的变化就越大，学习也越高效。处在舒适区之外却离得不太远的挑战，能使大脑的改变最为迅速。

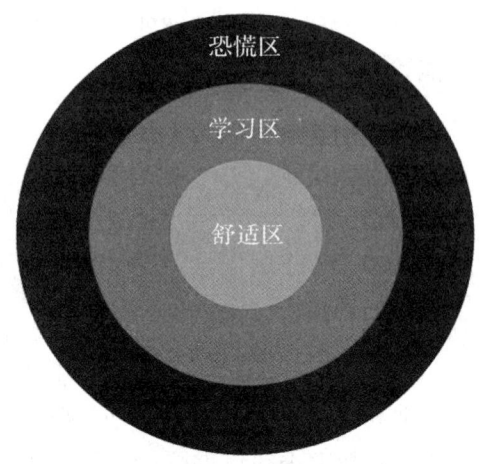

图 2-1　认知世界的三个区

刻意练习的一个关键是持续不断地去尝试那些刚好超出当前能力范围的事物。走出舒适区的 10 种方法：①意识到舒适区之外有哪些事情值得做？②弄清楚要克服和战胜的东西是什么（清单）？③学会习惯不舒适的东西。④将失败视为老师。⑤一步一步去慢慢克服心中的恐惧。⑥多和喜欢冒险的人在一起。⑦不要给自己找任何借口，要诚实地面对自己。⑧知道跳出舒适区是如何让你受益的。⑨不要太把自己当回事，犯错误时学会自嘲。⑩专注于乐趣本身。

（四）需要有明确的目标

最有效的练习是充分利用人类身体和大脑的适应能力，逐步塑造和提高技能，做到一些过去不可能的事情。为了有效提升技能，需要有目的的练习，而不只是简单地重复练习。有目的的练习具有 4 个特点。①定义明确的具体目标，并进行步骤拆解，以此来引导练习。②保持专注：完全把注意力集中在任务上。③有效反馈：找到不足的地方，并进行思考。④走出舒适区：不断去挑战更高的难度。

首要目的是建立心理表征。因此，刻意练习的本质就是建立一个更强大的心理表征来思考问题。能把复杂的、大量的信息组成不同认知模块，去思考和处理问题，成为更高效的方法。有目的的训练，是一种不断改进的做法，积小胜为大胜。练习弹琴的孩子，需要制定一个目标，如连续 3 次不犯任何错误，然后用恰当的速度弹完这首曲子，只要不符合这个标准，就去找原因。每天以这样一个标准来进行训练，进步会更快一些。

（五）需要有效的反馈

有效反馈可以及时调整和改进。练习早期，大量的反馈来自导师，指出存在的问题，并提供解决方法，不断提高技能。在没有导师的情况下，可以记住 3F：即专注（focus）、反馈（feedback）和纠正（fix it）3 个步骤。随着时间的推移，必须学会自己检测自己，自己发现错误，做出相应调整。

（六）能形成有效的心理表征

心理表征的作用：①快速找到规律，进行有意义的记忆。②快速处理大量的信息、组织信息。③精准预测未来，在瞬间做出更快更准确的决策。④制订计划，选择最佳路径。

⑤有助于高效学习，可以敏锐地察觉到自己的错误。

刻意练习的主要目的是创建有效的心理表征。清晰了解刻意练习的特点后，可以计划自己的刻意练习路径，投入大量时间周期性地进行刻意练习，更好地提升技能。进行刻意练习时，最为关键的两点在于：①保持强烈的兴趣和动机，那种来自内心深处强烈的自我激励和自我成长的愉悦感和成就感是坚持源源不断的燃料。②持续的专注和坚持，并没有人是天生就会，是因为大量的科学的刻意练习才变得成功。

三、刻意练习的内涵

（一）简单的重复不能称为刻意练习

《异类》一书中，马尔科姆·格拉德威尔关于成为专家的 10 000 小时定律：只要坚持 10 000 小时的练习，就能卓越非凡、出类拔萃。按每天工作 8 小时，一周工作 5 天，10 000 小时大概 5 年，可以成为一个领域的专家。但现实生活中，许多人在工作岗位上做了几十年，也依然只是普通人。阅读能改变命运，有人坚持每天阅读一本书，读完 200 本书后却放弃了，并且不再愿意再读书了，因为生活并没有发生一点改变。为什么没有效果呢？简单的重复并不能称为刻意练习，通俗地说，10 000 小时不是单纯的时间的叠加，而是有计划、有目的地刻意训练。每一次的练习（努力），都应该最大限度地吸取上次练习（努力）的结果、经验、教训进行反馈，在上一次结果的基础上进行改进调整。生活中，刻意练习适合每个有梦想的人，想学习怎样画画、编程、变戏法、吹萨克斯管、歌唱表演、运动技能、销售技能、写作的人；想掌控、塑造潜力、不向命运低头、不甘于现状的人。

杜鲁姆学习成熟度阶梯理论认为：技能应用源于成熟度，成熟度源于重复训练。从不会到会，秘诀是重复。设计各种不同难度的场合，针对性有层次地提升能力。传统培训把认知作为学习的核心过程，缺乏对学习成熟度的关注。从认知到应用，需要经过成熟度的转化。成熟度不够时，学习者无法达到更高层次的水平，只有在每个层次重复训练，才可激发学习者对更高层次的新认知和应用。足够次数的重复练习首先要投入大量时间，其次要坚持每天练习，最后不要中途放弃。

（二）如何成为天才

莫扎特是公认的音乐天才，7 岁就举办音乐会。他有一种完美音高的能力，能够分辨任何音乐的音调，这种能力罕见，约万分之一的概率，似乎印证了天才是天生的。然而，2014 年日本心理学家招募了 24 个 2~6 岁的孩子训练一年，都能具有完美音高的能力，认为莫扎特的天赋也是训练的结果，他的父亲 4 岁就开始全职教他音乐。研究证明：人的身体和大脑有极强的适应性，大脑经过练习后能够发展过去不具备的潜能。如盲人训练用手指触摸盲文，大脑触觉部分就更发达。无论是靠天赋或是努力，似乎只有很少的人能被称作"天才"。天才不是源于天赋，而是源于掌握正确的练习方法。刻意练习是迄今为止发现的对于任何领域任何人都有用的自我提升最强大的学习方法，通过大量训练，可以改造身体与大脑，从而创造天才。

（三）长时记忆

刻意练习的观点是，处于中上水平的人，拥有一种较强的记忆能力（长时记忆）。长时记忆是区分卓越者与一般人的一个重要的能力，是刻意练习的指向与本质。古人智慧告诉我们，学习是不断积累，是不断练习的结果。通过练习积累，让知识、技能、方法慢慢地融入我们血液，成为我们记忆的一部分，成为长时记忆。实验表明，持续有目的的练习可以提高学习和记忆能力，可以突破极限，不断强化大脑，让大脑有更好的适应能力，与身体相互适应。大脑中枢指挥去做想要做的事，如果有足够多的练习，大脑会改变某些神经元的用途，让大脑和身体相互适应，帮助更好地完成任务。因此，最杰出的人是那些在各种有目的的练习中花费最多时间的人。调查数据统计，小提琴练习的训练时间平均为3 420小时，优异的学生平均5 301小时，最杰出的学生则平均7 401小时。长时间工作记忆的培养要点：①赋予意义，精细编码。明白自己领域的单词和术语，存储信息时有意识地采取元认知的各项加工策略。②提取结构或模式。将专业领域的知识提取结构或模式，以更好的方式储存。③加快速度，增加连接。通过大量重复的刻意练习，加快编码与提取过程，增加长时记忆与工作记忆之间的各种通路。

（四）专注和投入

极限上进行任何活动，全神贯注和尽最大努力地练习才有效果。不断地投入时间和精力去训练，这是10 000小时定律发挥力量的阶段。需要强调的是，只有专注才能让大脑创建心理表征，不专注的练习，哪怕时间再长，技能也很难突破，应该知行合一。常常只是在做，并没有认真思考；福尔摩斯说过，你只是在看，并没有观察。刻意练习的本质就是让行为和结果之间建立及时的、高质量的反馈来提升效能。刻意练习的原则是设计适合自己的训练方案。①辨认杰出人物。②努力复制杰出人物的成就。尝试对技能进行分解，对标杰出人物，对技能的各个组成部分提出具体明确的目标，推测可能的训练方案。③按照推测的训练方案反复练习，设法获取反馈，思考原因，想办法予以纠正，创建对自己有效的心理表征。

（五）保持动机

保持动机是最终要面对的最重要的问题。研究策略很重要，研究杰出人士成功案例背后的原因。艾利克森发现，能够长期保持刻意练习的人，都养成了各种习惯，使得他们能够坚持下去。相对于习惯，保持练习的动机同样重要。

刻意练习在重复过程中专注于按照特定目标提升和精进技能，专注于改进自己的心理表征，不断调整自己实施技能的状态趋于理想状态。完成每项工作时，选择一项特定技能，设置具体的改进目标，着重关注、设法提高、注意反馈和纠正。只要重复此过程，就能把刻意练习变成日常工作的一部分，稳定提高各种技能。因为刻意练习发生在我们的能力极限附近，需要我们投入百分之百的专注和努力，保持动机成为最大难题。保持动机的方法可以分为两类：一是弱化停下脚步的倾向；二是强化继续前行的倾向。弱化停下脚步的倾向有几种可行的方案：①留出固定时间，养成练习习惯不受干扰；②良好规划时间，腾出更多时间完成练习；③制定明确目标，限制单次练习小于1小时；④保证充足睡眠，身体健康才能更好保持专注。强化继续前行的倾向几种可行的方案：①用阶段性成果刺激正反馈；②尝试不同方法跨越停滞期；③维护志同道合的朋友圈子。

（六）提升学习效率

我们一直在上课、一直在跑步，可为什么既没成为学霸，也没成为运动健将？最勤奋、最刻苦的同学，每次考试成绩都不高。因为我们一直在"以战术的勤奋，掩盖战略的懒惰"，并没有进行有效训练。有效的练习，需要正确的方法。最好方法不是知道，而是自己重复地做，把不常见的高难度事件分解。如果没有这种事先的重复训练，一个人面对不常见的事件往往会不知所措。刻意练习是有目的的练习，是最有效地提升和训练技能的方法，是以未知和错误为中心的练习。错误的改变源于持续获得有效反馈，获得反馈的最高境界是给自己当教练。以旁观者的角度观察自己，每天有非常具体的小目标，对自己的错误极其敏感，并不断寻求改进。杰出人才都会经历这 4 个阶段。①产生兴趣：好奇、引导。②变得认真：去导师、教练那里学习，认同、认真是驱动力。③全力投入：或许需要寻找行业内顶尖的老师，付出巨大的努力。④开拓创新：为了不断地尝试新的方法，直到有效为止。刻意练习分为 4 个步骤：第一步，需要具有明确的目标，目标最好刻意衡量。第二步，是要专注。第三步，要努力地挑战自己走出舒适区，每次的练习都要有反馈。最后一步是发现问题时要及时改正。

§2.3 走出舒适区

舒适区是英文 comfort zone 的直译，是一组典型的行为、例行公事和习惯，包括常规习惯和例行公事，这个空间是熟悉的，经历低压力和焦虑，几乎没有风险。如某种生活状态：家庭稳定，工作顺心，社会关系也游刃有余，能够顺风顺水做想做的事。更多情况下，对于职场，舒适区可能是我们习惯的领域和岗位，也可能是用惯性思维、最擅长的路径或策略去处理、完成工作及解决问题。

一、概述

（一）舒适区的定义

舒适区是指人生活在一个无形的圈子里，在圈内十分熟悉的环境，与认识的人相处，做自己会做的事，感到很轻松、很自在。顾名思义，就是让人感到舒适和安全的区域。在这个区域里，对周围的人和事都很熟悉，不需要太多的努力和挑战，就可以保持稳定的状态。如果我们总是停留在舒适区里，就会失去成长和进步的机会，甚至会导致自己越来越差。但是，当踏出这个圈子的界限时，马上会面对不熟悉的变化与挑战，因而感到不舒适，很自然地想要退回到舒适区内。因此，舒适区是一个美丽又充满陷阱的地方。拥有舒适的环境是一件特别美好的事，不用为了太多的事烦忧，可以认真地做自己。它是一种对现有的一切感觉适应、舒服，让人因循守旧、不思进取的环境。而舒适区又像一个陷阱，温水煮青蛙的陷阱，选择一直待在舒适的环境里，磨平了棱角，忘却了梦想，即便曾经有骄傲辉煌，久而久之也会变得越来越平庸。在心理学上，也被称为"危机圈"，是一种对生存和环境产生危机感，力求革新和变化的环境。

其实，大多数人都深知沉溺舒适区的危害却仍旧难以自拔，原因是什么？葛瑞格森在《问题即答案》中认为，从个人维度来看，总想避免压力，因为压力有害健康。现实中，很多人让自己彻底与压力隔离，走向极端——躺平。一旦不受挑战性经历或信息的困扰，就会停止成长和学习，质疑能力也会衰退，心理学上称为"花盆效应"，就是人如果在舒适的"花盆"中待久了，就会不思进取、安于现状，每天只是机械性地重复做同样的事情，然后成长和见识将停滞不前。

然而，人类很擅长给自己"挖坑"……人们心中有股力量对抗过度的舒适感，仿佛是刻在人类DNA里的一种逆反行为。如冬泳，或在零重力实验室体验失重飞机（宇航员训练时称之为"呕吐航班"），或每年都有数以百计的登山运动员不断挑战攀登珠穆朗玛峰，感觉更有活力。其实，冒险进入身体、认知或心理上的不适区会让我们感觉"更有活力"是有科学依据的。查看参与某项活动新手和专家的大脑扫描图，发现新手的神经细胞非常活跃。走出舒适区会使你更加主动寻求信息输入，会更善于接受，试图在陌生状况中占得先机，大脑会通过5种感官吸收各种各样的信息。走出舒适区是近几年大火的一个热词之一，与和"延迟满足感"一起，成了最喜欢用来给员工"打鸡血"的概念，而不是"内卷"。旨在帮助我们提升能力，突破思维定式，挑战极限，走上"人生巅峰"。

（二）要不要走出舒适区

错把无聊当舒适。迫切想要走出并最终能够成功的，从来不是舒适区，而是"不舒适区"。没有人在照镜子的时候意识到自己容貌姣好，然后开始减肥；人没有退路的时候，恰恰是他选择改变的最佳时期。误以为是舒适区的状态，只能称为无聊——生活毫无波澜，日子过得不上不下，有点想要改变，但维持原状也无可厚非。任意一件事都能给周而复始的无聊生活激起一点水花，但每天闹钟一响，还是习惯性地摁下了"稍后提醒"。

困境并不能走出舒适区。真正在困境里挣扎的人，没有一个会想要怎么走出舒适区，而想弄明白怎么走出舒适区的人只是一群生活得好好的，却要把自己跟金字塔顶端的人比较，愈发对自己不满意的人。只有当人已经处于奋斗的状态的时候，才会被这样的励志金句所鼓舞，注入似是而非的动力。但不应该指望任何标语和金句（尤其当它是祈使句）成为你奋斗的原动力。

抱怨会成为空头支票。我们喜欢抓紧一切空余时间，抱怨自己的生活，抱怨无可选择的部分和选了又后悔的那些，我们抱怨工作，抱怨领导，抱怨新买的包有了一道折痕，抱怨精心挑选的餐厅也不过如此，抱怨另一半总是不能满足自己的需求，更好笑的是，我们抱怨自己。我们总是抱怨爸妈夸奖"别人家的小孩"，但事实上最想当"别人家的小孩"的正是我们自己。我们想考年级第一，想上名牌大学，想进入世界五百强工作，想月薪五万，资产自由，想被相亲对象哄抢，想变得"优秀"，成为人人羡慕的对象。却从来不想成为自己。

（三）离开舒适区朝向成长区的四个阶段

1. 舒适区　如果从零开始，这就是你所处的状态。这感觉很安全，因为熟悉这个空间，知道会发生什么。如每天早晨吃同样的早餐，因为它不在你的例行公事中，这就是停留在你的舒适区的完美例子。

2. 恐惧区　在尝试离开舒适区时，可能会面临各种障碍，如找借口、缺乏自信，被家人和朋友的意见说服留在舒适区。如了解到燕麦奶可以替代牛奶，但以前从未尝试过，这让你感到害怕、焦虑或恐惧。

3. 学习区　是治愈恐惧区的方法。是了解即将参与的新事业并获取新技能以克服挑战的地方。也许你了解到燕麦奶富含营养，学会了在哪里购买，还看了 YouTube 上关于它如何制作的视频，让你对将其添加到早餐菜单感到满意。

4. 成长区　这是学到的东西付诸实践的地方。学会设定新目标并实现它们。目标是认识自己的优势，并利用它们取得新的成果。如用燕麦奶替换了下一个早餐的牛奶。不管你喜欢还是不喜欢，你都尝试过，并在挑选和尝试新食物方面提升了自己的技能。

（四）走出舒适区有什么好处

问题解决者总是习惯于聚焦痛点，因为不适感确实可以大大激发创新力，如超级高铁的想法正是埃隆·马斯克在陷入洛杉矶的交通大拥堵时想出来的。同时，进入不适区还能带来更具发散性的间接回报，如紧张情绪使感官处于高度警惕状态，常常会更加用心、专注，更加善于提问。

走出舒适区产生 3 种效果：惊奇、分心和冲突。

1. 惊奇让你置身于全新体验中　首先，新事物和新视角会感到惊奇，往往很有启发性。许多创新者都是通过"走出去"提出最佳问题和洞见。离开舒适区产生的惊奇感可能不仅与地区有关，也与拥有截然不同的视角和认知模式的人有关。与自己在各个层面都大为不同的人沟通、共事是非常有挑战性的。

2. 分心可获得"额外认知"，打破常规　从高度集中状态中抽离，转换思考模式，更容易接受那些在自己思想边缘徘徊却未被重视的问题或获得灵感。认知心理学家用"额外认知"来解释这一过程。

3. 冲突可拓展视角　能够有机会体验意想不到的冲突。看待事物的视角并非唯一存在的视角。雅各布·格策尔斯和米哈里·契克森米哈赖（积极心理学家，"心流"之父）研究发现，创造力出现在一个人经历认知、情感或思想冲突的时候，这会迫使当事人以问题的形式表述冲突。积极的冲突意味着机遇。亚马逊的高管杰夫·维尔克对此有过深入研究，认为改造思维模式有两种方式：第一种是对现实积极提问，寻找自己遗漏的东西；第二种是经历某些迫使你面对前所未有的境况的严酷挑战。可见，走出舒适区后所面临的冲突，打开思维、扩大视野、赢在起跑线上。古语有言："变则通，不变则壅；变则兴，不变则衰；变则生，不变则亡。"古语亦有言："生于忧患，死于安乐。"

固守舒适区的优势：

1. 自信　参加熟悉的活动通常会让你做得更好。借鉴过去的经验变得更好时，会产生一种健康的自信。

2. 将风险降至最低　如果专注于当前正在做的事情，而不是引入新的刺激或活动，那么留在舒适区会很有帮助。熟悉的活动往往比未知的活动风险更小。

3. 恢复活力　离开舒适区尝试新事物后，回到熟悉的环境可以帮助在身体和心理上充电，然后再转向看似不确定的更令人焦虑的情况。

固守舒适区的弊端：

1. 有限的新技能　通过留在舒适区，可能会放弃发展新技能的机会和改善弱点的机会。

2. 自满　不进行新活动会自满。因为没有经历新的挑战而错过成长机会，因此，在生活中感到乏善可陈，没有动力。

3. 没有风险就没有回报　这表达了一个简单的概念，即如果不尝试新事物，你就不会完成任何新事物，即使这是一个很小的风险。但那些试图尝试新事物的人可能会获得巨大的回报。

（五）为什么很难逃出舒适区

1. 不是人人都能逃离舒适区　想要踏出这个圈子时，就会充满无尽的不舒适感，很难面对外界不熟悉的变化与挑战，坚守不到最后的人又在将要逃出舒适区出口的不远处败下阵来，随即退回到长久以来的舒适区，反反复复困在舒适区里，画地为牢。

2. 舒适区之外还有层层困境　钱钟书先生的《围城》，以一种幽默、调侃的轻松笔触去接触一个沉重的主题，有人一生始终不断地从这一座"围城"走进另一座"围城"，永不安分，永不满足，永远苦恼，总想摆脱困境，然而处处有困境，永远摆脱不了"围城"之困，人生处处是"围城"。

二、走出舒适区的方法

（一）走出舒适区的 6 种方法

舒适区是一种心理状态，让人感到舒适、有掌控、安全和稳定。然而，长期停留在这里会限制个人的成长和进步。勇敢地踏出舒适区，拥抱新的机遇和挑战。

1. 找到改变的理由　离开舒适区并不容易，需要面对未知的风险和挑战。付出不低的成本，去迎接探索未知带来的风暴。行动前必须找到坚定的理由和强烈的动机，或渴望更多职业可能性，或追求更高的人生境界？进行一番成本/效益分析，找到一个坚定的理由，一个足够支撑我们面对任何挑战的强烈动机。对内心需求了解得越透彻，越容易做出不后悔的选择。对内心需求的深刻理解有助于作出明智的选择。找到一个坚定的理由和足够的动机可以帮助我们克服懒惰和拖延，勇敢地踏出舒适区。需要有强烈的内在动力来推动，可以是梦想、追求更好生活的愿望，或者是对现状的不满，都可以成为我们迈出舒适区的动力。

2. 改变固化的思维习惯　固化的思维习惯依赖熟悉的方法和价值观，而忽视了流动的、不断变化的现实。走出思维的舒适区，需要接受新的思维角度和视野，通过自我反省、与他人交流和跨界学习等方式，保持思维的开放性。每个人都有自己的思维定势，往往会依赖熟悉的方法和价值观来应对问题。然而，现实生活在不断变化，如果思维不随之更新，无法触及到认知以外的世界，就会错失许多机会。通过不断地学习和尝试新的方法，可以拥有更广阔的视野，更灵活的思维方式，保持自我思维处于开放状态，更容易应对各种挑战。

3. 打破行为习惯的惰性　惰性是舒适区的慢性杀手，是走出舒适区的最大障碍之一。常常会因为短期的舒适而放弃长期的收益，引发无尽的空虚和愧疚。要挑战惰性，需要不断地去尝试一些对自己有价值但难度较高的事情，如深度阅读、体能训练、参与长线项目等。通过挑战可以培养更坚韧的品格，更强大的意志力，从而更容易踏出舒适区。这些努力可以帮助我们克服舒适区的惯性，迈向成长。

4. 从一件想做的事入手　会让走出舒适区变得更容易。学习一门新语言、结识新朋友等尝试都能带来新奇感和成就感，激发多巴胺的释放（大脑"奖励中心"），增强信心，为未来的挑战做好准备。很多人长期一直想做的事情，但一直没有付诸实践。选择从一件事情入手，可以增加动力和兴趣，增加多巴胺水平，去追求梦想，更容易坚持下去。开发自我是无穷无尽的，当成功解锁一项技能，就添备一份信心。信心积攒越多，越能在整个生命领域里扩大。

5. 多接触勇于创新的人　周围的环境和人会影响思维和决策。多与敢于创新的人交往，融入大胆创新的氛围，能够激发自我前进的能量、积极性和创造力，追求更高的目标，避免陷入安逸和不作为的状态。如果身边的人都处于安逸和不作为的状态，会视其理所当然并习以为常，是一件非常需要警觉的事情，因为它始终在剥夺你的活力，陷入舒适区。

6. 找到平衡的支点　要走出舒适区，并不是要放弃所有的愉悦体验。相反，要找到平衡，确定最佳承受能力。不要从能力水平 1 瞬间跃升到 10，而是循序渐进地增强抗压能力，保持对挑战的信心。过度追求有压力的生活也可能导致行动的不可持续性，避免过度压力，不要过于急功近利，要有耐心和坚持。做事情"如果你太舒服了，你的工作效率就会很低。如果太不舒服，工作效率也会降低"。找到最佳位置，确定最佳承受能力，在熟悉和不熟悉间取得平衡。

（二）跳出舒适区需要摆脱的六个心理学效应

有人认为身处舒适区是躺平的最佳境界，有人认为跳出舒适区是成长的必经之路，以下 6 个心理学效应都会成为你跳出舒适区的障碍（图 2-2）。

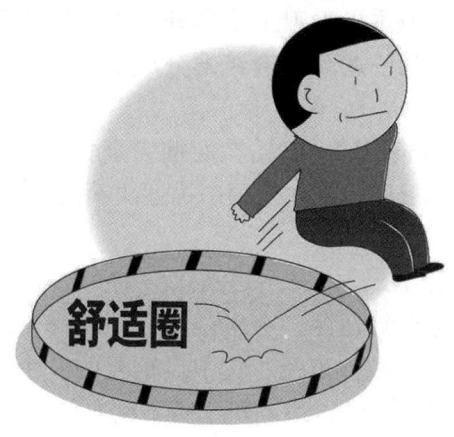

图 2-2　跳出舒适区

1. 跳蚤效应　生物学家将一只跳蚤放进一个透明的高 1 m 的罐子里，每次起跳都会撞到罐子顶端的盖子（可以跳 1 m 多），一段时间拿掉盖子后，跳蚤却无法再跳过 1 m 以上的高度。这种内心默认较低目标而限制自身实际能力的现象，就是跳蚤效应。不想躺平，却安慰自己"我就这点本事"，故步自封，自我设限，最终只会自证预言。可以暂时不行动，却绝不能束缚自己的想象力。

2. 酸葡萄效应　一只饥饿的狐狸正好路过一株葡萄架，熟透的葡萄令它垂涎欲滴，但踮脚猛跳都摘不到葡萄，最后心灰意冷地安慰自己："这些葡萄看着诱人，但说不准又酸又涩呢。幸亏没吃到嘴里，这种酸葡萄就是送给我吃，我也不愿意吃！"于是心安理得地离开了。酸葡萄效应无处不在，自己缺乏勇气，却想方设法丑化目标来自我安慰。需求无法被满足而产生挫败感，为了消除内心的不安编造一些理由以求得内心自洽，这就是人类的自我保护机制。否认、歪曲事实只会让你变得懦弱犹豫，更难脱离舒适区。

3. 聚光灯效应　换了新发型，迫不及待展示给人看，以为大家都会投来赞许的目光。实际上，几乎不会有人注意到这些。所有人都倾向把自己看作世界的中心，过度关注自己，同时高估周围人对自己的关注。这就是聚光灯效应，也被称为焦点效应。为什么舒适区让你恋恋不舍？因为在舒适区里如鱼得水，能展示出最完美的自己。一旦跳出，就会局促不安，动作变形。只要一想到"别人都在看着我""别人会怎么看我"，就立刻把迈出的脚缩了回去。聚光灯效应提示，你没有自己想象中那么重要，跳出舒适区引发的一切表现都与他人无关。

4. 巴纳姆效应　当人听到一段关于性格特质的正面描述，就会觉得这是关于自己的性格描述。最常见的情况就是绝大部分人会相信占卜、星座。实际上，对自我的评价源于头脑中隐藏的意识，总能找到证明它们合理的证据，不知不觉中蒙骗自己。高度的自我认同会舒适，更会盲视。对自己有清晰的认知，不"对号入座"，才是跳出舒适区的正确姿势。

5. 沉没成本效应　经济学家将过去决策中已经发生或投入、不可能再被收回的成本称为沉没成本。当前已经没有晋升的前途，在亲密关系中已经没有改善的可能，就是因为之前投入的时间、精力甚至经济成本，迟迟不愿离开。舒适区除了舒适，还有限制。患得患失让你永远跳不出舒适区，让你一遍又一遍错误分配当下的资源。摆脱沉没成本效应，才能在舒适区以外有所收获。

6. 布利丹效应　一头饥饿至极的毛驴站在两捆完全相同的草料中间犹豫不决，不知道应该先吃哪一捆，结果被活活饿死。这就是用来描述决策过程中犹豫不决的状态。

三、措施

提升自我的最好方式是走出舒适区。有人说，人间就是一个剧场，我们都是剧场里形形色色的演员，人生总是充满着多种角色，其中最重要的一个角色就是自己。在滚滚社会洪流中，或许早已把自己的内心扔到一边，根本听不到它的声音。《次第花开》正是打开心灵的一本疗伤之书，让我们变得随喜，通透，不再执念，洒脱地看待人生。

（一）走出理想上的舒适区

《孙子兵法》说："求其上，得其中；求其中，得其下；求其下，必败。"意思是，追求上等的，可以得到中等的；追求中等的，可以得到下等的；追求下等的，什么都得不到。只有志存高远，才能有所成就。不要为了让自己更合群，而改变自己的追求。无论理想多么遥不可及，都不要不敢提及。有远大理想的人更敢于拼搏、敢于奋斗，敢于想别人所不敢想的事情，也更容易获得成功。即使失败，也不要轻易放弃。挫折是成功人生要经历的阵痛，没有人可以随便地成功，特别是在追求远大理想的路上。因为挫折，积累了经验，形成了能力，将势如破竹。天下无不可为之事，只怕立志不坚。你离最好的自己，只差一个理想。

（二）走出事业上的舒适区

俗话说："不想当将军的士兵，不是好士兵。"强烈的事业心，往往是事业取得成功的强大动力。没有事业上积极的心态，就不会有积极行动的产生。有的人总是羡慕他人的成功，却又不求进取，甘于平庸，遇事就悲观，觉得自己做不到，最后还安慰自己平凡可贵。还有的人把大好的时光用来"躺平"，浪费着自己的人生，还不断地给自己洗脑：我选择"躺赢"。殊不知，"躺平"不可取，"躺赢"不可能。贪图的安逸，正在一步一步地毁掉自己。再大的烙饼，也大不过烙它的锅。一个人的事业成就，就是这张大饼，而是否能烙出满意的"大饼"，则取决于烙它的那口"锅"，也就是人的事业心。许多时候，不是能力不够，而是事业心不强，不够努力。一根稻草，扔在地上是垃圾，捆在大白菜上可以卖白菜的价格，绑在大闸蟹上就是大闸蟹的价格。越有事业心的人，走得越远。

（三）走出学习上的舒适区

《菜根谭》里说："立身不高一步立，如尘里振衣，泥中濯足，如何超达。"一个人的追求若没有高度，就不能站在更高的境界，像在灰尘中抖衣服，在泥水中洗脚一样，怎么能够做到超凡脱俗呢？目标太过容易达成，就容易不思进取，失去学习动力。想要到达更高的境界，就要在学习上有更高的追求。读书时，有学好课本知识，名列前茅的追求；工作时，有钻研专业知识，成为专业人才的追求；闲暇时，有追求业余爱好，玩出名堂的追求；退休后，有探索新领域，做时代弄潮儿的追求。荀子在《劝学》中写道："吾尝终日而思矣，不如须臾之所学也。"有时间刷视频，羡慕别人的人生，不如开始学习，尝试更高的目标。现在学到的知识，都是将来的路。藏地智者希阿荣博堪布在《次第花开》中说："放下自己的念想，把物质世界通通去除，把自己的身体念想通通放下，放下的也是执念，这时便能看到未曾看到的一状态，这便是修行。"睿智柔和的文字，以现代人的思维与表达方式，讲述了痛苦、珍宝人生、我执、生命以及修行等课题，给予我们鼓励与启发。成为了不少人工作、心灵、修行、人生的启发宝典，帮助很多人走出困境，明白到生命的真正意义。人生更像是一场充满苦难的修行，实属不易。想要通透过好此生，就得好好修炼自我，让自己内心强大起来，淡定从容地面对各种困难险阻。

四、成长破圈模型

首先，当我们走出舒适区时，将面对新的挑战和机会，正视这些问题，可以激发个人的学习、成长和创造力，从而最终实现自我蜕变。通过挑战自己并学习新的技能和知识，人们可以扩展自己的能力和视野，提高自己的竞争力和适应力。而这过程将必然经历：舒适圈→恐惧圈→学习圈→成长圈→自在圈→舒适圈……这样的无限循环（图2-3）。

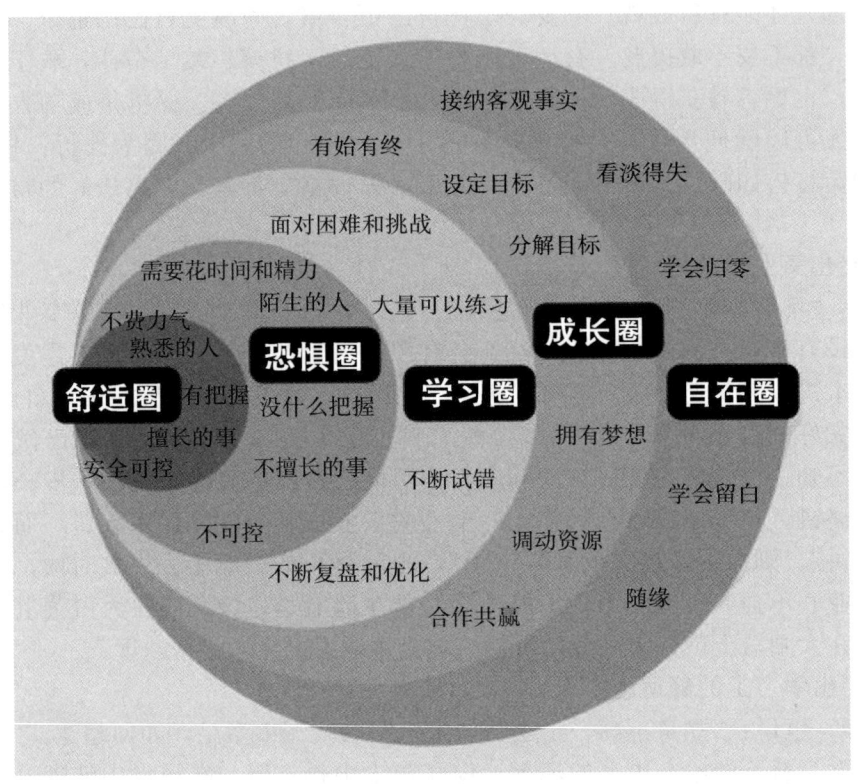

图2-3 成长破圈模型

其次，走出舒适区还可以帮助人们克服恐惧和不安全感，提高个人的自信和勇气（图2-4至图2-6）。

舒适圈：优点是让人感到稳定和安全，但缺点是会让人变得懒惰和自满，失去了进步和发展的动力。例如，一个人喜欢做自己喜欢的事情，但没有尝试过其他新颖的活动或兴趣爱好。一个人在一个工作环境中待了很长时间，没有尝试过其他类型的工作或职业。一个人对自己的能力和知识有信心，但从不挑战自己的极限或探索未知领域。

恐惧圈：优点是可以帮助人们克服恐惧和不安全感，提高个人的自信和勇气，但缺点是可能需要面对风险和不确定性。例如，一个人害怕公众演讲，但决定参加一个演讲比赛以克服这个恐惧。一个人害怕高空，但决定尝试攀岩或跳伞等活动。一个人害怕尝试新食物，但决定挑战自己的口味，并尝试尝试新的美食。

学习圈：优点是可以让人看到进步和发展的空间，但缺点是可能需要付出较大的努力和时间，可能会面临失败和挫折。例如，一个人学习一门新的语言或技能，以提高自己的能力和适应力。一个人加入一个新社区或组织，以了解新的文化或社会动态。一个人参加一个挑战性的项目或计划，以提高自己的技能和经验。挑战自己并面对未知的风险和不确定

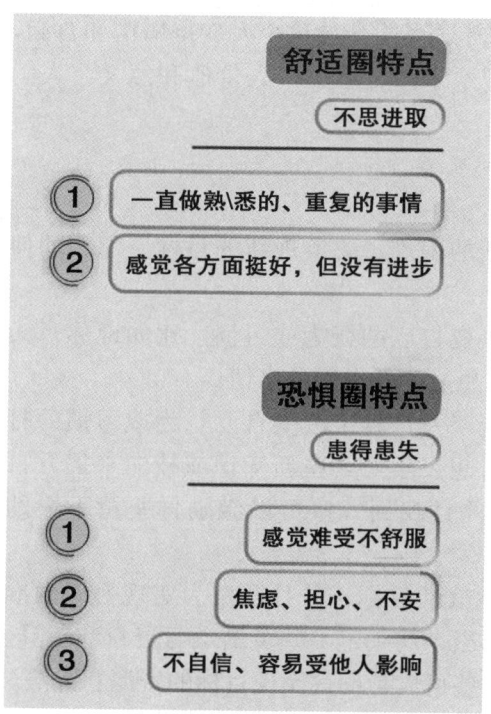

图2-4 舒适圈与恐惧圈特点

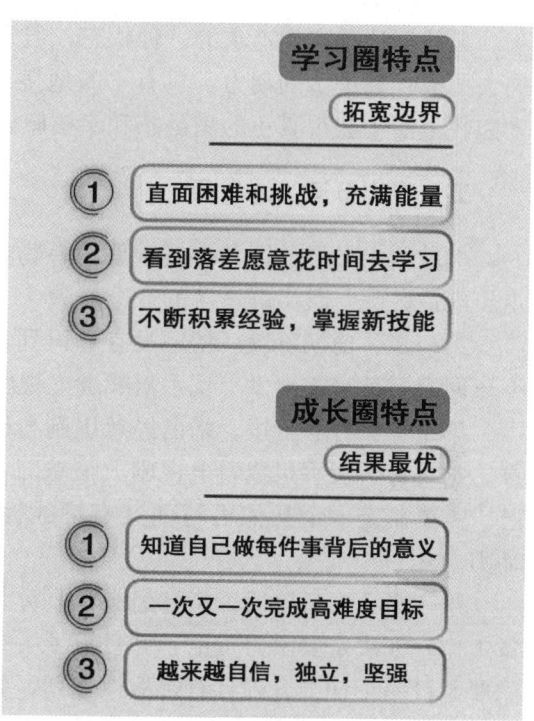

图2-5 学习圈与成长圈特点

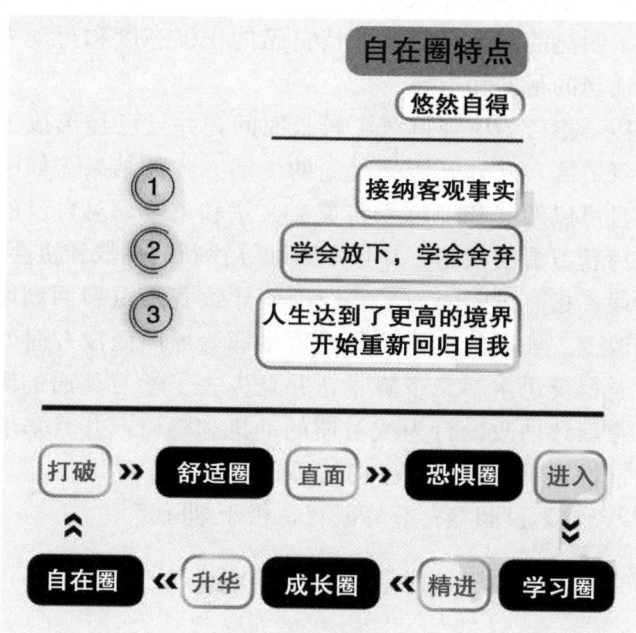

图2-6 自在圈特点

性可能会让人感到不安和害怕，但是当人们成功地克服这些困难时，他们会感到成就感和自信，这将有助于他们在未来更好地应对挑战和困难。

虽然舒适是人们追求的一种状态，但是过度追求舒适可能会导致个人变得懒惰和自满，失去了成长和进步的动力。只有不断地挑战自己、探索未知、追求个人价值和意义，人们才能在生活中获得真正的满足感和幸福感。

五、走出舒适区的步骤

勇敢地走出舒适区，去接触新的事物，去面对新的困难，去实现新的目标。那么如何走出舒适区呢？跳出舒适区的6个步骤。

第一步：前期阶段。指还没有意识到自己需要改变自己的行为或习惯。比如说你每天下班回家后就窝在沙发上玩手机或看电视剧，并没有想过要做点别的事情。

第二步：打算阶段。指已经意识到自己需要改变，并且有了改变自己行为或习惯的打算。觉得每天玩手机或看电视剧太浪费时间了，并且想要学习一些新知识或技能来提升自己。需要制定一个具体可行而又有挑战性的目标，并且找到一些可以激励你坚持下去的动力。

第三步：准备阶段。指已经有了具体可行且有挑战性目标，并且开始为实现目标做准备工作。如决定要学习英语，并且报了一个英语培训班，购买了一些英语学习资料和工具。需要制订一个详细合理且有挑战性计划，并且找到一些可以帮助你实现目标的资源和方法。

第四步：行动阶段。指已经开始按照计划执行，实施目标相关活动，开始改变自己原先状态。如每天按时上英语培训班并认真完成作业和复习，在生活中尝试用英语和别人交流，英语水平已经有了明显的提高。需要保持自己的积极态度和行动力，及时反馈自己的进步和问题，并寻求适当的帮助和指导。

第五步：保持阶段。指行为已经持续了较长时间，并且已经形成了一种新的习惯或状态，已经完全走出了舒适区，并且开始享受新的生活方式和结果。如已经可以流利地用英语进行日常沟通，并且可以阅读和理解一些英文文章和书籍，对自己的英语能力非常满意并自信。需要继续保持新习惯或状态，并且不断地寻找新的挑战和机会来进一步提升自己。

第六步：复发阶段。指有可能因为某些原因而导致我们重新回到原来的舒适区里，放弃或减少之前所作的改变。如因为工作忙碌或者生病等原因而没有时间去上英语培训班或者学习英语，渐渐地觉得英语水平又下降了，并且失去了学习英语的兴趣和动力。需要马上找出复发的原因，重新评估改变行为或习惯的动机和障碍，并且采取一些有效的措施来防止或减少复发的可能性，重新找回自己的信心和决心。

古语云："入井观天，不过圆盖；登峰眺目，极于烟际。"

六、怎样跨出舒适区：做自己觉得害怕的事情

人不自我设限，则无人能限之。一个人敢于跳出自己的舒适区，人生便拥有无限可能。可是，待在舒适区会让大脑拥有安全感，选择舒适区几乎是一种本能。所以，跨出舒适区，并不是一件容易的事情。职场中经常会听到有人说："这事我做不了，这事我做不好，这事我不专业……"这句话本身就是一种心理暗示：自己从来就没在这方面成功过，所以这次

也不会例外（自我设限），也是一种自我防卫的本能，避免因自身能力不足带来的挫败感。与此同时，却常常剥夺了实现新成就的机会。该怎么勇敢地跨出舒适区呢？

一只老鼠总是愁眉苦脸，因为它非常怕猫。上帝同情它的遭遇，便施法把它变成一只猫。老鼠变成猫后又害怕狗，上帝就把它变成狗，但它又开始怕老虎，上帝就让它做老虎，它又担心会遇上猎人。没办法，上帝只好把它又变回老鼠。"怕"的问题不解决，人生就会一直失意。因为"怕"这个问题的根源，不在外界具体的事物，而是在我们心里。很多人"怕"的根源，是失败后的"丢脸"。而丢脸这件事，越怕越容易发生。如口齿有些不清的人，因为怕丢脸不敢在公共场合讲话，结果只能是越来越结巴，越有可能丢脸。与之相反，如果不怕丢脸多开口讲话，很可能就会克服这个问题。我们要学会告诉自己，也可以在公开场合底气十足地告诉他人："做不好不丢脸，但因为害怕做不好而不敢做才是真正的丢脸。"同样的道理，我们也无须因为自己目前知识匮乏或者见识浅薄而觉得丢脸，从而不敢表达自己或者进一步提升。除了做自己害怕的事情，还要学会扭转自己的认知，这就是"反其道而行之"。如果一个管理者觉得自己"太沉闷了，不会激励下属"，那便写"我能成为一名超会激励人的领导"这样一个纸条贴在自己时常能看到的地方。如果你觉得自己"不敢在公共场合演讲"，那便写上"我一定能在公共场合讲得很棒"。按照此方法，可以将那些自我设限的念头，都变成积极的"能做到"的信念。

七、走出舒适区的方法技巧

1. 尝试使用新的播放列表　聆听新的流派或艺术家可以改变你的日常生活，让你接触到不同的观点。音乐对我们的情绪、心态甚至生产力都有深远的影响。探索新的播放列表可能会给你一种新的能量感或一种不同的看待事物的方式。

2. 放弃你的膳食选择　允许别人选择你的饭菜是放弃控制权和拥抱不可预测性的一种小而有效的方法。你可能会发现一道新的最爱菜，或者意识到你的味觉比你想象的更冒险。

3. 主动赞美　有时我们会隐瞒赞美或积极的反馈，认为这可能会让人感到尴尬或毫无根据。然而，真诚的赞美可以照亮某人的一天，也可以提升你的情绪。研究表明，我们总是低估了对陌生人的善意行为能带来多少幸福。

4. 尝试新的体育活动　改变常规体育活动会迫使你在心理和生理上适应新的体育活动。可以是瑜伽课、武术课，甚至是不同类型的健身锻炼。

5. 发现在线论坛　参与新的在线论坛可以为你提供新的观点，并扩大你的知识基础。这可能还有助于你在感兴趣的领域建立有价值的连接。

6. 在社交媒体上寻求跨区域建议　有时候需要社区推动来尝试新事物。公开宣布你意图走出舒适区可能就是这样的推动。

7. 制作一个"不适应"清单　冷水淋浴、早起、慢跑、骑自行车而非地铁，什么事情让你感到不适应？列出超越你舒适区的事物是一个很好的可视化方式。

8. 录制自己　站在摄像机前可能是内向者的噩梦，但这可以帮助提高信心和口头表达能力。关键是做一些你喜欢的事情，让你忘记了摄像机的存在。

9. 提出深刻的问题　经常围绕各种主题进行开放式对话是一个简单的技巧，可以带来有趣的结果。知道如何提出好问题也是一项重要的技能，可以用来了解你害怕的事情（深挖），并推动更进一步超越你已知的范围。

10. 与陌生人开始对话　此时双方都进入了恐惧区，参与了学习区。甚至可能在对话中形成新联系或学到一些新东西。

11. 在舞台上朗诵诗歌　正如罗伯特·弗罗斯特所说："诗歌是情感找到了它的思想，思想找到了文字。"写诗可以是一次深刻的个人或情感体验。在开放麦克风上朗诵它既是一种挑战，也是一种解放。

12. 信任图书管理员的判断　是否读过马尔科姆·格拉德威尔的《异类》？它强调了专业知识的价值。图书管理员是图书知识的专家，如果你通常只看惊险小说或言情小说，那么在你的风格之外让图书管理员为你推荐一本书可能会为你打开新世界。

13. 更新你的外表　第一次让理发师掌握你的发型。结果如何？焕发了自信和新视角。从专业理发师那里获得新发型不仅可以更新你的外表，还可以给你一种心理上的提升。

14. 从小事情开始　稍微改变一下你的例行公事！如果你通常一个人在隔间吃午餐而不是和同事一起，尝试移到公共桌子上一个人吃饭。如果你足够自信，你甚至可以尝试邀请同事来共进午餐并挑选一个新的餐厅。

15. 成为一个说"是"的人　说"是"会帮助你离开舒适区。目标是每天说 3 次"是"。

16. 尝试一项新技能　通过尝试一些新事物，进入了学习区！技能库中添加一个新技能——一个你从未有过系统计划的东西。

17. 放手　适度放手是突破你的舒适区的好方法。在这种无法控制一切的状态下，你为意外发生创造了机会，也让自己适应。完成这项可怕的任务后，你会感到更有能力应对更多意外情况，并在未来扩展你的舒适区。

18. 以有趣的新方式锻炼　这种方法在心理和生理上都将你从舒适区带离。通过尝试一种不同于平时的锻炼方式，增强你的神经可塑性，给予你挑战新问题并学会应对的能力。

19. 重新定义你的压力　经历舒适区外的焦虑和压力可能令人沮丧，为什么不改变一下呢？问题是你将如何处理它？尝试新事物感到消极时，去掉"好"或"坏"的标签。只是抓住这种感觉，将其作为推动你轻松参与最新最棒活动的动力。

20. 拒绝治疗　许多人害怕尝试新事物，因为"拒绝"会让我们害怕。失败实际上可能是一个黄金机会。

21. 登台表演　77％的人在公共演讲方面有一些恐惧。为了战胜你的恐惧，为什么不尝试登台表演呢？随着时间的推移，公共演讲将减轻你的恐惧，并发展你的神经可塑性，使你在生活的其他方面超越舒适区。

22. 开始一项创意努力　创意行为可能是你可以参与的最有趣和有益的心理活动之一。创造力就是踏入未知，并在新环境中学习的过程。

23. 通过歌曲找到你的声音　正如著名歌手阿黛尔曾说："我有不安全感，当然，但我不会和那些指出它们的人待在一起。"上声乐课可能是一个既脆弱又有力量的经历。你不仅发现自己的声音的音域和音色，还学会用不同的形式表达情感。

24. 尝试独自看电影　曾经读过《吃，祷爱》吗？伊丽莎白·吉尔伯特谈到了享受独自一人的重要性。独自一人去看电影可能看似简单，但它是自给自足和自省的一次丰富体验。

25. 给予的礼物　奥普拉·温弗瑞经常谈到给予的喜悦。这不是关于金钱的多寡，而是关于背后的深思熟虑。礼物是向重要人物表达感激之情的简单方式，也能加强你与他们的关系。

26. 学习世界语言　尼尔森·曼德拉说："如果你用人们理解的语言和他们交流，那就触及了他们的头脑。如果你用他们的语言和他们交流，那就触及了他们的心。"学习一门新语言可能是一个漫长的过程，但从小地方开始，可以使其变得可行和有趣。

§2.4　优秀的科研习惯和能力

一、培养良好的科研习惯

法国哲学家米歇尔·蒙田的随笔《论习惯》与英国哲学家弗兰西斯·培根《论习惯和教育》都强调习惯是一个重要的问题。柏拉图说习惯可不是小事。好的习惯让人如乘东风，鹏程万里；坏的习惯却让人处处掣肘，寸步难行。开展科学研究，习惯固然很重要。

（一）独立思考问题的习惯

杨振宁先生研究问题时，喜欢先自己做计算，实在做不出来，再查阅别人的论文。日本数学家广中平祐强调独立思考的重要性。很多人碰到不懂的问题，就希望找别人的文章看，从一个问题到另外一个问题，越来越远，越来越偏离主题，最后完全迷失在各种文献和概念中，忘记自己要做什么了，这是缺乏独立思考的表现。相反，有独立思考能力的人，面对不能理解的问题，不停思索几天并试图解决，就像战士面对难以攻克的碉堡，即便是一次一次失败，依然会坚定地朝着碉堡的方向发起冲锋，最终解决困难。

（二）做记录和总结的习惯

阅读文章不要看完就扔，应该做好记录并反复回顾。好记性不如烂笔头，写笔记有两个目的：积累资料，为未来论文积累文字和素材。要有开会和听课或学术报告时做笔记的好习惯，哪怕是组会或者学生毕业答辩，博学是平时积累的结果。

（三）培养强化基础概念的习惯

工作和科研中会碰到很多困难，对一些问题不理解，主要是基本概念不够清晰，对本质了解不够。基本概念清楚了，本质就清楚了，很容易将这些理论推广到其他领域。越是基础研究，对基本概念的理解要求越高。不要因为平时用不到书本知识，就忽略了对教材书本知识的理解和重新认识。积累多了，理论联系实践，思路就开阔了。很多重要的突破，其实其原理并不复杂。好比最顶尖级运动员的竞赛，归结到底还是基础功的较量。

（四）向周围所有人学习的习惯

同一办公室每个人在干什么，很多人都说不知道，沟通很少，这是很不好的习惯。要了解每个人工作的优点与方法，向每个人学习。谦虚谨慎向别人学习，是提高自己能力的好方法。从他们的报告、教学中学习做科学研究的方法。如做报告，有些人喜欢综述很多内容，提纲挈领，大气磅礴；有些人喜欢讲重点结果，对核心概念解释清晰，浅显易懂。科学家的传记中，不仅可以看到很多优秀的品质，还可以看到他们如何克服困难，换个角度都是成功的案例。

（五）管理好自己时间的习惯

做研究需要花时间，有时候还会陷入困境，往往有负重前行的感觉。自己管理好时间、安排好节奏很重要。不能太累，不能熬夜，也不能太松散。刻苦的人每天至少工作 14 小时，而且效率很高。为什么有些人工作做得好，除了机遇、聪明、刻苦外，最重要的还是习惯，如自律、自我激励、交流、表达、写作、数据整理、做实验记录、具有批判精神、有计划和安排时间等。小到读书，做科学研究，大而广之，习惯都至关重要。

二、培养核心科研能力

（一）培养成长型心态

斯坦福大学心理学教授卡罗尔·德维克做如何应对失败的研究时，曾做过一个试验：给一群小学生一些特别难的字谜，然后观察他们的反应。她发现，一些孩子会拒绝面对失败，沮丧地丢开字谜，或假装对字谜不感兴趣；另外一些坦然地承认和接受自己解不出字谜的现实；也有一些孩子兴高采烈地做着这些解不开的难题。一个孩子快活地说："太棒了，我喜欢挑战！"另一个孩子则满头大汗，但难掩愉悦："猜字谜能让我增长见识。"德维克随即意识到，世界上确实有些人能从失败中汲取动力，持有信念，成功和才能是在挑战中努力获得的，将这种心态称为成长型心态。相反，另外一种心态认为，才能是天生具备的一种相对固定的特质，是固定型心态。

面对失败，持有成长型心态的人会认为：智力不是固定值，而是可以后天培养、成长和开发的，愿意接受挑战与反馈，并会更快地调整。相反，拥有固定型心态的人，则认为是自己才能或智慧不够，不愿意承担风险和付出努力，成为泄露缺点的潜在机会。相信智力和个性能够不断发展的人，与认为智力和个性根深蒂固不可变、本性难移的人相比，会有显著不同的结果。所以，要想成为终身学习者，你必须改变自己的心态。

（二）发现自己的热情

完成了心态转变，就像给板结的土壤松了土一样，接下来就可以"打理"自己的"心田"。面对人类无垠的知识海洋，到底从哪里开始？要想打理自己的心田，必须明确关注的知识领域，即希望钻研、有所建树的知识领域，这就是安身立命的基点。只有聚焦到一个细分领域，才有可能深入并有所建树。若兴趣点太多，精力分散，而每个人的精力是有限的。怎么找到自己的"冥冥之志"，以便"用心一也"呢？"刺猬理念"是一个值得参考的实践。

英国学者伊赛亚·柏林引用古希腊谚语"狐狸多机巧，刺猬仅一招"，认为学者大致分为两类：第一类对世界有一个统一的框架和体系，并以这一结构来解决问题（刺猬）；另一类则会动用广泛而多样的经验、方法来阐释和解决问题（狐狸），却没有一个框架或统一的观点。狐狸很聪明，会很多技能，也善于观察、筹划，能够设计很多复杂的策略向刺猬发动进攻，并且行动迅速，看起来肯定是赢家；刺猬看似笨拙，行动迟缓，一遇到攻击，就缩成一个圆球，浑身的尖刺立起来，让敌人无从下口，每一次攻防都是刺猬取胜。一些实现从优秀到卓越跨越式发展，都坚持了简单而深刻的所谓"刺猬理念"。充满热情，就可以全力以赴，获得良好的口碑和优秀的绩效。

（三）构建知识体系

实现跃迁的关键是构建自己的知识体系。

1. 找到一位导师　学习最快速、最便捷的方式就是找到一位老师。导师具有整体的知识结构，也会指导你高效地学习。

2. 系统学习　参加一个由权威机构或专家主持的培训或学习项目，进行系统化的学习。

3. 从研读经典开始　比较稳妥的切入点是从研读经典开始，因为经典本身就说明了它的价值和重要性；一些经典书籍不仅能勾勒出总体框架、提供精华或经过验证的高质量信息，而且会指引后续深入学习的方向。

4. 有计划地自学或主题阅读　制订一项系统的学习或主题阅读计划，围绕一个主题选择相关的经典书籍，系统化的阅读，深入学习，争取把这个主题理解完整、透彻，分步骤、分阶段学习也是一种方法。

（四）掌握事半功倍的学习方法

对于学习，有很多错误或模糊的认识。很多本不得其法，学习效率不高，事倍功半。虽然人类对大脑的研究还很有限，但能大致勾勒出大脑深处学习的基本过程（图2-7）。简单来讲，学习是个人主动进行知识建构的过程，主要在人的大脑中发生，涉及一系列复杂而微妙的过程，受多方面因素的相互影响。核心要点包括以下几个方面。

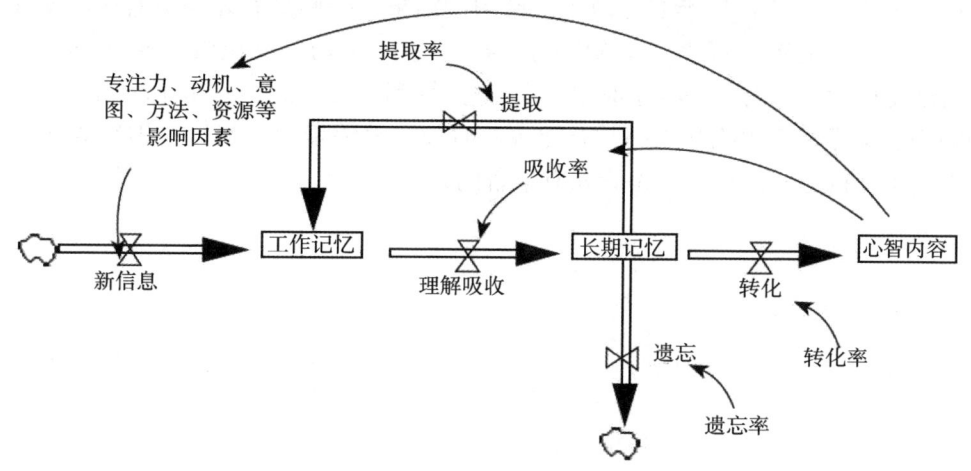

图 2-7　人类学习的基本过程图

1. 高效接收信息　建构知识离不开信息获取，会受到专注力、动机、意图、方法、资源等因素的影响。因此，要想高效学习，第一关就是保持好奇心，以开放的心态，积极而有效地获取高质量的信息。

2. 激活已有知识，消化和吸收新信息　接收到高质量新信息，将其充分消化、吸收，真正理解是建构知识的第二关。虽然需要全脑的参与，但主要发生在大脑皮层的"工作记忆"区域。记忆处理速度很高，但容量有限，即同一时间能处理的孤立信息数量有限。因此，提高学习效果必须从不同角度分析信息，联系实际，提高对信息的解读、赋义能力。

3. 提高和强化记忆　被存储进"长期记忆"的信息，需要时能否被有效提取出来，是影响新信息消化、吸收的重要因素。现代脑科学研究证明，信息的"提取度"与神经元之间的连接有关，通过关联、比喻等方式把相关信息组合起来，加快信息的处理。同时，通过间隔重复等技巧可以增强神经元之间的连接，提高记忆率，防止"遗忘"。

4. 学以致用，及时复盘　信息记住了并不是真正的学习，知识是与行动相关。个人主动地获取信息，基于已有的知识对其进行解读、分析（信息处理），理解并记住了一些特定的规则，以后遇到类似情境问题或挑战时，就可以采取有效的应对措施，提高个人行动的效能，这才构成了一个完整的学习循环。某种意义上讲，"习"重于"学"，通过"习"才能真正理解"学"到的信息，并通过实际行动结果的检验，验证建立起来的规则的真伪。网上看一些信息，或听各种讲座，并不是在学习，那只是学习过程的一部分，对那些信息不加分析、验证，没有真正转化为自己的能力，学习就不会发生。因此，必须结合实际将所学付诸实践之后再进行复盘，达到"知其然，知其所以然"的效果。

5. 善用"心智模式"　学习和应用过去成功的一些固定的行为模式，来加速信息的处理和决策制定。因此，高效学习者必须认识和有效地应用"心智模式"。

（五）长期坚持刻意练习和渐进积累

要精通任何一个领域的知识都必须从一点一滴开始，没有捷径，只有方法和技巧。心理学家艾利克森发现，很多领域的专家在很小的时候就开始通过刻意练习来提升他们的技能，一些"天才"其实是 10 年以上高强度练习的结果。一些最有才的乐器演奏家（如小提琴、钢琴等）往往是从 4～6 岁就开始练习，到 20 岁时平均已经积累了近 10 000 小时的练习量，这就是广为人知的"一万小时定律"。毫无疑问，要想成为一个领域的专家，必须经过长期的刻意练习。刻意练习效果与有效练习时长、教练指导效果、对训练规律的理解等有关，也离不开机遇。而机遇总是青睐有准备的人。

§3

临床研究

现代临床研究的形式和内容正在发生巨变，大样本多中心研究、前瞻性研究、高质量规范化的研究方案设计、临床研究过程与质量管理、数据管理和统计分析相对独立、现场检查等方法学进步，越来越复杂的研究方法使临床研究变得难以驾驭和令人困惑。在技术进步和复杂程度越来越高的今天，仅停留在技术层面跟踪模仿，很容易被复杂现象迷惑而迷失方向。跳出技术的局限性，从理论层面思考问题，找出复杂现象背后的原因，从全局把握临床研究的发展方向。

§3.1 概 述

研究是有计划和有目的探索和创造的过程。运用科学方法，探索未知现象，揭示客观规律，是创造新理论与新技术、开辟知识与新应用领域的智力性劳动。具有探索性（手段）与创新性（目的）、继承性和积累性的特征。医学科学研究具有一般自然科学研究的特征，还具有研究对象的特殊性和研究工作的复杂性。医学研究包括群体水平、器官组织水平和细胞分子水平3个层次，研究对象包括正常人和患者、离体组织细胞和动物，研究的方法有观察法、实验法和理论法，研究场所有社区、医院和实验室。按照科技活动分为基础研究、应用研究和开发性研究。研究内容主要涉及病因学、发病机制、形态与功能研究，包括症状与体征、诊断试验、治疗试验、预后试验、预防试验、疾病自然史研究。

一、什么是临床研究

临床研究是以疾病诊断、治疗、预后、病因为目标；以患者为对象；以群体研究为主要研究方法；以医疗机构为基地的医学研究总称。以疾病的诊断、治疗、预后、病因和预防为主要研究内容，由多学科人员共同参与组织实施的科学研究活动。

（一）临床研究≠临床试验

多数人一提到临床研究就想到临床试验，潜意识里会把研究与试验等同起来。问题就来了：试验分几组？如何随机？如何做到盲法？患者不配合怎么办……往往没有答案，最后可能得出一个定论：这个临床研究无法做。实际上，临床研究≠临床试验。如果把研究与试验概念搞清楚了，把两者区分开来，一切问题就迎刃而解了。

1. 研究 英文为Research。Search就是搜索、寻找的意思，就是从数据中找规律，从实践中找真理。英文字头Re意思是再（寻找），就是对寻找的过程与结论找漏洞（思辨），找出规律（真理）进行再验证。从Research单词上看不出有试验的意思，如果说有，那就是用试验来验证寻找出来的结论。因此，临床试验只是临床研究的一部分，临床试验是临床研究，而临床研究绝不等于临床试验。

如何Search？这就是临床科研的方法学，是研究因果联系的方法学，是现代流行病学的范畴。临床研究无外乎课题设计与数据分析思路两大部分，如果不学习流行病学的课题设计和分析思路，就不会懂得做科研。

2. 试验 人们并不陌生。早期的医学研究以动物试验研究为主，后来转移到人身上时，考虑的因素就复杂多了，但试验设计的基本原理是一样的，这是很多人把研究与试验等同起来的原因。如果停留在试验研究的思维模式上，很多临床研究就无法进行。例如，如何验证对某病手术是否越早（年龄）越好？

试验性研究思维模式：随机抽样是要从哪个人群中抽？分组是要分成儿童组或成人组？有时无法随机分配、不具组间可比性、不可能做到双盲等。

观察性研究思维模式：如选择××～××期间在某院治疗的符合纳排标准的患者，不分组；收集可能与疗效及预后有关的因素；利用既往病历资料减少观察偏性；统计分析用多元回归调整混杂，用平滑曲线拟合年龄与疗效及预后的关系，发现是否有最佳治疗年龄段。

（二）临床研究 vs 临床实践

临床研究寻求对于临床实践疗效和有效性的验证，可帮助医师明确患者照护的最佳方式。例如，比较有效性（如各种化疗方案）、风险评估和预测（如 LDL 与心肌梗死的风险）、诊断测试（如癌胚抗原、基因阵列的诊断价值）。进行临床研究需要好奇心和对改善临床知识和实践的追求，患者意愿参与，有获取医疗记录的条件（尤其电子版），专门用于研究的时间。临床研究能提升个人学识及职业、职位和地位，能改善患者的照护。

临床实践使用现有的循证诊断和治疗方法，依赖医师个人经验（可能未曾研究证实）。研究可以作为临床实践的一部分。研究结果和临床实践密切相关并且可直接用于临床，没有从实验室到临床的延迟。

二、临床治疗与临床研究的区别

（一）目的

临床治疗是在确诊疾病后，通过各种有效治疗手段（不局限于药物）达到疾病的治愈。临床研究则是探索和评价一种新的治疗方法（药品）对特定适应证的疗效和安全性。

（二）对象

临床治疗针对所有患者，无论患有几种疾病、身体状况如何。临床试验则对受试者有各种要求，根据诊断标准及入选条件来挑选患者。

（三）设计

临床治疗不需要统一设计，是针对某患病个体的治疗行为，遵循治疗学的原则。临床研究则需要科学、严谨的设计，必须遵循对照、随机、重复的原则，通过足够多的样本量来降低抽样误差。

（四）治疗

临床治疗药物可选择范围很广，多合并用药、个体化用药和综合治疗，可使用不同剂型和变更给药途径，剂量和疗程可根据患者病情个体化调整。临床研究中除试验药或对照药外应尽量不用其他药物，以免干扰疗效和评价。

（五）数据

临床治疗根据需要收集，并不要求资料完整和数据齐全。临床研究需要收集设计的全部完整数据，进行正确分析，数据过多缺失导致试验失败。

（六）质控

临床治疗的质量体现在患者正确诊断和治疗，取得良好治疗效果。临床研究应具有良好的质量保证系统，体现在研究全过程。同时要求文件（病例观察表）规范完整且系统连续。

三、临床研究模式的改变

（一）传统的临床研究模式

1. 个人研究模式　医师在临床工作中发现和提出问题，进行临床观察、试验性治疗和总结，是最早的一种临床研究模式。简单易行，贴近临床，适用于探索性个案研究和病历资料回顾总结。研究全过程由医师个人完成，对研究方案设计要求不高，计划性要求不强，不需要协调人际关系。

2. 小组研究模式　几个医师和/或研究者自由组合，或通过师徒、师生方式组成研究小组。需要有计划、有研究方案设计、有内部分工管理和组织协调，总体比较简单，容易组织实施。研究规模小，多用于探索性个案研究和病历资料回顾总结或小规模前瞻性临床研究。这种研究模式行之有效，仍广泛应用。

（二）流水线式研究模式

个案研究总结的经验很难推广使用和验证，长期困扰临床研究进步。目前临床研究的主流是群体研究，研究对象（人和疾病）非常复杂，现实中找不到两个相同（疾病）的人。研究方法是观察疾病发生、发展及其转归的规律，探讨干预措施的效果，需要一定的样本量，有时需要组织多家医院共同收集病例开展多中心研究，与100年前工业生产推行的流水线模式相似，即在一个生产体系中如何保证不同操作齐同，保证产品质量稳定（ISO9000质量管理体系）。近年来，临床研究中推广《药物临床试验质量管理规范》（GCP），即在临床研究中建立和使用质量管理体系，保证研究对象、操作过程和数据的同质性，使多个中心的资料可以在一起统计分析，保证研究结果真实可靠，研究结论有足够的科学基础。

1. 先设计后实施　把传统基于病历回顾总结的技术路线颠倒过来，先设计明确在什么时间点收集哪些临床资料，提出质量要求。强调临床研究的计划性、系统完整的顶层设计、按方案实施的流水线特点。避免个人和小组研究模式临床资料存在数据缺失、同质性差等问题。

2. 文件化管理　是GCP的核心，包括标准化操作流程（SOP）和记录文件。SOP规范研究者的行为，保证研究操作过程规范一致和临床资料同质性。记录文件是记录研究过程中的操作和获得的数据，保证可回溯性。

3. 研究方案嵌入临床常规　临床研究与临床工作融为一体，保证医疗质量和安全，减少研究项目对临床工作的干扰，充分发挥参研医务人员熟悉临床常规和研究要求的优势。临床研究资料的要求高于临床常规，要增加人员的投入。

4. 人力资源配置的优化　分解任务，由不同的人完成不同的工作，发挥科研护士、研究助理、中介机构等临床研究辅助人员的作用，承担数据录入管理、统计分析、监察等任务。

5. 重视和处理伦理问题　考虑临床研究对受试者健康可能造成伤害的潜在风险，需对参研的受益和风险进行评估（伦理问题）。主研者在本单位伦理委员会批准后才能实施，做好受试者的知情同意签字。

§3.2　临床研究的类型

临床研究由经验层次和理论层次构成，紧密相连共同探索医学的本质。经验层次即感性认识阶段，是在临床实践收集患者各种临床信息。为得到科学的结论，收集的临床信息应具有代表性、客观性、准确性和可重复性（精确性），按有无假设和干预分为观察性研究、实验性研究和工作性研究。观察性研究又分为描述性研究和分析性研究，均不能人为控制试验条件。描述性研究既无假设又无干预（如病例报告）；分析性研究有假设但无干预（如病例对照研究）。实验性研究和工作性研究既有假设又有干预，可人为控制研究条件，直接探讨某个（些）研究因素与结果间的联系（如临床药物试验）。理论层次即理性认识阶段，是研究者深入到事物内部的联系，对感性认识阶段的思考，通过逻辑分析和综合进而对某个（些）临床现象上升到理性的认识并通过对其归纳，概括出一般原理以指导临床实践。

一、观察性研究

（一）描述性研究

主要用来描述人群中疾病或健康状况及暴露因素的分布情况，提出病因假设，为进一步调查研究提供线索，是分析性研究的基础；还可以用来确定高危人群，评价公共卫生措施的效果等。描述性研究就是描述一个事件，没有对照组，不能为病因分析提供直接证据（即不能建立因果关系）。包括个案研究、病例报告、成组病例分析、纯粹描述性的横断面研究。

（二）分析性研究

1. 队列研究　主要用于检验病因假设，是将某一特定人群按是否暴露于某可疑因素或暴露程度分为不同亚组，追踪观察两组或多组成员结局（如疾病）发生情况，比较发生率的差异，判定这些因素与该结局之间有无因果关联及关联程度。其设计原理及整理列表（图3-1）。还可细分为前瞻性队列研究、历史性队列研究、双向性队列研究（图3-2）。

队列研究为观察法，是由因到果的研究，其暴露因素客观存在，对照群组可来自同一或不同人群。两个群组除了暴露条件有差别外，其余应基本相似，追踪一个时期，观察结局（发病或死亡情况），分别计算发病率或死亡率，比较差异是否存在关联，直接计算相对危险度（RR）。例如，某一社区人群分两组，一组是吸烟人群，另一组是非吸烟人群，观察八年后肺癌的发病率。研究中，两组队列是"纵向"，样本是"人群"。暴露因素是"是否吸烟"，结局是"是否发生肺癌"。优势：存在明确的时间发生先后，能研究发病率和预后，比 RCT 有更强的外部效应；局限性：时间长，花费高，存在混杂因素。研究前要确定暴露组与非暴露组比例，一般暴露组≤非暴露组，两组样本量的确定有计算法和查表法。队列研究常见选择性偏倚、测量性偏倚和混杂性偏倚。

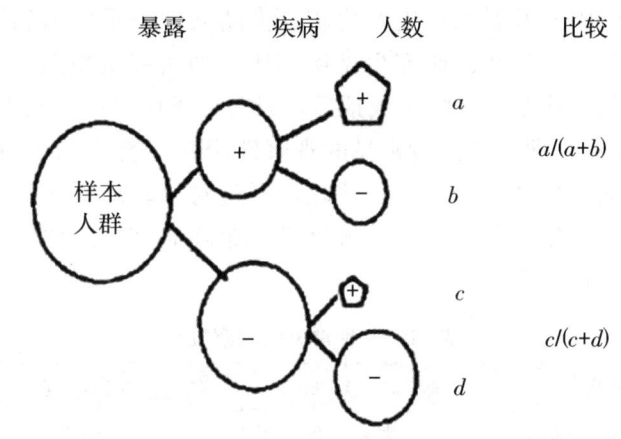

队列人数		发病	未发病	发病率（病死率）
暴　露	$a+b$	a	b	$a/(a+b)$
非暴露	$c+d$	c	d	$c/(c+d)$

图 3-1　队列研究的设计原则

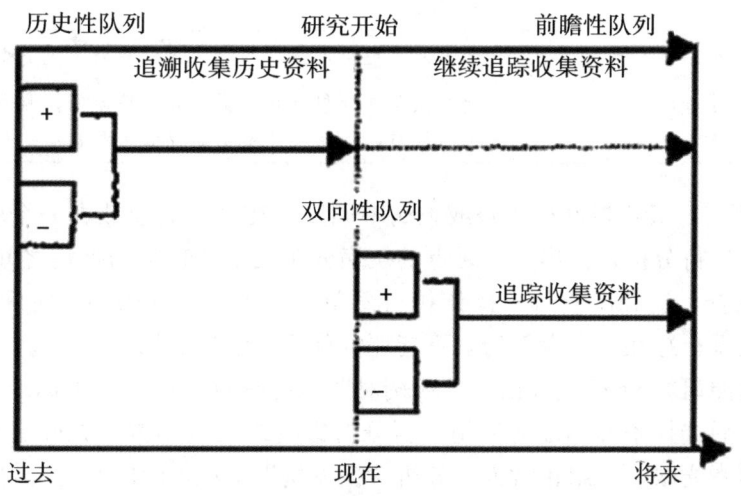

图 3-2　队列研究的 3 个类型

（1）前瞻性队列研究：要有明确的检验假设，研究疾病的发病率（病死率）一般不应<5%，要有确定结局的简便可靠手段，能获得观察人群的暴露资料和完整的随访资料，还要有充足的长期追踪观察的经费、人力和物力。结果偏倚小，但所需的时间和经费大。

（2）历史性队列研究：除以上条件外，还要有足够量的完整记录或档案资料，出结果快，节省时间与经费，但结果的可靠性差。

（3）双向性队列研究：具有上述两类队列的优点，在一定程度上互补不足。队列研究的因素包括致病因素（危险因素），要确定结局。

2. 病例对照研究　是探索病因的研究方法。以一组有某种疾病与未患病对照，调查过去是否暴露于可疑致病因子及暴露程度，比较、推断某种因子作为病因的可能性。在某种意义上相当于回顾性研究。优势：研究少见疾病比队列研究费用低；局限性：很容易受到偏倚的影响，不能评估患病率、发病率或预后，只能提供优势比，而不是相对风险度。

病例对照研究 vs 队列研究是两种常见的观察性研究（表 3-1）。病例对照研究将发病病例（患者）和未发病病例（对照）进行比较，通过对比确定既往对何种因素的暴露可能与发病有关。队列研究在发病前就对一个人群进行跟随研究，并比较暴露和非暴露在某种因素的两组人群中的发病情况。

表 3-1　两种常见的观察性研究

病例对照研究	队列研究
通常是（但并不总是）回顾性研究	通常是（但并不总是）前瞻性研究
先测量结局再测量暴露	先测量暴露再测量结局
适用于罕见结局	研究常见结局的最优选择
相对便宜	较贵
只要求少数病例	要求大量受试者
快捷	耗时长
容易发生选择偏倚和回忆偏倚	容易发生退出偏倚和因研究方法随时间改变造成的偏倚
必须列出纳入和排除标准	研究报告必须包括队列描述和随访时间，测量了哪些自变量及如何测量，测量了哪些结局及如何测量

3. 横断面研究　又称横断面调查或患病率调查。在某一时点或在一个较短时间区间内收集描述性资料进行分析，得出这一时点的疾病分布及某些特征与疾病之间的关联。优势：用于公共卫生调查、资源配置等，操作相对简单，成本低；局限性：时间关系没有定义，不能确定因果关系；存在幸存者偏倚，不能评价预后及治疗效果。

（1）病例对照研究 vs 横断面研究：病例对照研究是首先按照入组标准获得了具有结局的一组病例，然后选择条件匹配对照组，再分析影响结局的因素，先确定结局、再分析因素。例如，一组青光眼，一组正常人，分析"糖尿病"（因素）是不是引起"青光眼"（结局）的危险因素。横断面研究是以人群为基础，在特定的某一时间段内，对一组特定人群（随机筛查的人群），调查某个暴露因素与结局的关系。样本是人群，结局和因素同时获得。例如，某一个人群在某个时间段来眼科就诊的所有门诊患者，分析这个人群青光眼（结局）患病率多少，糖尿病（因素）患病率多少，两者之间的关系。

（2）前瞻性研究 vs 回顾性研究：前瞻性研究观察特定结局（如患上某种疾病）的出

现，并将与其他因素（如疑似风险或保护因子）相关联，通常选定一个特定人群，在很长一段时间内进行观察，全力避免可能造成偏倚的原因（如随访丢失）。回顾性研究是回顾过去事件并检验暴露于疑似风险或保护因子与结局的关系，而结局是在研究开始时已经发生了，可能造成偏差的原因（如混杂因素和偏倚）更为常见。

二、实验性研究

实验性研究的核心元素包括对象、干预和结局三大要素，是临床研究的金标准，分随机对照试验与非随机对照，超越观察性研究，目的是测试干预。

（一）随机对照试验（RCT）

CT将研究对象（诊断确切）随机分组，实施不同干预并进行效果比较。优势：组间可比性好，防止选择偏倚，用于评估治疗的最佳研究设计，随机分组以盲法衡量，结果真实可靠，是评估治疗措施的金标准；高质量的RCT是系统综述的可靠来源。劣势：费时，人力与财力支出大，结果的代表性与外推性有局限，主要问题必须与临床受益相关，可能会违背伦理与医德。

1. 平行双盲试验　参与者被指定到研究中的某一治疗组，目的为评估某组（或某些组）是否比另一组（其他组）有更好的疗效。参与者和试验实施者都不知晓接受了哪种疗法（双盲）；评价的人也不知晓不同疗法是如何分配的（三盲）。

2. 交叉试验　参与者通常以随机确定的顺序接受不止一种疗法，不同疗法间具有事先确定的时间间隔（洗脱期）。通常用于评估药物疗效。

3. 等同性或非劣性试验　将一种疗法或干预方法与已知的疗法或干预方法进行比较，当参与者使用安慰剂被视为不道德时。评估这种疗法或干预方法是否会至少不劣于现有的疗法或干预方法。

（二）非随机对照试验（nRCT）

nRCT指试验组和对照组的受试对象不是随机分组，由患者或医师根据病情及有关因素人为纳入，并进行同期的对照试验。优点：可行性好，易为临床医师和患者接受，依从性较好。劣势：受选择性偏倚和测量性偏倚的影响，结果的真实性下降，结论的论证强度减弱。

实验性研究 vs 观察性研究：实验性研究中（如临床试验），研究者将参与者分配到不同的干预组（不同药物、术式、医学设备、饮食、锻炼等），测量结局。RCT被认为是实验设计中的黄金标准，但并不是所有情况下都可行。观察性研究中，研究者不会特意将参与者分配到具体干预组，仅观察不同组中参与者的情况，参与者接受的治疗是常规医疗保健的一部分。实验性研究比观察性研究的证据水平更高。然而，由于观察性研究的结果是基于现实情境，而不是RCT中限定的特定条件，针对大量人群的研究得出，可以对疾病发生过程提供有用的见解。

§3.3 临床研究常用统计方法

经过周密设计和科学实施的临床研究还需要规范的数据管理和统计分析，才能得到可靠的结论。随着计算机技术和统计分析软件发展，统计理论和方法发展非常迅速。临床医师工作繁忙，很少有时间系统学习医学统计理论和及时了解一些实用、有效的新方法。

一、数据的类型

数据是统计分析的基础。统计分析方法的选择取决于不同的数据类型。最常见的数据类型有两种，分类数据或称定性数据，定量数据或称计量数据。分类数据：有无序和有序数据，分层＞2时称为多分类数据。无序数据如性别、血型等。有序数据如肿瘤的分级（Ⅰ级、Ⅱ级、Ⅲ级）、疼痛的程度（轻、中、重）、临床效果（非常好、好、一般、差）等，卡方检验所能全部涵盖。定量数据：包括连续性数据（如身高、体重）及不连续性数据（如妇女的产次，疾病的复发次数等），常采用均数±标准差（或标准误）表示。

（一）常用的描述性统计量

描述集中趋势最常用的统计量为算术均数，易受极端值影响。可以采用中位数、修整均数（去除最大和最小值后的算术均数）或 Winsorized 均数（极端值用最接近的非极端值替代后的算术均数）来代替。对于数值呈几何分布的资料，则可采用几何均数。均数±标准差（或标准误）用于描述正态分布的计量数据，非对称数据则不恰当，可以采用中位数结合四分位数间距表示。

（二）显著性水平（a）和 P 值

为说明统计学显著性差异，常把 P 值与 a 值（Ⅰ类错误的概率）比较，a 水平常选用 0.05，如果 $P<a$，则拒绝 H0（存在显著性差异）。多重比较会增加Ⅰ类错误的概率，如研究者设立了 A、B 和 C 组 3 个组，先把 A 与 B 比较，然后 B 与 C 比较，再 A 与 C 比较，需要极力避免。

（三）统计分析软件的选择

目前临床研究常用且较权威的统计软件有 SAS、SPSS、STATA 和 Splus 等。SAS 是主要针对专业统计用户设计的软件，被誉为国际上的标准软件系统。SSPS 的菜单式操作，使用简便，为非统计专业人员的首选软件。STATA 灵巧方便。

二、常用统计方法选择

（一）单组资料的分析

呈正态分布数据，采用单样本 t 检验；非正态分布可采用非参数统计方法 Wilcoxon 等级检验。

（二）两组资料的分析

定量数据，呈正态分布，则选择两样本 t 检验；非正态分布，则选择 Wilcoxon 等级检验。分类数据，广泛运用卡方检验。注意：如果行列表中有 1/5 以上的格子理论频数＜5，或有 1 个格子理论频数＜1，卡方检验将导致分析的偏性，可以采用 Fishe's 精确概率法计算 P 值。

（三）三组或以上资料的分析

定量数据，呈正态分布，采用单因素方差分析；非正态分布则选择 Kruskal-Wallis 检验。分类数据，多分类无序数据采用卡方检验或 Fish's 精确概率法；多分类有序数据可采用 Cochran-Mantel-Haenszel 检验。

（四）生存分析

分析一段时间后生存、死亡或其他事件发生情况。例如，心脏移植后患者生存天数是否与不同手术方式有关。单因素生存分析可采用 Log-Rank 检验；多因素可选择比例风险模型。注意：临床研究中经常包含重复测量数据，如患者从心脏移植至死亡，重复测量了多次心功能，可以采用 SAS PHREG 中 cox 模型。

（五）相关性分析

许多临床研究涉及对一组研究对象 2 个连续性变量相互关系的研究。例如，用 2 个不同指标测定心功能，拟评价这 2 个指标是否一致，涉及相关和一致性评价。相关性评价：数据为正态分布，Pearson 相关系数；非正态分布，非参数统计量为 Spearman's 等级相关系数及 Kendall's Tau-b 等级相关系数。一致性评价：定量数据可采用 Concordance 相关系数；分类数据采用 Kappa 分析。注意：相关性与一致性的区别。临床研究中，希望评价一个新的方法是否等同于原来的方法，需要使用一致性分析。

（六）多因素分析

临床研究的对象为患者，需要控制许多混杂因素或协变量，统计分析需要采用多因素模型对协变量进行校正。根据反应变量的类型，可以采用多元线形回归、协方差分析及 Logistic 回归等。

（七）重复测量数据的分析

定量数据可以采用重复测量方差分析及混合效应模型。分类数据可以广义估算方程拟合 Logistic 模型。

§3.4　科研设计的基本原则

科研设计是医学科研工作中极其重要的一步，合理的科研设计是科研工作顺利进行的有力保证。在实际科研工作中，处理因素容易受到其他混杂因素的影响（如年龄、性别等），效应指标无法真实、完整呈现出来。对实验进行科学合理的设计，可使科研实验误差最小化。以较短的实验周期和较低的实验成本，得出科学的结论。一般实验设计需遵循随机、对照、均衡、重复和盲法原则，以保证研究结果的可靠性和重复性。

一、随机化原则

随机化是临床科研的重要方法和基本原则之一，在流行病学和统计学及科研设计中具有两层含义。第一层为随机化抽样，即在源人群中以随机方法抽取样本量，保证较好的代表性；第二层为随机化分配，指将研究对象随机分配到各个研究组，平衡混杂因素，减少偏倚的干扰，保证组间的均衡性及可比性。随机化分配方法有完全随机化、分层随机化、动态随机化3种。临床研究进行相应分组时，最理想是使已知和未知的非研究因素在组间均衡，使得最终研究结果具有较大的可信性。

（一）简单随机

有抽签、抛硬币、查随机数字表、应用计算机或计算器等，适用于小规模研究。不加任何分组、划类、排队等，完全随机抽取受试对象。每一个体（样品）被抽中的概率相等，各样品间完全独立，彼此无关联性和排斥性。特点：容易实施，但不能保证产生选择偏倚。常一组人数明显多于另一组，造成统计困难，选择区组随机化更合理。区组随机化：适合临床科研入选分散就诊患者，根据时间顺序分为若干区组，病例随机分配到各研究组，避免两组间人数差异过大。完全随机化：直接对受试对象进行随机化分组，事先或者实施过程中不作任何限制和干预或调整。

（二）系统随机

系统随机是指将源人群按照与某种调查无关的特征（如住院号或门诊号）顺序给相应的个体编号，随后再随机抽取一个编号作为第一调查个体，此后则机械地每间隔数量抽取个体。特点：相对简单易行，样本个体在源人群内分布均匀，代表性好，抽样起点必是随机选择，若选择使用不当，容易产生偏倚。

（三）分层随机

个体间某些特征相差较大，根据特征将人群分成若干层，每层再按随机方法进行。减少重要的预后因素可能在两组分布不均匀，增进研究的科学性和结果的可比性，适合于目标人群某些特征相差较大，分层后使样本更具有代表性。特点：抽样误差较小，临床研究较常使用。分层因素的选择应参考3条原则：第一，选择所研究疾病或并发症的危险因素分层；第二，对所研究疾病的预后有明显影响的因素分层；第三，必须遵守最小化原则，即将分层因素控制到最低限度，分层过多会造成随机分组过度分散，组内样本量过小的不利因素。

（四）整群随机

目标人群很大时，以小群体作为抽样或分配单位，再按随机方法进行。在源人群中，随机抽取人群数量较少，明确范围的一个或多个群体作为样本，符合纳入和排除标准者均作为研究对象。特点：方法抽样简单易行，理论上适用于大样本量的观察研究，但在相同条件下，其抽样误差较大，代表性和可比性较差，临床实际中几乎不使用。

（五）多级随机

与整群、分层等随机方法同时使用。从源人群中，先抽取范围大的单元，然后从中抽取次级单元，再使用简单随机方法抽取所需要的样本。特点：主要适用于大型现况研究，优点是代表性好、精确度高，但需要很高的抽样技术，工作量大，要求严格，在一般临床研究中不常用。

（六）动态随机

动态随机又称按不平衡指数最小的分配原则分组，根据专业知识选取几个拟加控制的重要非实验因素，求出并取最小不平衡指数。

二、对照组设立

对照是比较的基础，医学研究多数是通过比较产生结论。临床试验必须设立对照组，目的是评价某种药物或治疗措施疗效时，排除非药物的因素如休息、疾病或症状自愈等。作用是鉴别研究因素与非研究因素所产生的效应（性质、大小）及估计、消除、减少研究的误差（生物学研究的条件不易控制）。

（一）空白对照

空白对照是不给予任何处理的对照方法。作为本底参照，可突出研究因素的效应，在临床上要考虑不处理是否会影响疾病的治疗。

（二）标准对照

标准对照是以标准的或常规的方法作为对照的处理。可对研究因素的作用与标准进行比较。

（三）自身对照

自身对照是将研究对象接受处理前的状态作为对照。优点是一致性很好，但对于所观察的指标变化较大，或短期内可自愈性疾病的治疗研究不适合。

（四）历史对照

历史对照是将过去的研究或观察的结果作为对照。适用的前提是必须有完整的历史资料可以借用。由于时间、环境等变化，可比性问题不易解决，是一种不可靠的方法。

（五）配比对照

配比对照是根据试验对象的某些特征要求，选择对照的方法。

1. 频率配比　按照试验组某特征出现的频率选择对照，使对照组该特征出现的频率与试验组相同。

2. 成对配比　按照试验组每个研究对象个体的某些特征选择对照，并与试验组的研究对象结成对子，又称配对对照。组成 1∶1 配对研究，也可选 2 个或多个对照（最多 4 个），组成 1∶2、1∶3、1∶4 的配对研究。

（六）同期随机对照

同期随机对照是按照随机的方法选择或分配对照组，并要求与试验组同时、同地进行研究与观察，可避免人为选择偏倚。RCT 就是 WHO 推荐的首选研究方案。

（七）交叉对照

交叉对照分为两个阶段，第一阶段的试验组与对照组在第二阶段对换，适用于不能治愈的慢性病治疗研究，第一阶段的治疗不影响第二阶段的试验。

三、盲法原则

盲法是指研究者（试验设计者、操作者、疗效测量者等）和研究对象（正常人、患者及其家属）的一方或多方均不知道研究分组情况和接受试验的措施。目的是避免主观因素对研究结果的影响，具有真实性，对科研提出的假说做出可靠、无偏倚的论证。

（一）单盲法

单盲法是指医护人员不设盲，患者设盲（不知试验药或为对照药）。方法简单，易操作，研究者可对治疗过程中可能发生的意外问题及时处理，保障研究对象安全。但是试验设计者、实施者的主观偏倚仍然存在。

（二）双盲法

双盲法是指医师与患者都不知道患者参加实验组或对照组，不知道外观与气味等均无区别的 A 与 B（安慰剂）两种药。当研究对象出现严重不良反应或治疗意外时，很难及时停止试验，给予准确处理措施。

（三）三盲试验

研究对象、试验实施者、统计分析人员都不了解分组情况，只有试验设计者知晓分组情况。一般新药临床试验要求采用此法。

（四）非盲法（开放性试验）

研究对象、试验实施者、统计分析人员都了解分组情况。评价试验效应须有客观评价指标。适用于无法实施盲法的试验，如外科手术治疗、行为疗法等。

四、重复的原则

重复的原则是保证科研成果可靠性的重要措施之一。为了保证研究样本中所获取的信息和研究结论能外推至具有同一性质的其他患者，要求研究样本具有相应的总体代表性且样本量要足够大。重复是指为提高科研的科学性，相同条件下进行多次研究或多次观察。包括整个试验的重复、用多个研究对象进行重复及对同一研究对象的重复测量 3 个维度，可用来说明试的可靠性。决定重复样本数的因素：①实验/试验设计类型；②主要变量的性质；③检验统计量、Ⅰ型和 n 型错误等。

五、均衡的原则

可以更好地避免偏性，减少误差，提高实验的精准性。

§3.5　临床研究的思路

很多临床工作者提出这样的问题：手头有那么多患者，那么多病例资料，有很多问题不能解释，是不是能开展一项临床研究？首先，确定研究目的，设计试验方案，进行资料收集。最简单的 Excel 即可收集资料，Epidata 是比较专业的数据录入和数据管理软件，尤其需要收集较长时间、涉及较多变量或来自多个中心病例，所收集的数据资料更加可靠、稳定。然后，想解决什么临床问题？期待分析哪些临床资料？是否需要随访？有时，临床研究与基础研究同时进行，临床样本的收集应同步。

一、观察与描述

由于人的不可伤害性，临床医学主要采用观察的方法进行研究。正如巴甫洛夫（1849—1936）所说："医学大部分活动仅应用自然科学的一种工具（观察），另一种工具（实验）则在较狭小范围内很谨慎应用。"观察是搜集自然现象所提供的东西，实验则是从自然现象中提取它所愿望的东西，说明观察在临床医学中的位置和局限性。因此，临床医学必须依靠基础医学采用（动物）实验来揭示疾病的物质基础，深化对于疾病的认识。著名临床学家张孝骞教授曾指出："各种患者好像是大自然安排的实验室，善于观察的人，常常可以从中得到宝贵的启发。"英国医师爱德华·詹纳（Edward Jenner，1749—1823）在为挤奶女工诊病时，发现凡患过牛痘的人不再患天花，这一发现启示潜心研究 20 余年，终于找到了预防天花的牛痘接种法，成为免疫学研究的先驱。因此，他相信从大自然的细微末节（偶然性）中能发现其规律（必然性）的坚定信念。不轻易放过任何微小的现象，是临床观察的一个重要原则。

二、因果推论

医学科学研究多先发现果，再去找因，或去探索两个事件间的因果关系。科学研究的过程就是收集因果存在证据的过程，有些事物间因果关系比较直观，但广义因果律是建立在概率论基础上，即原因是使结果发生概率升高的事件。疾病的病因是指能使人群发病概率升高的因素。因果关系是事件或特征类别间的一种关联，改变某一事件或特征类别的频率，就会引起另一事件或特征类别的频率改变，这样可认为二者互为因果。

因果关系的方式有单因单果、单因多果、多因单果、多因多果及间接联系。因果联系研究的思路：描述性研究、假设形成、分析性研究、发现关联、统计学检验有非因果关系、显著意义、因果关系推论可能因果关系、试验性研究、验证因果关系。关联性检验无显著性时，要考虑的可能性：①确实无意义；②样本量不足。下结论时要根据概率的大小。

因果关系推论需要的证据：联系的强度、联系的梯度、联系的普遍性、联系的时序性、联系的特异性、分布相符、实验证据、理论解释。研究方法选择：因素与效应同时观察采取现况研究（横断面研究、诊断试验），先果后因的观察采取病例对照研究，先因后果的研究采取前瞻性研究（队列研究、RCT）。

三、临床与科研思维

临床医学具有极强的实践性，由于研究对象（患者）存在大量未知因素，只靠理论认识的推论难以应对实际工作千变万化的各种局面。因此，医师的实践经验十分重要，可以弥补医学对生命奥秘知识研究的不足，达到解除患者身心疾苦的目的。实践经验既为临床也为科研所必需，缺乏实践经验，即使有雄厚的技术力量和先进的设备条件，对疾病的认识也是不充分的。从事临床和科研工作不能不重视实践经验的积累，是提高临床水平不可缺少的条件。临床医学带有一定的探索性，医学救死扶伤的目的又要求这种探索具有最大的把握性，即尽量减少患者为这种探索付出的代价。

正确的临床思维是根据具体患者的临床表现推测其体内变化的方法，可以使医师的主观认识较快地、尽可能地接近患者的客观实际，有利于提高临床工作的成功率，促进临床医学的发展。先做回顾性研究，搜集手上已有数据，如何切入课题研究？如何去挖掘、组合数据？或是一些不同要素的新定义、新定语，把研究证据级别提高。回顾性研究对临床研究是非常重要的一种方式，如何对照与双盲？发表顶尖杂志有哪些窍门？生物统计可以帮助医师用有限数量的观察得出结论，并定量估计其可靠性，避免抽样误差对观察结果的影响，或推测一些因素与疾病的因果关系，从而使临床研究者的描述尽可能符合实际情况。然后设计精良前瞻性研究，包括 RCT，将研究的证据级别进一步提高。可融入一些基础实验，不一定非要很复杂，补充临床观察到的现象，有助于申请基础类科学基金。

四、误差与偏倚

影响研究质量主要因素是误差。研究结果与实际真实值之间的差别为误差，包括：①随机误差；②系统误差。

（一）随机误差

随机误差由抽样引起，凡是抽样研究，随机误差就不可避免，可通过扩大样本量加以控制。如果保证研究样本随机获得，误差分布随机出现，其大小可由统计方法估计。

（二）系统误差（偏倚）

1. 选择性偏倚　来源于选择研究对象时，影响代表性。①入院率偏倚：医院以患者为研究对象进行病因研究时可出现；②无应答偏倚：各种原因使得样本中部分个体无结果，为无应答者，由此而产生偏倚；③健康工人效应：选择的工人健康状况比一般人群好，可掩盖职业性危害的作用；④检出证候偏倚：某些证候与疾病之间虽无因果关系，但因这些症状就诊时，可提高这些疾病被发现的概率。

2. 信息偏倚　来源于数据和资料收集过程，影响数据和资料的准确性。①回忆偏倚：调查过去经历需要回忆，由于时间久远，收集数据准确性可受影响；被调查对象所处的状态不同，心理因素可影响回忆的积极性和数据的准确性。②研究者偏倚：研究者自身的心理因素所导致数据不准确。③测量偏倚：由于测量技术、仪器、方法等引起的测量数据不准确。

3. 混杂偏倚　来源于外界因子的干扰作用，影响是夸大和掩盖实际联系。混杂因素的特点：①与研究的因素有联系；②与所研究的结果有联系。

五、临床研究与流行病学

流行病学，研究因果联系的方法学。经过近一个世纪来长足发展，从单纯的抽样调查了解疾病在人群中的分布，到从现有资料中进行二次科研设计提取数据分析多种因素的交互作用，其课题设计与数据分析思路在不断进步。如果不了解现代流行病学分析思路，很多 SCI 论文的图表就看不懂，不知道为什么要这么做？结果又该如何解释？临床意义是什么？为什么要有研究人群描述？要有单因素分析和多因素分析？要分层？要报告效应值？……

临床流行学是 20 世纪 70 年代兴起的一门学科，简单说来，就是用流行病学的观点和方法解决临床医学的问题。临床医师思考问题，习惯于只考虑自己遇到的患者，不去考虑未曾来就医者；流行病学的观点是医师要看到他所遇到和没有遇到的患者，即把遇到的患者看成这种患者全体的一部分。两种观点导致不相同的结果，医师得出结论时就应当谨慎从事，如考虑各种因素，结论就更复杂。目前存在的现象，不做科学分析，凭不可靠的直观经验，甚至有用求医人数多少来判断一种新疗法的疗效，蒙受不可避免的损失。

临床流行学与流行病学一样，比较重视人群——社会的宏观水平分析，许多效益从宏观与从微观可以得出不同的结论。临床医师懂得如何从经济效益的角度去衡量评价，使有限的医疗经费发挥更大的效益，无疑是有益的。实际上，临床研究中的设计、衡量、评价都需要应用流行学的基本观点与方法来提高其科学性与效率，简称为 DME（Design，Measurement，Evaluation）法。

§3.6　临床研究的方法学

一、科研三个要素

医学研究的对象是人、动物、离体组织和细胞，具有生命表现，变异是特点，试验条件不易控制，影响质量控制因素多，容易产生偏倚。相比动物试验条件相对容易控制，但结果存在种属差异；离体组织、细胞研究的结果有时代替人的试验，但缺乏体内代谢过程。因此，以人为对象的研究是不可缺少的。

1. 选择对象的原则　①受益；②代表性；③均衡可比；④依从性。

2. 样本量　是研究的规划和设计阶段必须解决的一个实际问题，任何临床研究都是检测两组间的实际差异（功效），提供一种具有合理准确性的样本量估计（精度）。样本量小抽样误差大、结果不稳定、代表性差、出现无显著意义（$P > 0.05$）时结果不能肯定。样本量大投入增加、工作不易做细致，系统误差增加。合适的样本量是能够满足对阴性（无显著意义）结果解释所需的最小样本量。影响样本量的因素有：①预期的阳性率或对比组间的差异大小，阳性率大、差异大，需样本量小。②要求的精确度大小（抽样误差），要求高，样本量大。③要求的显著性水平高低，通常为 0.05，如果为 0.01，样本量大。④容许误差大小，容许误差大，样本量小，通常为 10%。样品量的计算：需要高透明度，保证研究合理性和可重复性。对阳性率的研究，如果显著性水平为 0.05，容许误差为 10%，则 $N = 400Q/P$。P 为预期的阳性率，$Q = 1 - P$。

3. 正常人与患者　研究生理值和制定临床诊断标准时需要选择正常人为研究对象，临床研究中则需要选择患者为研究对象。实际上正常人和患者的概念是相对的。研究的疾病确定下来，患者和非患者的定义要明确，要选择国际公认或全国规定的诊断标准来选择患者。

4. 研究因素　对人类健康有影响的各种因素均可作为研究因素，包括理化、生物、社会、遗传、心理和行为等因素。研究中，因素是自变量，生理、病理反应是因变量，研究目的是解释因素对健康的影响、作用、关系。观察性研究因素是自然存在，实验性研究因素是强行加入。研究对象选择必须考虑能够接受试验因素。一次研究可以对一个或多个因素进行研究，因素可以是定性也可是定量的。

（1）单因素单水平设计：定性地研究一个因素的效应。目的明确，容易进行，条件容易控制，但研究效率低、说明问题少。

（2）单因素多水平设计：定量或分等级研究一个因素的效应。可研究因素在不同水平或剂量下的效应，获得剂量反应关系的证据。

（3）多因素设计：同时研究多个因素的效应。可提高研究效率，研究因素间的相互关系，使研究更为全面，但设计较为复杂。通常有析因设计、正交设计等。

（4）多因素研究：选择多个研究因素，按照单因素设计在一次研究中分别研究每个因素的作用，可进行因素的筛选、评估因素间的主次作用、控制因素间的混杂等。因素的选择对研究至关重要，是假设的前提，是研究的核心，因素选择不正确，研究必然失败。

5. 效应（观察指标）　是研究因素作用于研究对象产生的反应，是因变量，是目标变量。效应的衡量是通过选择恰当的观察指标来实现的。研究的因素可多，观察指标的数量不宜过多，满足特异性、客观性、稳定性、准确性、灵敏性和量化性等条件。类别如下。①定性指标：按照某一性质计数所得到的指标，通常以频率表示集中趋势，信息含量少，只能定性分析。②定量指标：可用度量衡测量的指标，可用均数表示集中趋势，信息含量大，可进行剂量反应关系分析。③分等级指标：没有具体数量和量纲，但可区分程度或严重性，介于定性与定量指标之间。④主观性指标：以人的主观反映获得的指标，存在一定偏性。⑤客观性指标：利用仪器、设备、技术测量获得的指标，比较准确。

二、研究的五个元素

临床循证的过程可通过"5A"步骤来完成，即提出临床问题（ask clinic question）、获取最佳证据（acquire best evidence）、评价证据（appraise evidence）、应用证据（apply evidence）和后效评估（assess effect）。其中，提出临床问题是关键，根据实际患者的情况提出针对性强的或病因，或诊断，或防治，或预后的问题。在提一个临床问题时，任何一个研究都是由患者、干预、比较、结果和试验设计组成的，即国际常用的PICOS原则，有5个元素组成。

P（Population）研究对象：需要研究的对象人群或代表与研究对象相关的问题。

I（Intervention）干预措施：对研究人群采用的治疗干预措施或与观察指标。

C（Comparison）比较组：代表对照组和将给予治疗措施或观察的指标。

O（Outcome）结局：代表与结局指标和相关的问题。

S（Study design）研究类型：即研究设计是什么，队列研究、病例对照还是横断面。

三、科研立题

题目是科研设计的总纲或其指导中心，假说、实验、措施等皆为此而设，最适当的题目是整个科研设想与过程的高度浓缩。一个好的课题名称，能对该项研究一目了然，透过题目可知其目的、内容和主要方法，还能看出其假说的科学性。立题力争做到鲜明、具体、确切和立意新颖。有时，题目过大笼统模糊，甚至不解其意或文题不符。

（一）题目组成要素

处理因素、受试对象、预期效应是科研的三个基本组成要素，题目中应明确表述。在拟定某些（而不是全部）研究课题名称时，可适当考虑采用下列形式：立题＝处理因素（具体而不含糊）＋受试对象（明确而不省略）＋预期效应（限定而不笼统）＋工作定性（适当表达留有余地）。

（二）课题从哪里来

1. 从以往研究和文献中寻找课题，前人研究未解决的、解决不好的、与当前研究不一致的或前人研究基础上更深或更宽。

2. 从临床实践中总结现象和规律，凝练成可以科学研究的命题。

3. 实际生活和实践应用中总结，对某一现象很感兴趣，对临床影响可能很大。

4. 多学科交叉中选择。一个好的研究问题需要包含 5 个方面（即 FINER，更好）：可行的（feasible）、有趣的（interesting）、新颖的（novel）、伦理的（ethical）和相关的（relevant）。

（三）怎样选好题

1. 选题原则　①创新性：前人未解决或解决不彻底的问题，存在争议或持有不同见解的问题。②突出特点：不同地区或人群研究结论的证实或补充，国外已有研究填补国内空白。③难度适当。④避免不必要的简单重复。⑤与社会发展和经济建设结合。

2. 选题过程　①提出问题：是课题形成的萌芽阶段，课题来源有经验积累和阅读文献，有意外启发和实际需要，也有研究结果的延续。②形成假设：问题提出后要查阅文献、咨询专家、确定性质与目的价值。③论证立项：创新性、可行性论证。

3. 立题依据　项目国内外研究状况分析及研究的目的意义。基础项目着重结合国际科学发展趋势；应用研究着重结合科学前沿，围绕国民经济和社会发展中的重要科技问题，论述应用前景和经济效益；开发研究着重论述实用意义、经济效益、示范意义和推广前景。

（四）如何评价研究课题

1. 顶天　在以往研究的基础上攻破最前沿的难点问题，促进科学的新视野和新认识。

2. 立地　解决工作实际应用的重要问题，有助于临床诊疗和学科发展。

3. 新颖　完全新的一个领域，或没人通过科学研究的方法涉及。

4. 特色　弥补前人研究未涉及的部分或不足，或者提出新的理论假说，或对以往研究提出挑战。注意：研究目的和内容要明确和具体（我要做什么？为什么要做？怎样做？）；目的不是口号，要有具体解决措施达到目标；目的和内容要从题目上显示；题目旗帜鲜明，具体而不抽象，一般不能超过 20 个汉字。

四、研究内容

为了解决研究课题提出的问题，研究中将分几个步骤，需要做什么，拟从何处入手，重点研究哪个侧面，主攻什么方向，到达哪一步或什么程度，将出现什么样的预期效果等。要求目标明确，内容具体，任务清楚。

（一）研究方法

研究方法是科研重要的核心部分，旨在说明如何具体地进行研究。明确技术路线、实验方案和拟解决的关键问题，说明项目的特色和创新之处及预期研究结果。研究方案应重点说明对象的种类、选用标准、抽样方法、样本含量、对照分组，处理因素的性质、质量、强度、施加方法，效应观察的项目或指标、检测方法、判断标准，数据资料的收集和统计学处理方法等。制定操作规程和记录表格，在正确的实验设计指导下，使实验误差减少到最低限度，取得更多的数据资料，保证实验结果的可靠性。

1. 研究对象　课题研究的是人或动物，还是药物等。研究对象有什么样的限制，比如年龄、性别、职业、患病与否等。

2. 研究措施　包括调查法、实验法、文献法等，不同的研究方法采用的研究策略不同。

3. 研究假设　如使用 A 药比使用 B 药有更好的抗感染能力。

4. 研究工具　研究需要用到的仪器、样本指标、问卷、软件等。

5. 研究设计　是否需要对照、前测后测、多变量等，不同的研究方法研究设计也不相同。

6. 研究程序　即技术路线，先做什么后做什么，什么时候做，出现预设之外的情况如何处理。

7. 数据统计方法　包括描述性统计、t 检验、F 检验、线性回归、卡方分析、Logistic 回归等，统计方法根据研究设计和研究目的确定。

（二）研究基础（可行性分析）

研究条件是保证完成课题的重要基础，主要指人员条件和物质条件两个方面。人员条件包括研究组成员的数量与质量，特别是科研工作经验、现有技术水平和能投入该项研究的时间，重点介绍课题负责人的主要情况。物质条件包括仪器、设备、材料、经济力量及研究对象（包括实验动物）等，有无专门的实验室或其他实验措施。若为大样本临床研究，必须清楚本单位现有床位数、年均住院患者人数以及病种构成指标概况等。如果是一项跨单位的协作研究，则协作单位的现有研究条件亦应一并提供。

（三）进度安排

较大的研究课题，以分题或阶段为单位制定出明确的进度计划，包括试验准备、人员培训、实验观察、整理资料、阶段交流、年度小结、成果报告等，作出具体安排。交叉项目较多的进度计划，用文字叙述往往不便，可采用简单而又清楚的进度显示表，按年度或季度安排。说明两个问题：①完成整个研究课题所需要的时间；②主要工作的具体进度（各研究阶段所要达到的目标和时间）。

（四）经费预算

1. 仪器设备费　按照规定科研经费不得用于购置大型精密仪器设备，只能用于该项课题所不可缺少的某些中、小型仪器设备的补充。拟购置的仪器设备，必须写明理由和用途、型号与金额等。通常有一些科研设计，只简单写一仪器名称与金额，不注明型号、性能等，避免有钱无物仍难开题。

2. 试剂材料费　科研工作往往需要一些特殊的试剂，不仅价格昂贵，而且有时奇缺。实验材料除试剂外，还有课题所需要的特殊材料、低值易耗品及记录用材料等3类，分别注明其用途、名称、规格、数量和金额。

3. 技术协作费　需委托其他专业单位予以协助或聘请技术顾问等费用，包括专项与试验费、单项检查化验与技术费等，注明单价格与次数。

4. 其他支出　包括情报调研、图书资料、人员培训、经验交流、差旅交通、仪器维修、办公用品等所需各项费用。临时工的工资、误工补贴、志愿受试者营养保健费、伙食补助费、加班费、劳务费等合理报酬。

§3.7　临床试验

临床试验是一种前瞻性试验研究，指在人为条件控制下，以特定人群为受试对象（患者或健康志愿者），发现和证实干预措施（药品、特殊检查、特殊治疗手段）对特定疾病的防治、诊断的有效性（包括药物动力学）和安全性（不良反应）。

一、临床试验的起源

医学科学领域首次引入观察性临床研究见于希波克拉底的著述，提出不仅要依靠合理的理论，也要依靠综合推理的经验，动物实验结果并不能证实在人体的效果，药物实验应当在人体进行。1898年丹麦医师约翰尼斯·菲比格（Johannes Fibiger）发表了著名的血清治疗白喉的半随机对照临床试验，1948年英国医学研究会领导开展了世界上第一个RCT肯定了链霉素治疗肺结核的疗效，1955年Sidney Charles Truelove进行了胃肠病方面的首项RCT，后来大样本、多中心RCT取代了分散、个别的观察性研究和临床经验总结。20世纪初，青霉素、天花疫苗及维生素等新药相继发现，拯救了无数人的生命。20世纪初至60年代（第一个时期），药品从无管理状态到临床试验管理体系形成，震惊世界的反应停事件，导致20多个国家上万名婴儿出生时严重形体缺陷（海豹肢畸形）；70—80年代（第二个时期），各国药品临床试验规范化和制度化，药品监督管理部门对药品申报审核；90年代以后（第三个时期），国际统一标准逐步形成，《WHO药品临床试验规范指导原则》于

1993 年颁布。人用药物注册技术国际协调会议（ICH）共同商讨制订了 GCP 国际统一标准。

二、新药临床试验的内容

临床试验涉及的对象是人，不可避免地涉及社会、心理、伦理和可行性等复杂问题。规范化的临床试验才能保证客观、科学和高效，其核心是要考虑人的特殊性和研究的科学性。主要强调设计，遵守《世界医学协会赫尔辛基宣言》《人体生物医学研究国际道德指南》等有关的法规体系，制订试验方案，通常分为 4 期。

（一）Ⅰ期

为初步临床药理学及人体安全性评价，在大量实验室研究、试管实验与动物实验基础上，将新疗法用于人类试验。目的是了解剂量反应与毒性，研究人体对新药的耐受性及药代动力学，提供初步的给药方案。受试对象一般为健康志愿者，特殊情况下也选择患者。方法为开放、基线对照、随机和盲法。一般受试例数为 20～30 例。

（二）Ⅱ期

主要对新药的有效性及安全性进行初步评价，确定给药剂量。通常与标准疗法进行比较，也可以使用安慰剂。试验组和对照组不得低于 100 例，需注意诊断标准、疗效标准的科学性、权威性和统一性。要根据试验目的选择恰当的观测指标，注意其客观性、可靠性、灵敏度、特异性、相关性和可操作性。

（三）Ⅲ期

为扩大多中心 RCT，旨在进一步验证和评价药品的有效性和安全性。试验组例数一般不低于 300 例，根据试验的目的调整选择受试者标准，适当扩大特殊受试人群，考查不同对象所需剂量及其依从性。

（四）Ⅳ期

新药上市后的实际应用过程监测，在更广泛、更长期应用中继续考察疗效及不良反应。可采用多形式的临床应用和研究，一般可不设对照组，应在多家医院进行，通常不少于 2 000 例。注意考察不良反应、禁忌证、长期疗效、远期副作用，评估远期疗效，注意患者经济与生活质量的影响。

三、临床试验中的常见问题

（一）伦理原则

1. 自愿参加原则　尊重患者的人权是最基本的原则。研究人员需将有关试验的目的、方法、预期好处、潜在危险等如实告知患者或家属，并征得自愿同意和退出，签订知情同意书。

2. 对参加者无害原则　试验研究过程中不对患者带来身心伤害。

3. 匿名和保密原则　对患者（只用编号和姓名的汉语拼音首字）的一般资料、具体病情及其他隐私保密，不向他人透露。

4. 普遍性道德行为准则　研究和数据收集过程中实事求是、尊重科学的态度，不得有半点虚假。

（二）安慰剂问题

安慰剂对照不用于急、重或有较重器质性病变的患者。如果试验药作用较弱，一般只能选轻、中度功能性疾病患者为对象。

（三）中断处理

受试者可能由于各种原因不能或没有完成治疗和观察，需要对剔除、退出和失访病例具体分析。

§3.8　医师如何开展临床研究

有人认为临床医师作科研和写论文都很困难，通常理由或抱怨没有研究时间、没有研究课题、没有研究条件与经费及发表论文困难。临床工作确实忙，起早贪黑，加班加点，甚至连吃饭和睡觉时间都被剥夺，哪有工夫作科研和写论文？实际上，临床工作与科研工作合二为一就不难了，带着解决临床问题的思维去工作。正确的临床思维是成功的关键，如对诊断不清楚的患者怎么办？治疗效果不好怎么办？这既是工作，又是临床研究课题。如果将疑难患者诊断清楚了，将难治患者治好了，就是科研的体现，在临床工作中同时获得研究成果，一举两得。因此，无临床研究，无以造就好医师。对以临床工作为主的医师而言，未必都需要去钻研实验室的基础研究，临床研究可大有作为。在实践循证医学中发现研究问题，将经验变为可供循证的科学证据，从描述性研究中提出假说，发展性地重复别人的研究。

一、医师的境界

（一）工作中存在的问题就是研究的课题

成功的经验是从正确诊治中获得，经验本身就是科研成果，发现问题、理清思路、提炼整理、总结提高。同时，失败的教训也是研究课题，根据问题确定科研方向。解决什么问题？是验证共识还是探讨新方案？

（二）临床研究要学会小题大做和深做

例如局部冰敷作为一种传统的治疗方法，早在1 000多年前希波克拉底时期就有记载。冰敷通过降低神经冲动的信号传导速度，麻痹周围末梢神经，使神经敏感性降低减轻疼痛感觉。冷感觉的神经纤维传导速度快于疼痛感觉的传导速度，提高疼痛阈值。如何制作一个标准实用的冰敷？做腹股沟冰敷的降温曲线是什么，移去冰袋后升温曲线又是什么？对疝术后冰袋冰敷止痛消肿具有指导意义，就是一个很好的研究。因此，临床课题就在临床，需要一双慧眼善于发现。临床课题要从小事和小处着手。从普通的临床工作中发掘出闪光点，从观察患者中发现潜在的临床治疗价值。

二、研究者发起的临床研究

临床研究是指以人个体或群体为研究对象，研究疾病的诊断、治疗、康复、预后、病因、预防及健康维护等的活动。临床医师有着亲身的感受，如何上升为临床研究，缺乏行为规范和约束，难以形成有价值的学术论文和临床成果。《医疗卫生机构开展研究者发起的临床研究管理办法（试行）》于 2021 年 10 月 1 日正式施行，明确了 3 条边界。一是不以药品医疗器械（含体外诊断试剂）等产品注册为目的；二是不得以临床研究为名超范围执业；三是研究者应当遵守科研诚信。

（一）分类管理

医疗卫生机构结合实际，合理判断临床研究的风险，结合研究类型、干预措施等按照观察性研究和干预性研究实行分类管理，实行立项管理和双审查制度。

开展观察性研究，不得对研究对象施加研究性干预措施，不得使研究对象承担超出常规诊疗或疾病防控需要的额外健康（疾病）风险或经济负担。

开展干预性研究，一般由三级医疗机构牵头，研究性干预措施应当符合医学的基本理论和伦理规范、具有扎实的前期研究基础、制订科学规范的研究方案和风险预案、通过科学性审查和伦理审查。对可能出现的风险进行评估，具备相适应的处置能力。

（二）不予立项的八种情形

临床研究未经医疗卫生机构批准不得立项实施，干预性研究的科学性审查一般应邀请本机构外专家参加，独立开展伦理审查。有以下情形之一的，不予立项：①不符合法律、法规、规章及规范性文件要求的；②未通过科学性审查和伦理审查的；③违背科研诚信规范的；④研究前期准备不足，临床研究时机尚不成熟的；⑤临床研究经费不足以完成临床研究的；⑥药品、医疗器械等产品不符合使用规范的；⑦临床研究的安全风险超出实施医疗卫生机构和研究者可控范围的；⑧可能存在商业贿赂或其他不当利益关系的。

（三）暂停或者终止研究的六种情况

考虑受试者安全，临床研究管理委员会讨论，出现如下 6 种情形应当暂停或者终止研究：①存在违反法律法规、规章的行为；②存在违背伦理原则或科研诚信原则的行为；③研究过程中发现相关药品、医疗器械可能存在严重质量缺陷；④发现临床研究存在严重安全风险；⑤存在商业贿赂或其他不当利益关系；⑥违规使用研究经费的行为。

三、临床研究注册

WHO 将临床试验注册视为一种科学、伦理和道德责任和义务的行为，是医学研究伦理的需要，是临床试验研究者的责任和义务，体现前瞻性临床试验的特点，提高临床试验的透明度，可在结果发表后核对试验方法学的准确性和完整性，减少偏倚，提高真实性。

（一）哪些临床研究均需要进行注册

在人体或取自人体的标本（组织、血液、体液、毛发、细胞等）进行的研究（病因研究、预后研究、诊断试验、流行病学研究等）；所有的临床试验。

（二）注册要求

要有临床试验方案注册并有注册号、医院伦理委员会批准及批准号、开展机构和人员资质、患者知情同意书等。

（三）应在哪里进行临床研究注册

WHO有17个一级注册机构，中国临床试验注册中心平台界面为中文。

§4

真实世界研究

真实世界研究（real-world study，RWS）是指研究数据来自真实的医疗环境，反映实际诊疗过程和真实条件下患者健康状况的研究。自 1993 年卡普兰（Kaplan NM）等首次提出以来，应用已涵盖病因、诊断、治疗与预后等多方面的研究，成为近 10 年医药界和临床研究的极大关注。

§4.1 概　述

一、RWS 的起源与发展

过去 50 年，医学领域非常重视 RCT，特别是解释性随机对照试验（ERCT）。ERCT 提供"理想"环境下干预的结果信息，关注在严格控制医疗环境下治疗措施的效力，研究结果的外推性相对不佳，无法提供足够的证据并充分支持真实临床实践。为克服 ERCT 的缺点，研究人员开始设计和实施实用性 RCT（PRCT），目的是获取可直接应用于真实临床实践的证据，PRCT 可提供有关"真实世界"环境下干预的结局信息，其研究结果可以直接拿来应用，这是真实世界的雏形。因此，从现代科学角度，RWS 起源于 PRCT，是药物在实际临床实践中应用的进一步评价。特点是在较大的样本量基础上，根据患者的实际病情和意愿选择治疗措施，开展长期评价，注重有意义结局的治疗。

RWS 最早提出时，主要针对新药和医疗器械Ⅲ期临床试验中无法回答的实际临床诊疗和医疗管理决策的问题，通过建立一套更接近临床真实条件的方法体系，解答诸如药物治疗的实际效果及人群差异、不同药物间的比较效果、治疗的依从性等传统临床试验无法回答的问题。将药物应用于各类不同情况或状态的患者，包括上市前试验中无法纳入观察评价的孕妇、儿童和高龄者，不加过多的筛选条件限制，干预措施也如实际临床实践所用，旨在考察评价药物在临床应用的有效性、安全性或/和效率。

RWS 的设计和实施从临床实际出发，以患者为中心，以改善患者的健康状况、疾病、功能为主要目标，从传统循证临床科研以外的多个数据集中挖掘出信息，采取非随机、开放性、不使用安慰剂的研究。在欧洲和美国，对于一项新上市的医疗医药产品，生产厂家必须证明与现有类似诊治手段相比较的经济效益优势，才能被医疗保险机构和各医疗服务机构接受并广泛使用。近几年，除经济效益之外，还包含临床效果、患者回馈、经济效益 3 个方面的评估，被称为"医疗技术评估"，用来提高医疗诊治质量。RWS 的运用越来越广泛，决策者（如药监、医疗管理、医保等部门）为更好管理报销决策的不确定性、药品上市后的安全性，需要大量贴近临床医疗实际的研究结果、更贴近自然环境的流行病学数据及现有诊疗措施的依从性与合规性，甚至成本数据。随着大数据时代的到来，技术革新、机器学习的发展，特别是电子病历（EDC）的广泛应用，大样本量观察性研究的证据强度和重要性开始发生变化，甚至在卫生政策决策中对 RCT 进行挑战。

随着时间的推移，以随机、双盲、对照为特征的大规模 RCT 检验创新治疗方法安全有效性的金标准，其经济性和合理性正在受到越来越多的诟病。大规模临床试验耗时费力，入组数百个患者的三期临床试验大大推高了新药研发的成本，不但不适宜罕见疾病治疗方法的研发，而且会拖延可能挽救生命的突破性药物进入市场的速度。实际上，RWS 的发展可以追溯到 2009 年以前的效果比较研究（CER）。2007 年，国际药物经济学与结局研究学会（ISPOR）制定了真实世界数据（real world data，RWD）支持保险覆盖和支付决策的框架文件，强调整合 RWD 和 RCT 数据用于支持决策。2009 年，美国国会通过《2009 美国复苏与再投资法案》，提出了以患者为中心结局研究的理念与方法，目的是减少医疗费用支出和进一步提高医疗质量，使 CER 与结局研究迅速成为医学界的热点领域。2016 年，美国国会通过《21 世纪治愈法案》，批准利用真实世界证据（real world evidence，RWE）取代传统临床试验扩大适应证，明确 FDA 可以在合适情况下使用 RWD 作为医疗器械及药品上市后研究及新适应证开发的审批证据。2020 年 1 月，国家药监局发布《真实世界证据支持药物研发与审评的指导原则（试行）》；2020 年 9 月国家药监局药审中心发布《真实世界研究支持儿童药物研发与审评的技术指导原则（试行）》。

二、RWD 与 RWE

（一）RWD 与 RWE 的关系

RWD 是指来源于日常所收集的各种与患者健康状况、诊疗及保健有关的数据，是指除了传统临床试验以外的数据，包括观察性研究、医保数据、患者报告，甚至轶事报道。并非所有的 RWD 都能产生 RWE，只有满足适用性的 RWD 经恰当和充分分析后才有可能形成 RWE。RWD 需要经过严格的数据收集、系统的处理、正确的统计、合理的分析及多维度结果解读，才能产生 RWE。RWE 为医疗、监管、保险等决策提供支持，两者并非等同。目前 RWD 的数据记录、采集、存储等流程缺乏严格的质量控制，可能存在数据不完整，数据标准、数据模型和描述方法不统一等问题，对 RWD 的有效使用形成了障碍。因此，如何使收集的 RWD 能够成为或经整理后满足临床研究目的所需的分析数据，如何评估 RWD 是否适用于产生 RWE，是使用 RWD 形成 RWE 支持的关键问题（图 4-1）。

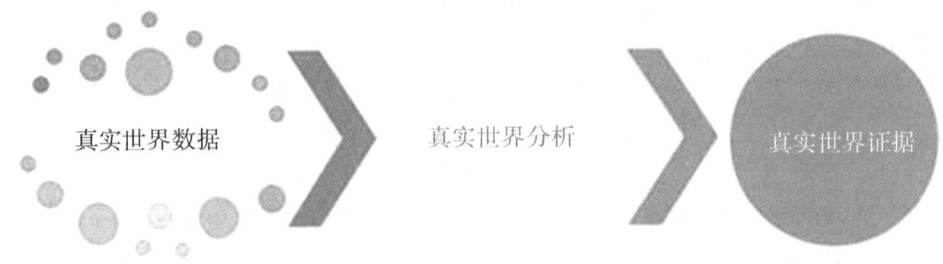

真实世界数据　　　真实世界分析　　　真实世界证据

图 4-1　真实世界数据与真实世界证据

（二）如何实现从 RWD 到 RWE

一般至少应考虑以下几点：①研究环境和数据采集接近真实世界，如更有代表性的目标人群，符合临床实践的干预多样化，干预的自然选择等；②合适的对照；③更全面的效果评价；④有效的偏倚控制，如随机化的使用，测量和评价方法的统一等；⑤恰当的统计分析，如因果推断方法的正确使用、合理的缺失数据处理、充分的敏感性分析等；⑥证据的透明度和再现性；⑦合理的结果解释；⑧各相关方达成共识。需要特别注意的是，所有与产生 RWE 相关的研究设计、假设及具体定义均应事先在研究方案中明确阐述，事后补充的数据引用、定义、分析及解释通常不能用于监管决策。

（三）RWD 的类型

RWD 来源非常广泛，可以是患者在门诊、住院、检查、手术、药房、可穿戴（移动）设备、社交媒体等多种渠道产生的海量数据。数据类型可以是研究数据，如基于特定研究目的患者调查、患者注册登记研究、EDC、基于真实医疗条件开展的干预性研究（如PRCT）的数据；也可是非研究数据，如多种机构（如医院、医保、民政、公共卫生部门）日常监测、记录、储存的各类与健康相关的数据，如医院电子医疗记录（EMR）或电子健康记录（EHR）、医保理赔数据库、公共卫生调查与公共健康监测（如药品不良事件监测）、出生/死亡登记项目等，这些不是为特定研究目的设计，其数据来源、数据结构、数据定义复杂多样，也存在数据缺失、可靠性不好、真实性不足等影响数据整合和研究结论的问题。美国 FDA 认为，这些资源的合理使用可以产生一些新的价值，研究的结论可直接推广于临床实践（图 4-2）。

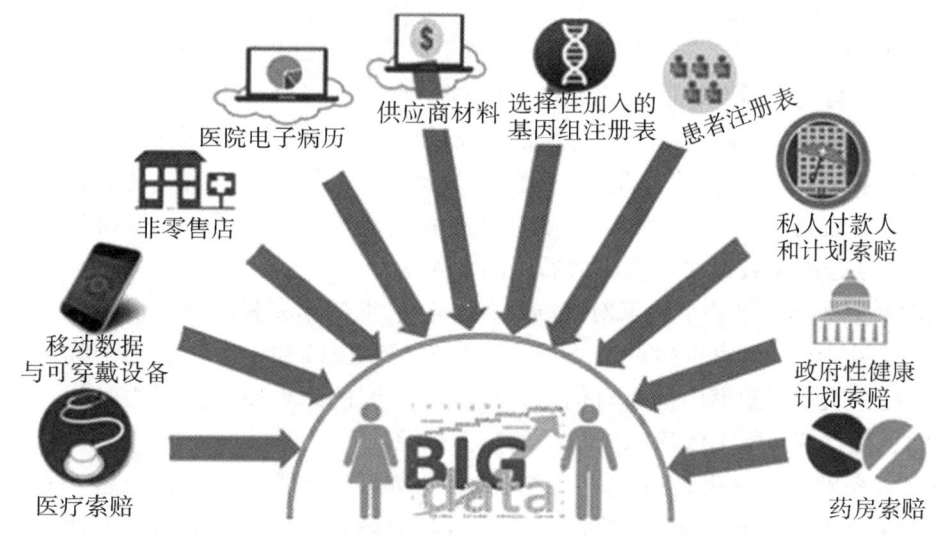

图 4-2　真实世界数据——医疗大数据

1. 医院信息系统数据　基于临床诊疗实践过程的记录，涵盖临床结局和药物暴露范围较广，尤其 EDC 数据在 RWS 中应用较广。包括结构化和非结构化的数字化或非数字化患者记录，如患者的人口学特征、临床特征、诊断、治疗、实验室检查、安全性和临床结局等，通常分散存储于医疗卫生机构的 EDC/电子健康档案、实验室信息管理系统、医学影像存档与通信系统、放射信息管理系统等。有些医疗机构在数据集成平台或临床数据中心的基础上建立院级科研数据平台，整合患者门诊、住院、随访等各类信息，形成直接用于临床研究的数据。有些区域性医疗数据库，利用相对集中的物理环境进行跨医疗机构临床数据的存储和处理，具有存储量大、类型多等特点，作为 RWD 的潜在来源。

2. 医保支付数据　医保系统作为 RWD 来源，较多用于卫生技术评价和药物经济学研究，主要有两类来源。一类是政府、医疗机构建立的基本医疗保险体系，进行医保支付数据库的统一管理，包含患者基本信息、医疗服务利用、处方、结算、医疗索赔等结构化字段的数据；另一类是商业健康保险数据库，由保险机构建立，数据以保险公司理赔给付与保险期限作为分类指标，数据维度相对简单。

3. 登记研究数据　通过有组织的系统，利用观察性研究的方法搜集临床和其他来源的数据，用于评价特定疾病、特定健康状况和暴露人群的临床结局。根据研究定义的人群特点主要包括医疗产品登记研究、疾病登记研究和健康服务登记研究 3 类。优势在于以特定患者为研究人群，整合临床诊疗、医保支付等多种数据来源，数据采集较为规范，一般包括患者自报数据和长期随访数据，观测结局指标通常较为丰富，具有准确性较高、结构化强等优点，对于评价药物的有效性、安全性、经济性和依从性具有较好的适用性，还可用于疾病自然史及预后研究。

4. 药品安全性主动监测数据　主要用于开展药物安全性研究及药物流行病学研究，通过国家或区域药品安全性监测网络，从医疗机构、制药公司、医学文献、网络媒体、患者报告结局等渠道，进行数据收集。

5. 自然人群队列数据　指对健康人群和/或患者人群通过长期前瞻性动态追踪观察获取的各种数据。具有统一标准、信息化共享、时间跨度长和样本量较大的特点，此类 RWD 可以帮助构建常见疾病风险模型，可为药物研发目标人群的精准定位提供支持。

6. 组学数据　作为精准医学的重要支撑，主要包括基因组、表观遗传、转录组、蛋白质组和代谢组等数据，从系统生物学角度刻画患者在遗传学、生理学、生物学等方面的特征。通常需要结合临床数据才可能成为适用的 RWD。

7. 死亡登记数据　是一个国家对其国民的死亡信息持续完整的收集和记录。我国有国家疾病预防控制中心、国家卫生健康委员会、公安部和民政部 4 个系统用于收集人口死亡信息。包含死亡医学证明书中的所有信息，记录了详细的死亡原因和死亡时间，可以作为人群分死因、死亡率、重大疾病临床结局的数据来源。

8. 移动设备的个体健康监测数据　移动设备（如智能手机、可穿戴设备）实时采集个体生理体征健康监测指标，产生于普通人群的自我健康管理、医疗机构对慢性病患者的监测、医疗保险公司对参保人群健康状况评估的过程，通常存储于可穿戴设备企业、医疗机构数据库及商业保险公司数据系统等。具有便利性和即时性等优势，与电子健康数据衔接可形成更完整的 RWD。

9. 公共卫生监测数据　我国建立了传染病监测、预防接种不良事件监测等有关公共卫生监测的数据库，可用于分析传染病的发病情况、疫苗的一般反应和异常反应发生率等。

10. 其他特定功能数据

（1）患者随访数据：在真实世界临床诊疗环境中，EDC 数据往往无法涵盖患者一些重要的临床指标，如总生存期、五年生存率、不良反应信息等，需要补充长期随访数据，才能形成适用的 RWD。医院随访部门或第三方授权服务商以信件、电话、门诊、短信、网络随访等方式对离院患者开展临床终点、康复指导、用药提醒、满意度调查等服务，收集院外数据存储于医院随访数据系统。通过与病历数据的链接，实现多源临床数据的融合，用以探索疾病发生机制、发展规律、治疗方法、预后相关因素等临床研究问题。

（2）患者用药数据：包括患者信息、药品品规、药品用法用量及不良反应等信息，通常存储于医院药品管理信息系统、医药电子商务平台、制药企业产品追溯和药品安全性信息数据库及药品使用监测平台等。伴随远程诊疗和互联网＋慢病管理模式的普及，存储于处方流转平台的患者院外用药数据逐渐增多，可作为患者维度诊疗过程记录的 RWD 来源。

（3）患者报告结局数据：来自患者自身测量与评价疾病结局的指标，包括症状、生理、心理、医疗服务满意度等，在药物评价体系发展中越来越重要。

（四）RWD 的质量评价

RWD 质量是开展 RWS 的基础，直接影响其证据强度。在遵循伦理原则、符合法规要求、保障数据安全的基础上，RWD 质量评价需关注数据的相关性和可靠性。数据的相关性，是指数据是否可充分回答与研究目的相关的临床问题，包括数据是否涵盖研究人群数据，是否能形成相对统一或标化的干预/暴露，是否可设置可比的对照，是否包含研究所需的结局变量及测量结果，是否可获得混杂因素的相关数据。数据的可靠性，是指数据采集的准确性，包括采集前确定采集范围、采集变量，制定数据词典、规定采集方法、采集数据的流转方式、储存介质格式等，充分保障数据的真实性和完整性等。评价 RWD质量需考虑以下几方面：

1. 代表性　数据所包含的人群是否涵盖研究的目标人群。

2. 完整性　数据被收集和获取的程度，即相对于研究目的，数据是否完整，样本量及随访时间是否足以回答研究问题等。

3. 准确性　包括原始数据记录的准确性、数据采集的准确性（如是否建立规范统一的数据采集方法，是否核查不同来源数据的准确性等）及数据治理的恰当性（如是否建立规范统一的数据治理流程，包括数据安全性处理、数据链接、数据清洗、数据编码、数据结构化、数据传输等，是否核查数据治理算法的正确性）。

4. 真实性　包括研究场景的真实性（是否在真实临床环境和反映医疗决策）；研究人群的真实性（即是否符合临床实践的患者和避免了不恰当的纳入与排除标准）以及干预措施的真实性（即是否与临床实践一致和记录了变异性和个体性）。

5. 一致性　数据采集遵循相同的过程和程序的程度，包括统一的数据定义和稳定的病例报告表或版本受控的其他数据收集表。

6. 可重复性　变量可重复的程度。例如，对同一患者，结局变量测量和分类的一致性。

三、RWS 的分类

（一）根据不同研究目标和内容设计

1. 观察性研究　分为描述性研究（病例个案报告、病例系列、横断面研究）和分析性研究（队列研究、注册研究、巢式病例对照研究、病例对照研究）。若按照论证强度从高到低依次为前瞻性队列研究（注册研究）、回顾性队列研究（注册研究）、巢式病例对照研究、横断面研究、病例系列及病例个案报告等。此外，还有一些改良的设计方案，如续断性时间序列也被用于观察性 RWS。

2. 试验性研究　设计方法首推实效性临床试验，其理论假设和试验设计均基于日常临床实践，所设置的结局指标也是从临床实际出发，侧重于分析真实世界的实际效果。RWS 也可采用随机分组加计划性干预的设计，不能将干预性 RWS 与传统的 RCT 完全对立起来。

（二）根据临床问题的确定和研究设计

1. 病因研究　主要是研究危险因素与疾病之间的关系，并研究引起人体发病的机制，如研究幽门螺杆菌感染与十二指肠溃疡的关系。

2. 诊断研究　主要研究某类新方法对特定疾病诊断的准确度，以判断新诊断方法的临床价值。

3. 治疗性研究　主要研究某类治疗方案对特定疾病的疗效及副作用。主要包括两个方面：①治疗方案对特定疾病的疗效研究；②治疗方案的不良反应研究。

4. 预后研究　是对疾病发展的不同结局的可能性的预测以及与影响其预后的因素研究，主要包含三大类：①对疾病的预后状况进行客观描述；②对影响预后的因素进行研究；③对健康相关生活质量的研究。

5. 临床预测研究　是寻找出最佳的对疾病诊断或疾病转归的预测指标或症状等，主要包括诊断预测研究和预后预测研究。

（三）根据大数据应用方式

随着医学大数据的兴起，基于医疗管理信息数据库的信息分析与大数据挖掘也成为RWS 的一个重要发展方向。主要分两种方式：①在回顾性数据库的基础上，重新构建回顾性队列研究；②对于无法重构为回顾性队列研究、病例对照研究的大数据，考虑用数据挖掘方法进行分析。数据分析可以采用一体化的数据管理模式，避免原始数据的错误，提高数据处理效率和准确性。定制临床研究云平台，加强研究者项目管理水平，通过各方合作提高科研效率，实现数据的实时化、标准化和格式化。由于大数据事先缺乏规范，一些重要数据可能不完整甚至缺失，同时数据库中流水账式的记录在准确性、数据质量、真实可靠程度常无法判断，常导致评价结果出现偏差。

四、RWS 的特点

RWS 研究对象有很强的外部代表性，干预措施符合临床实际（环境），无盲法和无安慰剂及无对照，反映患者的效果（疾病管理、健康促进和卫生决策）而不仅是疾病的疗效。可以减少传统研究的限制，反映真实世界中治疗药物的临床疗效，为临床选择使用新药及新型设备提供客观的对比依据。通过 RWD 的证据，充分了解指南与实践的差距，为指南的制定与规范提供参考，平衡临床疗效和成本效益。因此，RWS 具备四大特点：①研究的实施地点及干预条件为真实的临床实践环境；②受试者的选择一般不加特别的限制条件；③干预措施和临床实际一样，并可由患者和医师进行交流而改变干预方法；④需要良好设计的数据库，并记录患者（相对）长期随访结果。

§4.2　真实世界研究与临床试验

一、RWS 与传统临床试验的区别

RWS 与临床试验并不是简单的二元关系，两者无论是在概念上，还是在应用中都互相重叠和有机交叉，在实际操作中也会相互借鉴彼此的长处。然而，RWE 得到了人们的推崇，几乎处于传统临床研究的反面，或简单粗暴人为地把 RWS 与临床试验放到对立的位置，事实并非如此。

1. 传统临床试验往往是前瞻性的，RWS 大多数是回顾性的队列研究和病例对照研究。

2. 传统临床试验耗时费力，临床试验流程繁琐，涉及巨大的药品和人员开支，RWS 的研究者花费较少就能够获得包含数百万患者病历的医疗数据，可以通过较小的成本取得具有与临床试验同样价值的信息。

3. 传统临床试验以医师和实验室客观指标为中心，代表一种冷冰冰的老式生物-医学模式，而 RWS 以患者为中心，是一种充满温情的生物-心理-社会医学模式，将患者的主观感受放到与客观指标同样重要的位置。

4. 研究成果不同，RWS 获得的是一项治疗方法的效益（effectivness），而传统临床试验在高度人为干预情况下获得的结果被称为功效（efficacy）。

二、临床试验不断贴近真实场景

临床试验存在一定的风险，为了保证试验达到预定的目的，不被各种不可控因素干扰试验结果，设计倾向于年轻和健康的患者进行临床试验。相对健康的患者往往对治疗有较好的反应，体现在治疗效果上更高的好转率、缓解率和痊愈率，新药更容易获得审批。然而，一旦药物进入市场，医师立即面临接诊的患者与临床试验不一致的问题，如高龄老年人、少数民族、儿童、女性和具有基础疾病者，这些很少被纳入临床研究中，在缺乏证据的情况下治疗这些非标准化患者会有很多困难。因此，临床试验不断通过各种方法改进试验设计，强调纳入多样化人群，提高试验结果在真实场景的准确性和可外推性（即外部有效性）。

实用试验的兴起，重点是临床试验尽可能模拟真实治疗场景，用较少的约束干预条件

观察大样本患者对某些治疗的疗效和安全性，具有可接受性强、成本较低、操作灵活等优点，在公共卫生和临床质量改进项目中得到广泛的应用。此外，患者报告结果和经济学指标也被逐渐引入临床试验，从患者角度出发，搜集患者的心理学、治疗满意度、直接医疗费用数据，间接差旅费支出、劳动生产力损失、社会适应等多维度的考察指标，如慢性疼痛和风湿性疾病，患者报告的疼痛指数、客观活动受限水平及疲劳程度等，可以成为 FDA 批准创新新药的关键依据。

比较效益研究（CER）2009 年 8 月以法案形式写入《美国复苏与再投资法案》，强调以患者为中心，涵盖预防、诊断、治疗、监测、医疗保健等领域，使用各种数据源和策略方法，直接对真实世界的各种医疗干预措施进行比较，发现最大的利或弊，目的是为所有的医师、患者、决策者做出明智的决定，从而将医疗水平从个体和群体水平上进行提升。从本质上讲，CER 是 RWS 的进一步发展。

三、RWS 与 RCT

循证医学时代，以 RCT 为证据产生"金标准"的研究方式解决了新药的有效性与安全性问题，也有局限性，带来了纳入人群限制较多、用药条件控制严格等很多困扰和难题。RWS 反映真实世界中治疗药物的临床疗效，为临床选择使用新药及新型设备提供客观的对比依据。可以说，RCT 是循证医学的基石，RWS 是循证医学的重要组成部分和延续补充。RCT 好比在一个理想状态下（鱼塘或者网箱）钓鱼，是一个高度控制的人工环境；而 RWS 是在现实中（江河湖泊）钓鱼，是自然环境。例如，百年神药阿司匹林就是一个做也做不到终点的 RWS 吗？（图 4-3）

（一）RCT 的历史

过去 70 年，RCT 重塑了医学知识和临床实践。RCT 以其对无关变量的控制、极其标准化的结果生成形式和专业化人员的持续监测，在产生科学证据方面拥有巨大优势。19 世纪晚期，临床医学对科学的重视，使医师在临床研究中越来越严谨。20 世纪早期，推出了许多临床试验方法消除偏倚，包括设盲、交替分配到试验组及统计分析；40 年代，英国流行病学家 Austin Bradford Hill 研究肺结核疗法时，提出了随机双盲对比试验的原则；50 年代，他和 Richard Doll 建立起很多随机对照的早期研究方法，如他们给英国所有的医师写信，询问各方面生活习惯（包括吸烟），追踪了 4 万名男医师，很快发现重度吸烟者发生肺癌的风险明显高于非吸烟者，停止吸烟其肺癌的死亡率就会降下来，第一次找到了一种可以预防癌症的方式；60 年代，药品生产企业不愿投入资源和时间进行 RCT，使成千上万孕妇使用沙利度胺后引起死胎和短肢畸形儿出生的悲剧；1962 年美国颁布法案，强制要求新的药物需在充足严格的对照研究下被证明是有效的；80 年代，RCT 被称为医学知识金标准；90 年代，医药厂家成为 RCT 的推动者。

（二）RCT 的特点

RCT 具有三高三小：高度选择人群、高费用、高度内部一致性，研究观察时间短、样本量一般较小、真实世界代表性小（图 4-4）。因为证据与现实有时并不相符，RCT 不是万

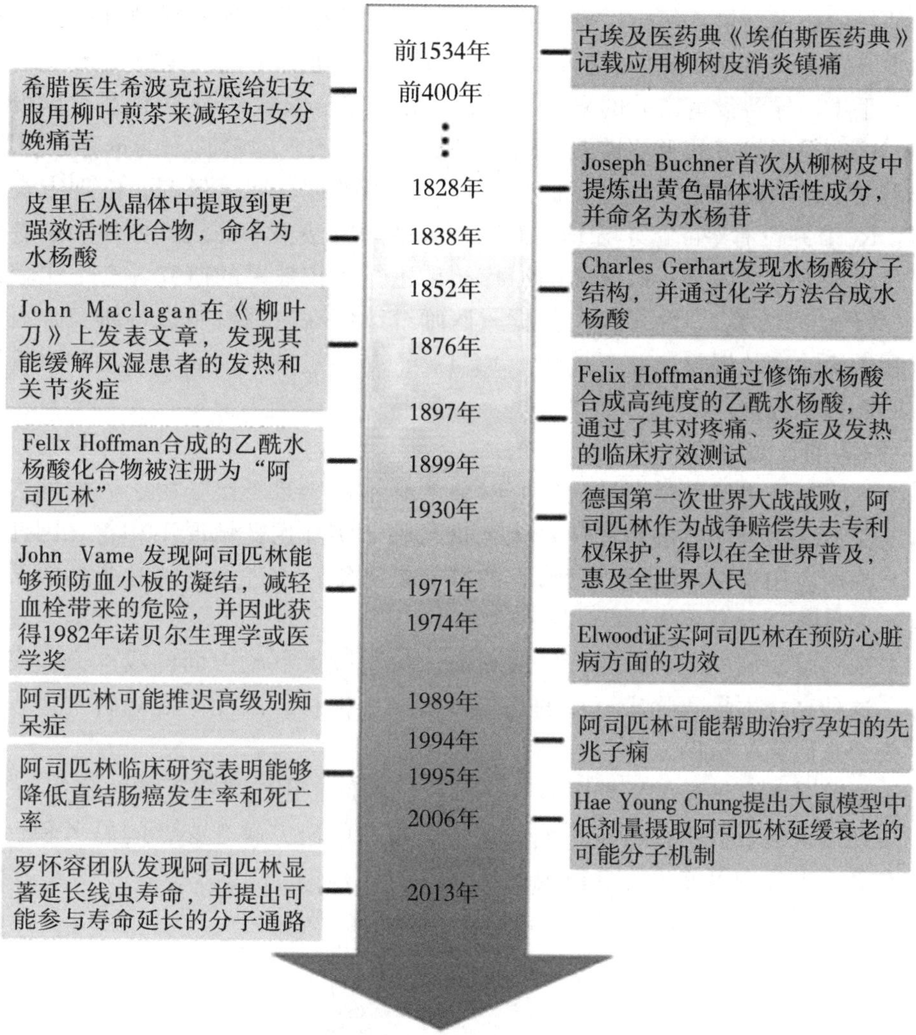

图4-3 阿司匹林的研究史

左侧：
- 希腊医生希波克拉底给妇女服用柳叶煎茶来减轻妇女分娩痛苦
- 皮里丘从晶体中提取到更强效活性化合物，命名为水杨酸
- John Maclagan在《柳叶刀》上发表文章，发现其能缓解风湿患者的发热和关节炎症
- Fellx Hoffman合成的乙酰水杨酸化合物被注册为"阿司匹林"
- John Vame发现阿司匹林能够预防血小板的凝结，减轻血栓带来的危险，并因此获得1982年诺贝尔生理学或医学奖
- 阿司匹林可能推迟高级别痴呆症
- 阿司匹林临床研究表明能够降低直结肠癌发生率和死亡率
- 罗怀容团队发现阿司匹林显著延长线虫寿命，并提出可能参与寿命延长的分子通路

中间时间轴：
前1534年
前400年
……
1828年
1838年
1852年
1876年
1897年
1899年
1930年
1971年
1974年
1989年
1994年
1995年
2006年
2013年

右侧：
- 古埃及医药典《埃伯斯医药典》记载应用柳树皮消炎镇痛
- Joseph Buchner首次从柳树皮中提炼出黄色晶体状活性成分，并命名为水杨苷
- Charles Gerhart发现水杨酸分子结构，并通过化学方法合成水杨酸
- Felix Hoffman通过修饰水杨酸合成高纯度的乙酰水杨酸，并通过了其对疼痛、炎症及发热的临床疗效测试
- 德国第一次世界大战战败，阿司匹林作为战争赔偿失去专利权保护，得以在全世界普及，惠及全世界人民
- Elwood证实阿司匹林在预防心脏病方面的功效
- 阿司匹林可能帮助治疗孕妇的先兆子痫
- Hae Young Chung提出大鼠模型中低剂量摄取阿司匹林延缓衰老的可能分子机制

图4-3 阿司匹林的研究史

随机对照研究　　　　　　　　　真实世界研究

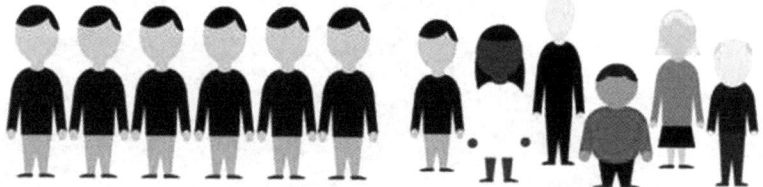

图4-4 真实世界研究不同于RCT研究

能方法，临床很多时候并不合适RCT，尤其是外科，所以RCT不能等同于临床实践。

（三）RCT存在的问题

过去三四十年间，随着越来越多的手术RCT出现，医师也逐渐认识到其局限性：每个

患者具有独特的病理结果，每个医师有不同的技能，每个手术涉及无数种麻醉选择、术前用药、手术方法、仪器仪表及术后护理，这些都与 RCT 所需的标准化不一致。假对照组不能用于主要手术，导致设盲实验的限制。因此，如果完全依赖 RCT 可能是危险的。为了依从研究方案往往采取较多的干预措施，临床实践不太现实。随着时间的推移，RCT 变得非常官僚，需要用昂贵的基础设施进行研究设计、患者护理、记录保存、伦理审查及统计分析。当然，RCT 并没有垄断医学知识，观察研究的新方法不断涌现，如使用患者的大数据库，对于在常规治疗模式下相对有效的治疗结果进行比较效果的研究，产生比较效果数据（以此选出最佳治疗方案）。除了经验数据，医师继续依靠生理机制进行研究。冠状动脉腔内成形术和支架治疗的崛起，并不是基于 RCT，而是通过技术的直觉逻辑和血管造影提供的令人信服的视觉证据。

（四）RCT 的三大缺陷

第一个缺陷是样本量太小，导致研究对象的样本代表量不足。由于人群的多样性，但临床试验的受试者多是体质健康的年轻人，这与临床实际用药情况不相符。因此，很多药品上市后、临床应用中发现问题，其最大的可能是对年轻人进行试验时药品的某些不利因素表现得不太显著。

第二个缺陷是高成本。一是药厂的成本高；二是政策行政方面的成本高；三是人员上的高成本，这种高成本导致临床试验的结果可能产生偏移。因此，在对研究报告进行分析时，往往要留意研究的资助来源。

第三个缺陷是临床试验的短期时效性。临床试验是在比较严格受控的临床用药环境下，对特定的短期结果进行分析，对于长期的关于上市后的研究缺乏必要的思考和远期的证据支持，这在真实世界中可能更容易被观察到（图 4-5）。

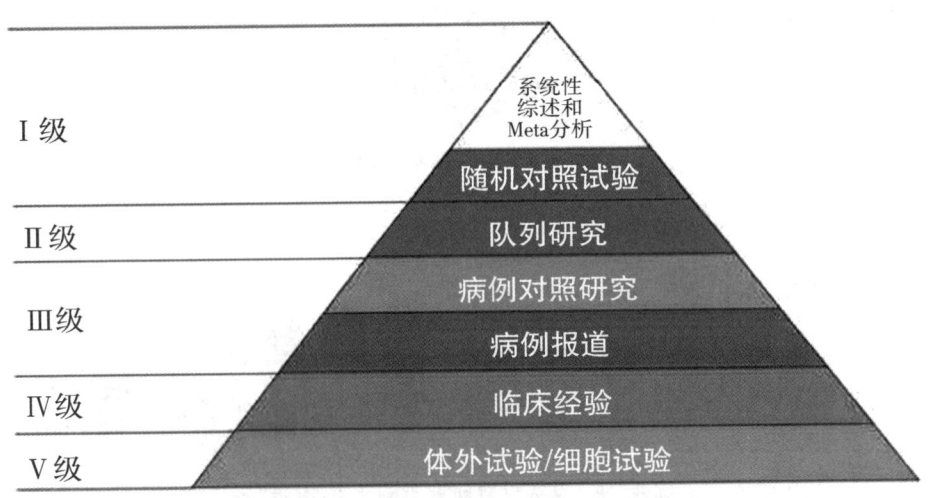

图 4-5　真实世界研究证据的金字塔

§4.3 真实世界研究的实施

一、RWS 方法和步骤

随着"互联网＋"的迅速发展，医疗保健记录等相关数据已经大数据化、系统化、完整化。同时对数据挖掘的一些系统性的工具已经齐备，一些分析方法已经初步成熟，进一步分析各种临床数据并获得一定的结果成为可能。开展 RWS，前期准备工作不是谈方法，而是要谈团队。一个 RWS 的团队既要包括流行病学专家，也要包括药物经济学和临床试验、设计方法学、生物统计学、计算机编程学方面的专家。探索方式方法时，RWS 可以采用多种的研究设计，如回顾性队列研究、前瞻性研究、病例对照研究设计、实效随机对照研究等（图 4-6）。

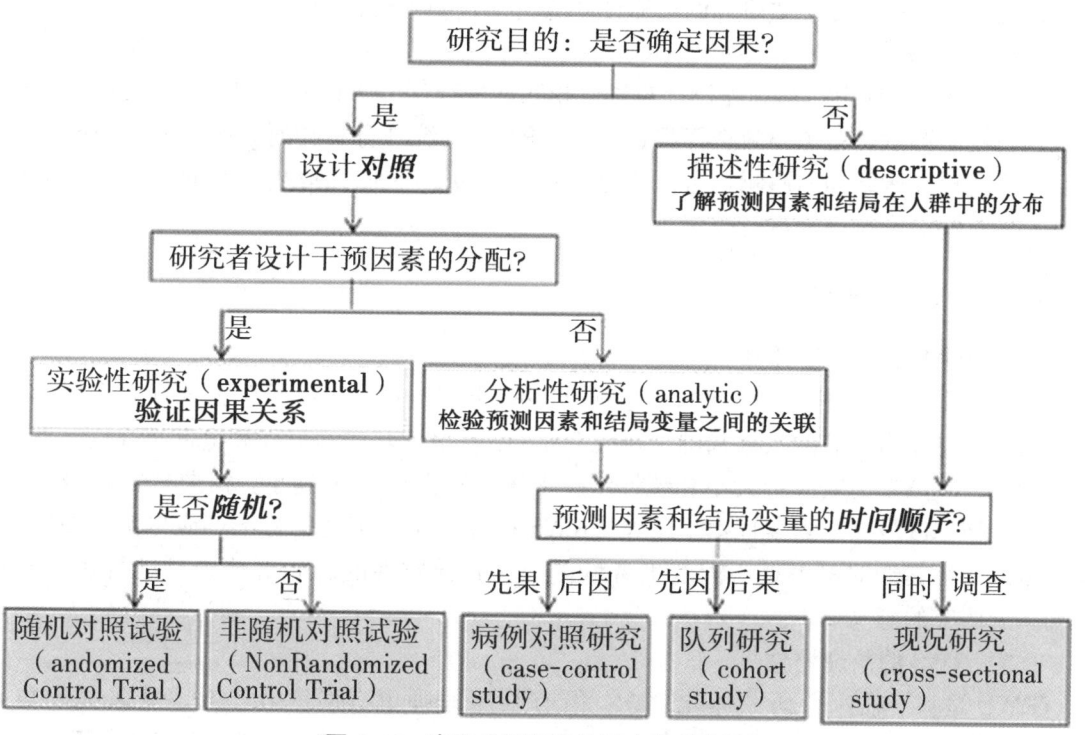

图 4-6 真实世界研究的基本技术路线

（一）构建研究问题

需要考虑以下问题。①研究对象：RWD 中是否能提取出满足研究要求的研究对象（人群）？②干预措施：已有的干预措施是否符合研究定义的暴露？③对照：是否存在足够的可比对照？④结果：是否包含研究设定的结局评价指标及其标准测量结果？

（二）数据库评估

数据库覆盖人群是否可以代表目标人群？数据库是否包含与研究问题相对应的关键

信息？

1. 研究对象　研究对象 ID 编码、诊断编码、关键检查的基线数据等。

2. 干预措施　在 RWD 库中存在吗？有标准定义吗？

3. 对照　RWD 是否存在"预期对照"？

4. 结果　是否存在需要的结果数据？如评估儿童哮喘控制的指标是 12 个月内哮喘急性发作次数，需检测肺功能，数据库中是否有肺功能检测的结果？

（三）研究设计

基于既有医疗数据开展观察性研究时，可采用横断面研究或回顾性研究设计；基于前瞻性收集的 RWD 开展观察性研究时，可采用队列研究设计；如果要开展试验性研究，可实施 PRCT。鉴于 RWS 的统计分析无法克服 RWS 自身的"先天的缺陷"，注意以下要点。①高质量的 RWD：基于设计收集数据，做到标准化、可溯源；②确保组间均衡：可通过限制、匹配等方法；③充分考虑统计分析的复杂性：应尽量预先设计统计分析计划，而不是对数据进行挖掘；④为评估研究的可靠性和真实性，必须进行敏感性分析。

（四）统计分析

完成 RWS 设计后，须预先设计与研究相匹配的统计分析计划。切记不要使用数据挖掘方式进行模型测试，避免导致选择报告偏倚。RWS 的统计分析相对复杂，要考虑患者基线特征不可比对临床结局的影响，可以通过多因素 Logistics 回归分析、倾向性评分、工具变量等方法对混杂影响因素进行校正。

二、RWS 的具体措施

（一）RWS 的样本量计算

一般而言，RWS 样本量估算要根据研究设计类型选择合理统计学公式计算，尽可能充分的临床信息作为估算的数据基础，新型 RWS 不断出现其样本量计算也带来挑战。评估样本量大小，重点考虑效应量大小和统计学把握度。预期效应量越小，需要样本量越大。设定统计学把握度越高，需要样本量越大。RWS 往往采用较宽泛的标准，应尽量选择较大的样本量以保证其能够覆盖更广大的患者群体。具有异质性的患者群体中可进行亚组分析，从而拓展研究的意义。

（二）RWS 的伦理评估

RWS 是基于临床科研一体化理念，既有临床医师也有研究者参与。从医师的角度，RWS 的首位目标与常规诊疗相同，客观上患者的风险不大于其临床医疗风险且其利益不受损。RWS 仍属于临床研究的范畴，有必要按照通行的临床研究伦理审查原则和方法进行评价。国家食品药品监督管理总局（CFDA）发布的《药物临床试验伦理审查工作指导原则》明确了进行 RWS 的伦理审批。

1. 研究方案中适应证的设定　撰写试验方案时，应注意限定适应证在药物说明书范围内或在相关操作的指南范围内，一般不建议在方案中规定纳入超适应证用药的患者。

2. 知情同意的管理　RWS 是基于临床科研信息共享系统开展研究的，要求每个患者的知情同意存在很大的实际难度，可以通过不同层次不同要求的方式实现知情同意。凡是纳入的患者，均应告知其参与治疗的有关信息可能会被用于某项研究，声明信息的应用范围，可查阅范围，并保证保护其隐私。对于符合免除知情同意的情况，可经过伦理委员会批准。

3. 隐私保护与信息安全　技术层面合理设计，采取措施保证信息安全和机密性。首先是网络数据安全，对整个系统及运行加密处理，分设不同物理阶段，对采集系统、基本数据库和运算系统等分段隔离，基于不同的服务器，提高数据安全性级别。对患者隐私信息加密存储与隐藏。用户管理中设置唯一账号，对不同相关人员赋予不同的权限。注意数据清洗，争取过滤可以识别受试者个体的信息，尽可能避免通过这些信息追溯到受试者个人，给受试者造成伤害。

（三）RWS 的患者随访管理

RWS 的患者随访管理是保证研究质量的关键环节。为保证随访质量，研究初始对患者进行充分告知与宣教，制定规范的随访方案。负责患者随访的人员应接受系统的临床研究培训，建立完备的患者随访提醒系统：

1. 设计随访卡片并发放给患者，及时提醒随访时间或由研究者助理根据临床常规及时提醒患者来院随访。

2. 适当延长患者的随访间期，如 3 个月或 6 个月进行一次完整的随访检查，但实际的随访间期应根据治疗适应证及临床常规进行推荐。RWS 样本量大，来源于真实临床患者，给规范的随访带来了极大挑战。在实际操作过程中可通过适当延长随访窗、充分利用多种信息途径以及大数据网络系统等来保证随访质量。

（四）RWS 的数据管理

临床试验数据质量是评价结果的基础，确保所收集数据的真实完整、准确可靠是临床研究的必要前提和保证。参照 2016 年 CFDA 颁布的《临床试验数据管理工作技术指南》，RWS 从 4 个方面进行全面规范。

1. 数据管理相关人员的责任、资质及培训

（1）申办者是保证数据质量的最终责任人：根据项目需要制定数据的质量管理计划，在研究过程中进行系统的质量评价程序，保证研究数据的真实性、准确性和完整性。也可责任或委托 CRO 公司负责数据管理的流程，但申办者要在研究过程中行使监管责任。

（2）研究者负责原始资料整理收集及项目所需数据的誊录：确保数据收集准确、完整与及时，保证数据真实可靠，对任何不一致做出合理解释。也可责任或委托临床协调员负责资料的整理和数据的誊录过程。

（3）临床协调员主要协助研究者进行项目所需数据的整理和誊录，确保誊录的数据与受试者病历及其他原始资料的数据一致。

（4）监查员负责核查病例报告表上数据是否与源文档一致：发现错误或差异，通知研究者更正或解释，确保所有数据的记录和报告正确和完整。

（5）数据管理员参与设计病例报告表、建立数据库、对数据标准进行管理和逻辑性核查，保证数据的有效性、一致性、完整性。

2. 临床试验数据管理系统　RWS研究类型与数据来源较为复杂，大样本研究数据量巨大，为确保真实、完整和准确，需要一个规范、可靠的临床试验数据管理系统。包括纸质病例报告（CRF）系统和/或电子病例报告（eCRF）系统，纸质收集相对滞后、资料易遗失、无法同步核查，电子系统能保留数据稽查轨迹及根据角色分配管理权限。

3. 临床试验数据的标准化　是保证RWS数据质量的关键，也是研究结果分析、论文发表的基础。建议采用临床数据交换标准协会（CDISC）规范，依照MedDRA、WHO药物词典、WHOART术语集等进行数据标准化。

4. 数据管理的工作流程　制订数据管理计划，包含研究过程中的关键内容和相应时间节点，明确相关人员职责。工作流程一般包括以下几个方面。①制定病例报告表的设计与填写指南；②构建电子数据库及其测试；③数据接收和录入；④数据完整性、准确性和一致性核查；⑤对存疑数据的提问、解释或更正；⑥使用标准字典匹配和编码；⑦数据库锁定：所有数据核查、清理后取消数据库的编辑权限；⑧数据备份与恢复。

（五）RWS的数据分析

1. RWS数据的整合和预处理　RWS会纳入不同来源、不同格式的数据，需进行适当的预处理。步骤如下。①评估各类数据的相关性、真实性与可溯源性：数据反映干预措施或暴露因素对目标人群的效应，数据各元素应有明确定义和可验证的来源可追溯；②整合数据归纳成合适的格式：保证分析结果的可重复性；③处理离群值：离群值增大数据离散程度，让研究者难以得到有意义的结果，需探讨产生的原因；④处理缺失数据与缺失值：有时数据缺失并非随机，如果忽略会丢掉重要信息，应探索性分析、理清和判断是否随机，可溯源数据务必补全。

2. RWS数据分析的理念　集中精力回答研究中的主要科学问题、临床医师和患者关心的问题。步骤如下。①基线资料评估：分组间的基线资料是否均衡可比，各研究因素间是否存在共线性；②目标评估：是否达到预期目标，暴露因素或干预措施对患者健康状况的影响；③亚组分析：暴露因素或干预措施对分组各亚组人群影响是否相同；④影响效应因素：哪些因素影响暴露因素或干预因素的效能。

3. RWS数据统计方法　与RCT或其他临床研究没有本质的差别，常用分析方法包括参数检验、非参数检验、回归分析、生存分析、聚类分析和结构方程模型等多种方法。RWS中，研究者需要收集更多更详细的信息，根据实际数据类型和研究目标酌情应用合理的统计学方法。

（六）RWS研究的质量控制

根本在于最初研究设计的科学可行。RWS强调还原真实世界，研究对象纳入和排除标准较宽泛，要确保患者核心随访节点的质量。其次要保证患者数据真实可溯源，规范培训、监管与随访。RWS易受真实临床环境各类混杂因素和偏倚的干扰，制订研究计划和编制病例报告表时要包含，采用分层分析、多因素分析及倾向性评分等统计方法来控制、校正这些因素。

§4.4 真实世界研究与药品临床评价

RWS 的三大特征在于样本量足够大、成本足够经济（大部分数据可能来自回顾性分析，或者是没有外界研究资助的个体研究）及有新意（包括方法学的创新和研究结果的推陈出新等）。RWS 不是药品上市后临床评价的最后一环（尤其是药品安全性问题），但对推动药品上市审批流程、减少新药和新疗法的时间和成本、进一步拓展药品的适应证范围、缩小超说明书用药比例等，提供了积极的促进作用。

一、RWS 的作用

为新药注册上市提供有效性和安全性的证据；已上市药物的说明书变更提供证据；为药物上市后要求或再评价提供证据；名老中医经验方、中药医疗机构制剂的人用经验总结与临床研发。

一是新药上市环节拓展适用证。某些药已经开展了临床试验，但对于某些人数比较少的超适应证用药，可以用 RWE 代替临床研究提供证据，获得上市许可。

二是为监管服务。在药物不良反应系统中，某个药品不良反应发生率高是使用量大还是药品本身导致？为获得确切结果，进行真实世界对照研究十分必要。

三是 RWD 可以为模型服务。全国性系统化数据保健服务体系数据量十分庞大，如何利用其中的数据需要建立模型，用模型化分析判断、识别。建立模型可使用标准化、透明化和规范化体系识别数据中的异常问题，结合 AI 技术实现。

四是 RWS 是 II 期、III 期临床研究的数据补充，在更大样本数量上支持临床试验的主要结果。

五是安全性研究。药品安全性一般得不到各类基金支持和赞助，也不太符合伦理要求。

二、RWS 的适应范围

1. 开发阶段　有助于发现新治疗药物或治疗方案的新靶点、新机制。

2. 临床阶段　可以了解药品或器械相关治疗领域的疾病负担和未被满足的需求，从而可进行市场前景挖掘。如从 RWD 库中了解该疾病的已有治疗产品、疗法等信息。同时，还可以帮助医药企业精准地定位目标患者分布的医院、科室，有助于临床试验受试者的快速入组。

3. 上市/发展阶段　有助于识别药物/器械的安全性风险，企业可以据此提前制订风险管理计划、药物警戒计划、风险管理最小化计划等。

4. 上市后阶段　监管机构可通过 RWS 结果持续跟踪和判断药品/器械的风险效益情况，开展安全性和有效性监测。企业可广泛收集 RWD 有助于探索新的适用人群和适用剂量，对产品进行全生命周期管理。市场准入部门利用 RWD 开展卫生经济学评价和患者生命质量研究，作为医保目录纳入、价格谈判的重要依据。

三、RWS 在中医药领域的探索

有人提出建立真实世界的中医临床科研范式，即以人为中心、以数据为导向、以问题为驱动、医疗实践与科学计算交替、临床科研一体化。将临床实践中产生的完整诊疗信息数据化，RWS 中保护受试者、进行伦理审查及提高科学性和伦理性。与 RCT 比较，RWS 更契合中医"整体观念"及"辨证论治"的基本特征，有利于保持中医特色，为中医药科研指明新方向。

（一）RWS 与辨证论治

早在殷商甲骨文中（图 4-7），已有关于疾病方面的记载，开始认识"疾首""疾腹""疾言""疟疾""蛊"等疾病，并采用按摩和药物等治疗方法。成书于西汉的《黄帝内经》全面地总结了秦汉以前的医学成就，其最显著的特点是体现了整体观念和辨证论治；东汉张仲景总结前人的经验，结合自己的临床体会，著成《伤寒杂病论》，以六经论伤寒，以脏腑论杂病，提出了包括理、法、方、药比较系统的辨证论治的理论体系，将辨证论治的思维方法与临床实践密切结合起来，为中医临床奠定了理论和方法学基础。辨证论治体系的确立，是中医临床开展真实世界研究的重要基础。

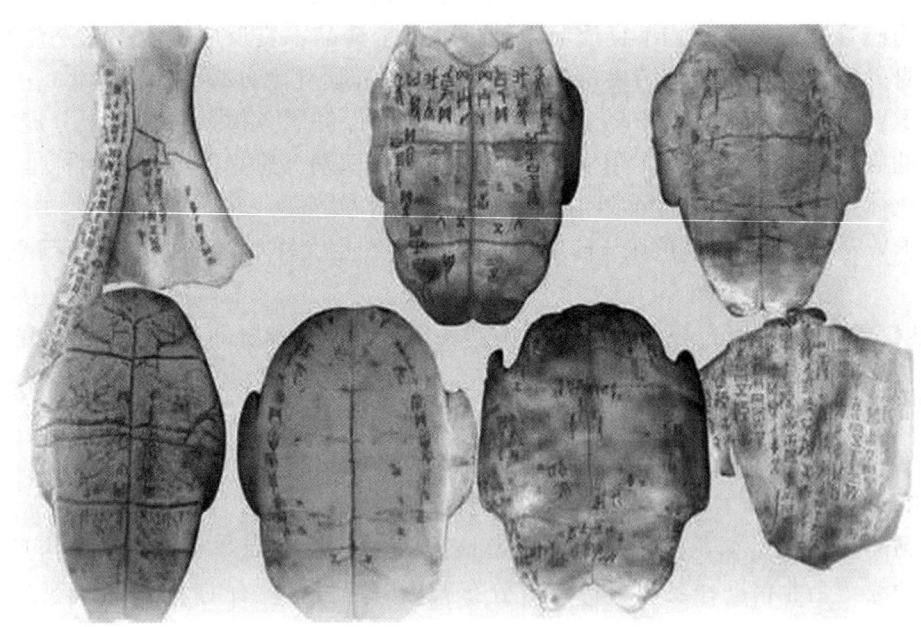

图 4-7　甲骨文

（二）中医药 RWS 的前景

中医药 RWS 的前景包括中药、针灸、推拿在内的中医药干预措施，来源于有着 2 000 多年历史的丰富临床经验。如何合理地开展临床试验并准确地评价这些中医药干预措施预防和治疗疾病的临床效果和安全性，是一个当前亟待解决的问题，也是中医药自身发展和走向国际所必须解决好的问题。基于广泛人群真实医疗实践中的有效性和安全性评价问题上存在不足，这是中医药临床研究所面临的最大困惑。缺血性卒中发病、诊治和复发影响因素的随访研究，就是一项 RWS 的具体实施，旨在确立复发早期预警的核心要素及参数，明确缺血性卒中复发早期预警评价指标，建立具有病证结合特点的缺血性卒中复发早期预警模型，最终有望提高卒中复发预测的准确性，为降低缺血性卒中人群复发率和病死率提供科学理论依据。有研究选取 10 家医院的医院信息系统数据，通过清理、整合形成海量真实世界研究数据仓库。从数据仓库中提取中成药单品种数据，选取理化检查指标中的血、尿、便常规，血生化检查中的血肌酐、血尿素氮、谷丙转氨酶、谷草转氨酶检查项目作为安全性实验室评价指标，比较用药前后上述指标的异常变化，应用数据挖掘的方法，与未应用该中成药人群进行对比分析，对上市后中成药的安全性做出评价。该研究为基于 RWD 仓库的上市后中成药安全性再评价提供新的思路与方法。

§ 5

流行病学研究

§5.1 概　述

临床流行病学（clinical epidemiology）是一门新兴的临床医学基础科学，是在临床研究和医疗的实践中，创造性地将流行病学及卫生统计学的原理和方法有机地与临床医学相结合，发展和丰富了临床研究的方法学，从而深化了对疾病发生、发展和转归整体规律的认识，提高了对疾病的诊断和治疗水平，从而在临床医学领域里，进一步发展了现代流行病学。

一、定义

临床流行病学是以临床病例为基础，探索其所属人群中发病的特征、可能致因、转归，以及评价防治措施的效果与收益，为提高医疗保健措施提供依据的研究。它也就是流行病学在临床上的应用。临床流行病学的研究对象是社会人群中的临床患者，因而它是着重从社会群体的观点来研究临床病例的发生、发展、预后以及防治方法的效果等。在研究方法上将临床方法与流行病学方法相结合，特别常用实验流行病学方法来评价治疗和医疗保健措施的效果与收益，因此强调研究的设计，测量疾病的方法、指标及评价等。

二、应用

临床流行病学的应用很广泛，各级医疗机构和各个科室的临床医师都可以结合其专业开展有关临床流行病学研究。临床流行病学的应用主要有下列几个方面。

（一）普查或筛选患者

为了早期发现和及早治疗，临床医师经常要进行普查或筛选病例，如进行一些寄生虫病、地方病、肿瘤、冠心病、糖尿病、精神病或一些慢性传染病的普查工作，如疾病的临床诊断标准、试验标准、适合在人群中普查的方法和技术等。这些筛选试验与诊断试验的准确性和可靠性，普查资料的处理和分析等都必须用临床医学与流行病学相结合的方法进行研究。

（二）研究药物疗效和治愈指标测量方法

药物疗效的研究除进行药理和动物实验研究外，还须在临床或现场进行临床流行病学观察与实验。在这方面一般根据实验设计的原理、流行病学前瞻性调查方法或实验流行病学方法来研究某种新药物与常规药物的治愈率是否有显著差别。某些慢性疾病如乳腺癌的治愈指标，不能用简单的治愈率去衡量，因为其疗程长，发现的早晚不一，其治疗又多是综合性，故不但计算其一般治愈率，而且还须采用队列研究中简缩生命表的累计原理来测量其预后。

（三）研究疾病的转归

临床流行病学可用于研究慢性疾病的转归，这包括研究影响疾病转归的因素，也可以研究某些预防性治疗措施对某些疾病转归的影响。

(四）病因研究

临床医师在医院或现场医疗工作中常遇到一些病因不明的疾病或者一些新发现、新出现的病。首先描述这些疾病，并探讨其病因，获得一些线索，最后由有关学科的专家分别或共同研究并证实其病因而取得成果。

（五）评价防治措施效果为医疗保健措施提供依据

临床流行病学也广泛用于研究医疗保健措施、处理技术、门诊与急诊室管理、家庭医疗服务等效果。如比较某些疾病在家治疗与住院治疗的效果，早产儿是否常规应用氧气的问题等。

（六）研究医院内交叉感染

医院的环境易受到致病菌的污染。住院的患者亦容易发生交叉感染。可用临床流行病学方法来研究医院交叉感染的发生原因、因素、防治措施及其效果评价等。

§5.2 基本研究内容

临床流行病学的特点是以临床病例出发，探索其所属人群的特征。我们以一个具体临床案例为模板，深入了解临床流行病学的基本研究内容。

示例：一名51岁的男子因胸痛来就诊，他认为是"消化不良"。2周前，他在聚餐后和上坡走路时感觉到胸部中央的紧绷感，休息2～3分钟后症状消失。自那时以来，他多次感到类似的不适，有时在运动时，有时在静息时。他多年吸烟史，每天1包，在3年前戒烟，并被告知血压"有点高"。他身体健康，没有服用药物，但对自己的健康，特别是心脏病感到担忧。他6个月前失业，没有健康保险。全面的体格检查和静息心电图显示血压为150/96 mm Hg，其余均正常。

那么患者可能会产生许多问题：我生病了吗？如果我生病了，是什么原因导致的？这个病会如何影响我？我可以做些什么？费用是多少？

同样地，作为临床医师，虽然理解更深入，也会产生很多疑问：这种严重、可治疗的疾病的概率是否足够高，需要立即进行简单的解释和安慰以外的检测？各种检测在区分胸痛的可能原因方面有多准确？如果发现冠心病，患者可以期待多长时间的疼痛？这种情况会缩短他的寿命吗？降低冠心病的风险因素（如戒烟和控制高血压）是否会减少他的风险？是否应寻找其他可能的风险因素？由于患者失业且没有健康保险，是否可以通过较便宜的诊断检查和治疗达到与更昂贵方法相同的效果？

上述示例中的患者和医师面临的问题是大多数医师-患者互动中的典型临床问题：什么是"异常"？我们使用的诊断测试有多准确？这种情况有多常见？特定疾病的风险是什么？我们如何确定这些风险？这种医学状况通常会恶化、保持不变还是自愈（预后）？治疗是否真的改善了患者或只是改善了测试结果？有没有办法预防这种疾病？这种疾病或状况的根本原因是什么？我们如何才能最有效地提供良好的医疗服务？

临床医师想要得到这些问题的最佳答案，可以使用各种信息来源，包括自己的经验、同事的建议以及从疾病生物学知识中推导出来的推理。事实上，最可靠的答案来自完善、科学的临床流行病学研究，而上述的这些临床问题其实就是临床流行病学的基本研究内容。

一、频率

临床医师需要知道他们每天遇到的疾病、症状和体征有多常见。使用频率数据，我们可以理解疾病的分布、趋势和变化，并据此制定有效的预防和治疗策略。

患病率与发病率是频率研究的主要指标。患病率是在特定时间点或时期内存在某种疾病或状况的个体在总人群中所占的比例。它反映了某个时刻有多少人患病。发病率是在特定时间段内新出现的疾病或状况的个体在总人群中所占的比例。它反映了新病例的发生情况。

患病率和发病率与时间有关，时间因素的变化可能会影响它们。例如，某种疾病的发病率在短时间内剧增，而患病率可能在较长时间内逐渐增加。患病率、发病率和疾病持续时间之间存在一定关系。患病率大致等于发病率乘以平均疾病持续时间。如果一种疾病的发病率很高但持续时间很短，患病率可能仍然较低。

患病率研究是确定某特定时间点或时期内人群中某种疾病或状况的患病率。这类研究有助于了解疾病的负担及其在不同人群中的分布。而发病率研究是为了确定某特定时间段内人群中新出现的疾病或状况的发病率。这类研究有助于了解新病例的发生情况及其变化趋势。

频率相关研究有助于了解疾病负担，以评估某特定时间点或时期内人群中某种疾病的总负担，有助于制定公共卫生政策和资源分配。同时可以帮助确定高危人群，识别患病率较高的人群，有助于制定针对性预防和治疗措施。但是，频率研究无法确定因果关系，而且通常属于横断面研究，无法确定暴露与疾病之间的时间关系，受生存偏倚影响，研究中的病例可能倾向于存活时间较长的患者，导致结果偏倚。

二、变量

临床数据记录的患者情况和各种检测结果在不同个体间均会有数值上的差异和变化，称为变量。变量可用于描述人群的健康状况或疾病分布，通过识别和分析变量之间的关系，解释健康现象的原因，基于已知变量预测个体或群体的健康结果。

（一）变量类型

1. 暴露变量　研究中被认为可能影响健康结果的因素，如生活习惯、环境因素或遗传特征。

2. 结果变量　是研究的主要关注点，通常是某种健康结果，如疾病的发生、发展或治疗效果。

3. 协变量　可能影响暴露和结果之间关系的变量。如果协变量与暴露和结果都有关联，并且不是暴露的结果，它可能会混淆暴露和结果之间的关系。

4. 中介变量　在暴露和结果之间起作用的变量，可以帮助解释两者之间的关系。例如，如果吸烟导致某种生物标志物的变化，而这种变化又与肺癌有关，那么这个生物标志物可以是一个中介变量。

5. 调节变量　这些变量可以改变暴露和结果之间的关系的强度或方向。例如，基因可能调节吸烟对肺癌风险的影响。

6. 混杂变量　通常是指那些与暴露和结果都有关联的变量，但不是暴露和结果之间的因果链的一部分。混杂变量需要在分析中进行控制，以避免得出错误的结论。

7. 分类变量　这些变量是离散的，可以被分为不同的类别或组。例如，性别（男性、女性）或种族。

8. 连续变量　这些变量可以在一个范围内取任何值。例如，体重或血压。

（二）变量指标的效能

1. 准确性　测量工具是否涵盖了研究领域的所有方面；测量结果与已知标准的相关性；测量工具的选择是否合理。

2. 可信度　主要考量数据的一致性和重复性。包括内部一致性，即检测工具各部分的一致性；重复性，即在不同时间点的测量结果的一致性。评价者可信度，即不同评价者的标准是否一致。

3. 范围　检测工具能够覆盖的数值范围是否满足具体情况。

4. 敏感性　检测工具和方法是否能充分反映实际情况。

5. 可解释性　检测数据是否具有临床意义。

（三）变量的误差

变异是指测量结果的变动情况。变异可以来自测量过程、个体生物差异等。

1. 测量误差　由于测量工具或方法引起的误差。

2. 生物误差　由于个体间的生物学差异引起的误差。

3. 总误差　测量误差和生物误差的综合结果。

流行病学研究针对变量的研究是一个系统性的过程，需要综合考虑研究设计、数据收集、统计分析和结果解释等多个方面。通过这些研究，可以更好地理解不同因素如何影响健康，并为预防和控制疾病提供科学依据。

三、危险因素

危险因素是与疾病或健康状况发生相关的特征、行为或环境因素。识别和理解这些因素对于预防和管理疾病至关重要。

（一）危险因素的主要类型

1. 固有因素　如年龄、性别、遗传倾向等，这些因素通常是不可改变的。

2. 行为因素　包括吸烟、饮酒、不健康饮食、缺乏运动等生活方式选择。

3. 环境因素　如空气污染、水质、职业暴露等外部条件。

4. 社会经济因素　涉及教育水平、收入、职业和社会地位等。

5. 心理因素　包括压力、抑郁和其他心理健康问题。

（二）识别危险因素的方法

1. 文献回顾　分析现有研究，了解已知的危险因素。

2. 数据收集　通过问卷调查、体检、实验室测试等方式收集数据。

3. 统计分析　使用相关性分析、回归模型等统计方法探索变量之间的关系。

队列研究和病例对照研究：通过这些流行病学研究设计来评估暴露与疾病之间的关系。

（三）危险因素的特征

1. 潜伏期　一些疾病的危险因素可能在一定时间内观察不到作用，需经过多年才能表现出来。

2. 直接因素与间接因素　危险因素可以是直接导致疾病的原因，也可以是通过间接途径起作用的原因。

3. 危险因素的共同暴露　个体可能同时暴露于多种风险因素，这些因素可能共同发挥作用而导致疾病发生。

4. 多因多果　疾病通常由多种危险因素共同作用导致，而一个危险也可能导致多种疾病。

（四）风险预测模型

风险预测模型又称风险评估模型或预测模型，是流行病学和医学研究中用来预测个体或群体未来发生某种健康结果（如疾病、并发症或死亡）可能性的工具。基于已识别的危险因素，可以构建风险预测模型来估计个体或群体的疾病风险。

1. 逻辑回归模型　用于二分类结果的预测。

2. Cox 比例风险模型　用于生存数据分析。

3. 机器学习方法　如随机森林、梯度提升机等，用于复杂的风险预测。

识别疾病的危险因素是流行病学研究的核心。通过综合考虑不同类型的因素、控制混杂因素、评估剂量-反应关系，并利用生物标志物和风险预测模型，我们可以更好地理解疾病的发生机制，并为预防和控制提供科学依据。

四、疗效

流行病学研究中的疗效评价是指通过科学的方法来评估某种药物、治疗方法或预防措施在实际应用中的效果。评估治疗效果是临床流行病学研究的核心任务之一。医师需要知道某种治疗是否能够改善患者的健康状况，以及治疗的风险和收益如何，有助于了解和证明医疗干预措施的有效性，为临床决策提供依据。

（一）研究设计与样本选择

在进行药物疗效评估之前，研究人员需要仔细设计研究方案，并选择合适的研究样本。常见的研究设计包括随机对照研究、前瞻性队列研究和回顾性队列研究。根据研究的目的和可行性，选择适当的研究设计。在样本选择过程中，研究人员需要考虑将何种人群纳入研究，以及如何进行对照组选择。确保选取的样本能够代表目标人群，减少偏倚的发生。

同时，对照组的选择也需要经过严格的思考和操作，以保证结果的可靠性和有效性。

1. 随机对照试验　RCT 是一种临床研究设计，旨在评估医疗干预措施（如药物、治疗方法或预防策略）的效果。在 RCT 中，参与者随机分配到不同的组别，通常包括接受试验干预的试验组和接受标准治疗或安慰剂的对照组。这种设计通过随机分配来平衡已知和未知的混杂因素，从而减少偏倚，提高研究结果的可靠性。研究者随后追踪并比较两组或多组人群的临床结果，以确定干预措施的效果。RCT 被认为是评估医疗干预效果的黄金标准，因为它能够提供最高质量的证据来支持因果关系的推断。

2. 前瞻性队列研究　是一种观察性研究设计，研究者选择并跟踪一组特定人群（队列），这些人群在研究开始时尚未出现所研究的疾病或结果，然后对队列成员进行长期观察，以确定哪些因素可能与该疾病或结果的发生有关。通过比较队列中最终发生疾病或结果的个体与未发生疾病或结果的个体的暴露情况，研究者可以评估不同因素与疾病或结果之间的关联，并估计相对风险。这种研究设计有助于揭示时间顺序关系，即暴露是否在疾病或结果之前发生，从而为推断因果关系提供重要依据。

3. 回顾性队列研究　是一种观察性研究设计，它通过回顾历史数据来评估特定因素与健康结果之间的关系。研究者首先确定一组具有特定特征或暴露于某种因素的个体作为队列，然后回顾这些个体的医疗记录或其他历史资料，以确定在研究期间有多少人出现了特定的健康结果，如疾病或死亡。通过比较不同暴露状态下个体的健康结果，可以估计暴露与结果之间的关联强度。这种研究设计的优势在于能够快速且成本较低地利用现有数据进行分析，但它可能受到回忆偏差和数据记录不完整等因素的影响。

（二）数据收集与整理

数据的收集与整理是药物疗效评估中不可或缺的环节。研究人员需要明确定义并收集与疗效相关的主要变量。同时，也需要考虑控制可能的混杂因素，减少误差的影响。在数据整理的过程中，研究人员需要仔细检查数据的准确性和完整性。当数据收集完毕后，需要进行数据清洗和验证。通过排除异常数据和缺失数据，确保数据的可靠性和完整性。

（三）描述性统计分析

在药物疗效评估过程中，研究人员需要进行描述性统计分析，对研究样本的基本特征进行描述。这包括人口统计学特征、基线情况和各组之间的差异。透过统计量，我们可以更好地理解样本的情况，并从中得出初步结果。常用的描述性统计包括平均数、标准差、百分比和分布。通过这些统计量，研究人员可以了解样本的整体情况，并为进一步的分析提供基础。

（四）经验风险比和相对风险

统计学在药物疗效评估中最重要的部分是经验风险比和相对风险的计算。经验风险比是指将暴露于药物的人群中发生不良事件的个体数未暴露于药物的人群中发生不良事件的个体数进行比较。相对风险则通过比较药物组和对照组的不良事件风险来评估药物的效果。经验风险比和相对风险的计算需要使用卡方检验或 Fisher 精确检验等统计方法。通过这些统计量，研究人员可以得出药物与不良事件之间的关联性，并评估药物的治疗效果。

（五）生存分析方法

生存分析方法在药物疗效评估中也具有重要意义。生存分析方法可以用于评估药物对疾病进展和生存率的影响。常用的生存分析方法包括 Kaplan-Meier 曲线和 Cox 比例风险回归模型。Kaplan-Meier 曲线是一种用于描述生存曲线的方法。它可以根据不同暴露组的生存数据，绘制出药物组和对照组的生存曲线，并通过对比曲线的差异来评估药物的效果。而 Cox 比例风险回归模型可以用于控制其他混杂因素的影响，并得出药物对生存率的独立影响。

（六）敏感性分析

在药物疗效评估中，敏感性分析是一种重要的统计学方法。通过敏感性分析，研究人员可以评估研究结论对不同假设或数据变化的敏感性。这有助于确定结论的稳健性，并评估药物疗效评估结果的可靠性。常见的敏感性分析方法包括剂量-反应分析和子集分析。通过这些方法，可以进一步验证药物疗效评估的结果，并为临床决策提供更可靠的依据。

（七）系统评价和荟萃分析

通过科学和系统的方式收集、评估和整合针对特定问题的所有可用研究证据。系统评价首先明确研究问题和纳入标准，然后进行全面的文献搜索，筛选出符合标准的研究报告，对这些研究的质量进行严格评估，并提取关键数据。荟萃分析则是系统评价的一个扩展，它使用统计方法将多个研究的结果合并起来，以提供更精确的估计效果量，如风险比或平均差，并评估结果的一致性和异质性。这种方法有助于减少随机误差，提高结论的可靠性，并为临床实践、政策制定和未来研究提供强有力的证据基础。

通过合理的研究设计和样本选择，准确的数据收集和整理，以及有效的统计分析方法，研究人员能够评估药物的疗效，并为临床决策提供科学依据。统计学在流行病学研究中药物疗效评估中起着至关重要的作用。随着统计学的不断发展，我们相信在未来的流行病学研究中，药物疗效评估将变得更加精确和有效。

五、预后

预后研究是一种流行病学研究设计，专注于评估特定疾病或健康状态的长期结果，包括疾病的发展、恢复、恶化或死亡等。这类研究通常在确诊或特定事件发生后开始，通过收集和分析患者的基线特征、疾病严重程度、治疗方式和其他相关因素，来预测患者的预后并识别影响预后的因素。预后研究有助于医师和患者更好地了解疾病的可能转归，为临床决策提供依据，优化治疗方案，并可能指导公共卫生政策和资源分配，对于制订治疗计划和患者管理至关重要。

（一）预后因素

预后因素是影响疾病结局的因素。这些因素可以是患者的特征、疾病的特征或治疗过程中的变量。

1. 人口特征　包括年龄、性别、种族、社会经济地位等，这些因素可能影响个体对疾病的易感性和治疗反应。

2.疾病特征 涉及疾病的类型、阶段、严重程度、生物标志物水平等，这些特征直接影响疾病的自然进程和治疗结果，包括疾病的类型、严重程度、进展速度等。

3.治疗变量 涉及治疗的类型、时机、剂量、持续时间以及患者的依从性等，如治疗的类型、时机、持续时间等。

4.生活方式因素 包括吸烟、饮酒、饮食、运动等，这些习惯可以显著影响健康结果和疾病预后。

5.遗传因素 个体的遗传背景可能影响疾病的发生和进展，以及对特定治疗的反应。

6.并发症和合并症 患者是否有其他健康问题或并发症，这些情况可能影响主要疾病的治疗和预后。

7.环境和职业暴露 长期暴露于某些环境因素或职业危害可能增加某些疾病的发生风险或影响预后。

8.医疗资源和卫生服务的可及性 患者能否获得高质量的医疗服务和及时的治疗，这也是影响预后的重要因素。

（二）预后指标

用于评估患者疾病结果或健康状况的一系列量化的测量标准。预后指标可以是定性的或定量的，用于预测患者的恢复过程、疾病进展、生存率或其他健康相关的结果。主要包括：

1.生存率 衡量在特定时间内患者存活的比例，通常以生存曲线（如 Kaplan-Meier 曲线）表示。

2.死亡率 特定时间内因疾病或特定原因死亡的患者比例。

3.复发率 疾病治疗后在一定时间内再次出现相同疾病的比例。

4.生活质量（QoL） 患者生理、心理和社会功能的整体评估，通常通过问卷调查获得。

5.功能状态 评估患者完成日常活动的能力，如 Karnofsky 表现状态评分（KPS）或 ECOG 表现状态评分。

6.生物标志物 血液、尿液或其他生物样本中的特定分子，可以反映疾病状态或预测疾病进展。

7.并发症发生率 患者治疗过程中出现其他健康问题的比例。

8.住院时间 患者因疾病住院的总天数，可以反映疾病的严重程度和治疗的有效性。

（三）预后研究设计

可以采用不同的流行病学研究方法，包括前文提到的前瞻性队列研究、回顾性队列研究、病例对照研究等。每种设计都有其优势和局限性，研究者需要根据研究目的、资源和可行性来选择最合适的方法。

1.明确研究目的 确定研究的主要目标是识别预后因素，还是开发和验证预后模型。

2.选择研究人群 根据研究目的，选择适当的患者群体，这可能包括新诊断的患者、特定疾病阶段的患者或接受特定治疗的患者。

3. 确定随访时间 设定合理的随访期限，以观察和记录患者的长期健康结果。

4. 数据收集 收集基线数据，包括患者的人口统计学信息、疾病特征、治疗信息、生活方式因素、心理社会状况等。

5. 定义预后指标 明确预后研究的主要结果指标，如生存率、复发率、疾病进展、生活质量等。

6. 统计分析计划 在数据收集前制定详细的统计分析计划，包括数据清洗、变量选择、模型构建和验证等步骤。

7. 控制混杂因素 使用多变量分析方法，如回归分析，来控制已知和潜在的混杂因素，以准确评估预后因素与结果之间的关系。

8. 结果解释 对研究结果进行解释，包括预后因素的识别、风险比的估计以及模型的临床意义。

9. 报告和应用 将研究结果报告给医疗专业人员和决策者，并考虑如何将这些信息应用于临床实践和患者管理。

预后研究通常涉及对特定患者群体的长期跟踪，收集关于患者特征、疾病状态、治疗反应和生活方式等方面的数据，以评估这些因素如何影响患者的长期生存、疾病复发、并发症发展、生活质量和其他健康结果。预后研究的结果帮助医师为患者提供更准确的治疗建议，优化临床决策，改善患者管理，并为公共卫生政策和资源分配提供科学依据，也可以帮助患者了解疾病的可能结果，客观了解疾病的期望，根据预后信息选择最合适的治疗方案。

§5.3 经济学评价

临床流行病学的经济学评价又称药物经济学评价，是一种评估医疗干预措施在成本和健康效果方面的相对效益的方法。它在临床研究中扮演着重要角色，特别是在新药开发、药品费用控制以及医疗政策制定等方面。临床流行病学的经济学评价是衡量医疗干预措施的成本效益，以帮助决策者在资源有限的情况下选择最佳的医疗策略。

一、评价类型

《中国药物经济学评价指南 2020》中提到药物经济学评价中的不同类型，并建议根据疾病和干预措施的特点、数据的可获得性以及评价的目的与要求选择适当的评价方法。同时，研究者也可以采用两种或以上的方法进行评价，或者以一种方法为主联合其他方法进行评价，并比较和分析各种方法评价结果之间的差异

（一）成本-效果分析（CEA）

通过比较不同健康效果和相应的成本，结果以单位健康效果增加所需成本值表示，常用临床指标进行评价。比较不同干预措施的成本与其健康效果，通常以生命年（LY）或质量调整生命年（QALY）衡量效果。

（二）成本-效益分析（CBA）

将健康效果和成本都转换为货币单位，以比较干预措施的净效益。但健康的货币化计算比较复杂，且在医学和伦理学上存在争议。

（三）成本-效用分析（CUA）

类似于CEA，结合生命的数量和质量进行分析，常用效用指标如质量调整生命年（QALY）进行评价。

（四）成本-最小化分析（CMA）

在干预措施效果相同的情况下，比较其成本。

（五）全面经济学评价

比较多个方案，同时测量成本和结果。

二、成本的种类

在进行药物经济学评价时，研究者应根据研究目的和所选择的研究角度来确定成本的分类和确认范围。例如，从全社会角度进行评价时，应包括所有直接成本、间接成本和隐性成本；而从卫生体系角度进行评价时，则主要关注卫生系统内的所有直接医疗成本。此外，还需要识别并排除仅为临床试验而产生的"试验引致成本"，这些成本在实际临床治疗中不会发生。在临床流行病学的经济学评价中，成本通常分为以下几种类型：

（一）直接医疗成本

直接医疗成本包括与医疗服务直接相关的费用，如诊疗费、药品费、住院费、检查费、手术费等。

（二）直接非医疗成本

直接非医疗成本包括与治疗相关的非医疗支出，如交通费、住宿费、家庭护理费、特殊饮食费等。

（三）间接成本

间接成本通常指因疾病或残疾导致的收入损失，这可能包括患者本人或其照顾者的工作时间损失。

（四）隐性成本

隐性成本指患者及家庭在疾病治疗过程中所承受的非货币化负担，如疼痛、心理压力、生活质量的降低等。

（五）资本成本

资本成本是指与医疗设施和设备的购置、维护等相关的成本。

（六）社会成本

社会成本是指从全社会角度考虑的成本，包括直接成本、间接成本和隐性成本。

（七）医疗保障支付方成本

医疗保障支付方成本是指从医疗保障支付方角度考虑的成本，如医疗保险支付的费用。

（八）患者成本

患者成本是指从患者角度考虑的成本，包括直接医疗成本、直接非医疗成本和间接成本。

三、测量方法

在进行经济学评价时，研究者应根据研究目的、疾病特点和数据的可获得性来选择最合适的效果测量方法，并确保所选方法能够准确反映干预措施对健康的影响。此外，中国药物经济学评价指南（2020 年征求意见稿）推荐使用 QALY 作为效用指标，并在报告 QALYs 之前先报告生存时间和健康效用值。

（一）质量调整生命年（QALY）

这是一个综合考虑了生命数量和质量的指标，用来衡量健康干预的效果。QALY 的计算涉及对不同健康状态的效用进行评分，然后乘以处于该状态的时间，并对可能的负效用进行调整。

（二）效用值

这涉及对健康状态的偏好评分，通常在 0～1 的范围内，其中 0 代表死亡，1 代表完美健康。这些效用值可以来源于直接测量法，如标准博弈法、时间权衡法，或间接测量法，如使用健康相关生活质量量表（如 EQ-5D）。

（三）健康效用的直接测量方法

健康效用的直接测量方法包括直观类比刻度法（VAS）、标准博弈法和时间权衡法（TTO）。这些方法允许直接从个体那里获得对健康状态的效用评估。

（四）健康效用的间接测量方法

通过健康相关的生活质量量表来估计效用值，这些量表可能针对特定疾病或条件，或者为通用量表以适用于多种健康状况。

（五）生命年（LY）

这是一个简单的测量指标，只考虑生命数量的增加，不涉及生活质量的评估。

（六）伤残调整生命年（DALY）

这个指标结合了疾病的死亡率和残疾率，用来测量疾病负担。

（七）挽救年轻生命当量（SAVE）、健康期望寿命（HLE）、伤残调整期望寿命（DALE）和健康当量年（HYE）

这些也是评估健康效果的指标，但使用不如 QALY 普遍。

四、模型分析

在临床流行病学的经济学评价中，模型分析方法发挥着至关重要的作用，可以帮助研究者预测和评估不同干预措施的长期效果和成本效益。常用的模型分析方法包括：

（一）决策树模型

这种模型通过树状图来展示不同决策路径及其可能的结果，包括成本和效果，从而帮助比较不同选择方案的优势和劣势。

（二）马尔科夫（Markov）模型

Markov 模型通过描述疾病的状态转移概率来预测长期的健康结果和成本。它适用于那些疾病状态随时间变化且状态转移可以用概率表示的情况。

（三）蒙特卡洛模拟

这是一种基于随机抽样的数学技术，用于模拟不确定性和变量之间的复杂关系，常用于经济学评价中的敏感性分析。

五、应用和价值

临床流行病学的经济学评价作为一种关键的决策支持工具，广泛应用于卫生资源配置、医疗产品定价、疫苗接种策略、疾病干预措施评估等领域，其价值在于优化资源使用效率，确保医疗投资获得最大的健康回报，并为政策制定者提供科学依据，以实现成本效益最大化和改善患者健康结局。

（一）卫生规划与决策

经济学评价有助于政府或卫生部门从更广泛的角度审视卫生资源的投入与产出，为决策提供依据，特别是在疫苗策略评估、癌症早期筛查、疾病干预策略等领域。

（二）提升医疗资源配置效率

通过药物经济学评价，可以确定哪些医疗干预措施具有成本效益，从而优化资源分配，提高医疗服务的整体效率。

（三）支持医疗产品价值定价

经济学评价有助于确定药品和其他医疗产品的价格，确保价格反映了产品的实际价值和对患者健康结局的影响。

（四）促进药品快速走向市场

《临床试验加载药物经济学评价中国专家共识》的发布，为药品临床试验中加载经济学评价提供了指导，有助于药品以合理的价格快速走向市场，服务患者。

（五）临床药物评价

药物流行病学在临床药物评价中的应用，包括有效性、安全性、经济性评价，以及临床决策的支持，通过随机对照试验、系统评价及 Meta 分析等方法，为药物的疗效和安全性提供证据。

（六）链接科学研究与卫生决策

经济学评价作为科学研究与卫生决策之间的纽带，确保决策者能够基于科学证据做出合理选择。

（七）提高研究质量与水平

通过掌握经济学评价的方法学知识，研究人员可以提升临床研究的质量与水平，更好地服务于公共卫生和医疗实践。

§5.4 伦理学问题

当代医学伦理学更多地从临床医学、生物技术等微观角度对少数特殊临床患者或少数特殊医学问题，如安乐死、生育控制、基因信息工程、器官移植等进行伦理学研究，而很少从宏观视角对以社群为基础的预防疾病和伤害、促进健康过程进行伦理学判断、分析。其实，公共卫生领域同样存在很多需要思考的伦理学问题，其中流行病学是公共卫生的重要组成部分。世界卫生组织最近提出，要多关心那些没有能力享受卫生服务的人群，这是最重要的公共卫生伦理问题之一。

临床研究的伦理原则包括尊重个人、行善、不伤害和公正。这些原则确保研究在道德上是正当的，并且保护受试者的权利和福祉。

1. 尊重原则　尊重每个研究参与者的自主权，包括他们的尊严、权利和文化背景。

2. 有益原则　研究应为社会带来总体利益，其科学和社会价值不应被忽视。

3. 不伤害原则　研究设计应尽量减少对参与者的潜在伤害，避免不必要的风险。

4. 公正原则　研究的负担和收益应在不同群体间公平分配，避免对某些群体的不公正对待。

5. 知情同意原则　参与者必须在充分了解研究的性质、目的、方法、潜在风险和益处后，自愿给予知情同意。

6. 保密原则　保护研究参与者的隐私和个人信息，未经同意不得泄露给第三方。

7. 风险最小化原则　研究应确保参与者可能遭受的风险最小化。

8. 免费和补偿原则　研究参与者不应因参与研究而遭受经济损失，且应获得因参与研究而产生的合理费用的补偿。

9. 特殊保护原则　对儿童、孕妇、老年人、智力或精神障碍者等特殊群体的参与者，应给予额外的保护和考虑。

10. 科学诚信原则　研究应基于诚实、透明和负责任的态度进行，确保数据的准确性和可靠性。

11. 监督和审查原则　研究应接受伦理审查委员会的监督和审查，确保研究的伦理性。

12. 责任原则　研究者和研究机构应对研究的设计、执行和结果负责，并对任何不良影响承担责任。

临床流行病学研究，作为连接医学理论与实践、评估疾病流行趋势及其影响因素的桥梁，不仅在提高疾病预防、诊断和治疗的科学性和精准性方面发挥着至关重要的作用，而且通过经济学评价为医疗决策提供了重要依据，确保了医疗资源的合理分配和使用，促进了公共卫生政策的制定和优化，最终目的是提升人群健康水平，实现医疗保健系统的可持续发展。

§6

生物信息学研究

§6.1 概 述

生物信息学是一门跨学科的领域，它将计算机科学、统计学和生物学相结合，旨在分析和解释生物数据。这些数据包括基因组、蛋白质组、转录组和其他生物分子的信息。生物信息学的目标是从这些数据中提取有关生物体结构、功能和进化的知识。

一、发展历程与发展阶段

（一）基因序列的解析

20 世纪 70 年代，随着 DNA 测序技术的发展，科学家们开始解析基因序列，这为生物信息学的诞生奠定了基础。这一阶段的主要研究内容是基因序列的测定和基因结构的分析，为后续的基因组学研究提供了数据支持。

（二）基因组计划的实施

20 世纪 80 年代，国际人类基因组计划和酵母基因组计划启动，生物信息学作为一门独立的学科逐渐形成。这些基因组计划的实施，使得科学家们能够全面研究基因组的结构和功能，为后续的基因组学研究提供了宝贵的经验和技术手段。

（三）蛋白质结构与功能的预测

20 世纪 90 年代，随着蛋白质结构预测和蛋白质组学的研究进展，生物信息学在蛋白质研究领域的应用日益广泛。这一阶段的研究重点转向了蛋白质的结构和功能预测，为蛋白质组学的研究提供了理论支持和技术手段。

（四）基因组大数据的分析

21 世纪初，随着高通量测序技术的发展，基因组数据的产生速度呈指数级增长，生物信息学在处理和分析这些大数据方面的能力得到了极大的提升。这一阶段的研究重点转向了基因组大数据的分析和挖掘，为精准医学和个性化治疗等领域的研究提供了数据支持和技术手段。

二、生物信息学在医学研究中的应用

生物信息学的研究领域广泛，利用各种数据库可以对生物系统中的大量信息进行收集、分析和解释，为研究者提供深入了解生命现象的线索，是解决生物医学问题的有力工具。

（一）肿瘤研究

肿瘤研究与生物信息学的结合，为癌症这一复杂疾病的理解和治疗提供了强大的推动力。肿瘤研究深入探索了癌症的生物学基础，包括其发生、发展、转移机制以及对治疗的响应，而生物信息学则利用计算和数学方法来管理和分析大量的生物医学数据。在肿瘤研究中，生物信息学的应用广泛，从基因组学数据分析，识别导致癌症的突变和基因表达变化，到蛋白质组学和代谢组学，帮助发现新的生物标志物和治疗靶点。此外，系统生物学通过构建生物网络模型，揭示肿瘤细胞内部的复杂相互作用；临床数据挖掘优化治疗方案；

药物发现和开发通过预测药物与靶点的相互作用加速新药研制；个性化医疗则通过分析遗传信息为患者定制治疗方案。通过对肿瘤基因组的测序和分析，科学家可以识别出肿瘤特异性的突变，包括点突变、插入与缺失、融合基因等这些信息对于理解肿瘤的发生机制、预测肿瘤的进展和转移，以及开发新的治疗靶点至关重要。例如，通过分析肿瘤细胞的基因表达数据，研究人员可以发现与肿瘤发展相关的新基因，并探索其在肿瘤发生中的作用

（二）药物开发

生物信息学在药物开发研究中发挥着重要作用，主要体现在药物靶点识别、药物设计与活性预测等方面。通过分析基因组、蛋白质组和代谢组数据，生物信息学能够快速识别与特定疾病相关的潜在药物靶点，为后续的药物设计提供基础。此外，生物信息学技术还可以通过计算机模拟预测药物分子与靶点之间的相互作用，从而优化药物分子的设计过程。例如，定量构效关系（QSAR）模型可以帮助研究人员分析化合物的结构与其生物活性之间的关系，进而设计出更具活性的药物分子。同时，生物信息学也在药物的毒性评估和药效预测中发挥着关键作用，通过建立药物与靶点之间的相互作用模型，研究人员能够预测候选药物的生物活性和潜在副作用，从而加速药物开发过程并降低风险。在药物开发领域，生物信息学有助于筛选和优化药物候选物。通过分析药物与生物大分子之间的相互作用，生物信息学可以帮助预测药物的疗效和副作用，从而加速药物的研发过程。此外，生物信息学还可以用于挖掘药物作用的新的分子靶点，为开发新药提供理论基础。

（三）药物设计

生物信息学在药物设计研究中的应用是多方面的，它通过结合计算生物学、计算机科学、化学和药理学等多学科知识，极大地加速了药物研发的过程。首先，生物信息学可以分析基因组、蛋白质组和代谢组数据，以发现和筛选潜在的药物靶点。例如，通过基因表达谱数据，可以找到与特定疾病相关的基因，并确定可以作为药物靶点的候选分子；其次，生物信息学技术可以预测分子与潜在靶点之间的相互作用方式，从而指导药物分子的设计和优化。这包括全新药物设计，即根据靶点分子的几何形状和化学特性，设计出全新的药物分子结构，以及数据库搜寻，即在化合物三维结构数据库中筛选与靶标分子作用最佳的小分子；生物信息学方法可以预测药物之间的相互作用，这对于理解药物的副作用和耐药性至关重要。例如，通过深度学习模型可以预测药物—药物相互作用（DDI）事件类型，这有助于避免不良药物事件（ADE）的发生。生物信息学还可以通过分析已有的药物数据，发现药物的新用途，即"老药新用"，这可以显著缩短药物研发的时间和成本。生物信息学工具可以预测药物的药代动力学和毒性特性，这对于药物的安全性评估和优化至关重要。药物设计的主要目标是发现具有治疗作用的药物分子。生物信息学可以通过对药物靶点的预测和对药物疗效的预测，为药物设计和筛选提供依据，提高药物研发的效率和成功率。

（四）疾病诊断与治疗

生物信息学在疾病诊断和治疗中的应用是多方面的，它通过分析和解释生物数据，为医学研究和临床实践提供了强有力的支持。生物信息学可以处理和分析基因组和转录组数据，揭示与疾病相关的遗传变异和基因表达模式。这些信息有助于识别疾病的标志物和潜

在的治疗靶点。生物信息学在蛋白质组学中的应用有助于全面鉴定和定量分析蛋白质，理解其功能和互作网络，这对于发现新的治疗靶点或生物标志物至关重要。生物信息学可以分析药物与生物体之间的相互作用，预测药物的效果和副作用，从而帮助研发新的药物靶点、筛选药物分子和优化药物设计。此外，它还可以根据患者的基因组信息和药物代谢能力，为患者提供个性化的治疗方案。生物信息学技术可以对海量的肿瘤数据进行收集和整理，利用数据库及相应方法有助于肿瘤诊断标志物的发现，为多种癌症的诊断提供了新方向。在肿瘤诊断中，生物信息学技术被用来发现和验证肿瘤相关基因和蛋白质，这些研究成果已经在结直肠癌、胰腺癌、乳腺癌等癌症的诊断中取得了进展。生物信息学在疾病治疗中的应用包括分析药物作用机制、预测药物反应和副作用，以及为患者提供个性化治疗方案，从而提高治疗效果和减少不必要的副作用。生物信息学工具可以处理和分析来自不同来源的大量生物医学数据，包括电子病历、可穿戴设备提供的生命指标数据、生理生化指标和影像学数据，以提取有价值的信息，提高诊疗的精准性。生物信息学可以通过对疾病相关基因和蛋白质的分析，为疾病的诊断和治疗提供分子标志物和靶点，为精准医学和个性化治疗等领域的研究提供理论支持和技术手段。

（五）个性化医疗

个性化医疗是生物信息学的另一个重要应用领域。通过分析个体的基因组信息，生物信息学可以帮助医师为患者提供定制化的治疗方案。例如，在癌症治疗中，可以根据患者的基因突变情况选择最合适的靶向治疗药物这种个性化的治疗方法可以提高治疗效果，减少不必要的副作用。

§6.2　生物信息学的分析方法

一、基因组学分析

基因组学分析是研究整个生物体基因组的结构、功能、演化和相互作用的科学，它利用高通量测序技术、生物信息学工具和计算方法来解析和比较基因组数据，以揭示遗传变异、基因表达模式、基因组结构和功能元件，进而理解生物体的遗传特性和疾病机制。

（一）DNA 测序技术

DNA 测序是基因组学研究中最重要的方法之一，它利用各种分子技术和计算生物学方法，从样品中提取 DNA，并将其转化为数字信息以便更好地进行研究。高通量测序或下一代测序技术能够一次并行对几十万条到几百万条 DNA 分子进行序列测定，快速生成大量的基因组学、表观基因组学和转录组学研究数据集。

1. DNA 测序技术的原理　DNA 测序技术的核心原理是通过特定的化学反应来确定 DNA 分子中腺嘌呤（A）、胸腺嘧啶（T）、胞嘧啶（C）和鸟嘌呤（G）的排列顺序。早期的测序技术包括 Sanger 法和 Maxam-Gilbert 化学降解法。Sanger 法又称双脱氧链终止法，是第一代测序技术的代表，通过使用一种 DNA 聚合酶来延伸结合在待定序列模板上的引物，直到掺入一种链终止核苷酸为止。这种方法涉及 4 个单独的反应，每个反应含有所有 4 种脱氧核苷酸三磷酸（dNTP）并混入限量的一种不同的双脱氧核苷三磷酸（ddNTP），由于 ddNTP 缺乏延伸所需的 3-OH 基团，使延长的寡聚核苷酸选择性地在 G、A、T 或 C 处终止。

（1）第一代测序技术：1977 年，由 Frederick Sanger 和 Coulson 发明的双脱氧链终止法或者是由 Walter Gibert 和 Allan M. Maxam 开创的化学降解法。

1）双脱氧链终止法（Sanger 法）的核心原理：由于 ddNTP（4 种带有荧光标记的 ATCG 碱基）的 $2'$ 和 $3'$ 都不含羟基，其在 DNA 的合成过程中不能形成磷酸二酯键，因此可以用来中断 DNA 的合成反应，在 4 个 DNA 合成反应体系中分别加入带有一定比例放射性同位素标记的 dNTP，然后利用琼脂糖凝胶电泳和放射自显影后可以根据电泳条带的位置确定待测分子的 DNA 序列。Sanger 测序因其高准确率和可靠性，至今仍被广泛使用，并被认为是基因检测的金标准。

2）化学降解法的核心原理：将一个 DNA 片段的 $5'$ 端磷酸基作放射性标记，再分别采用不同的化学方法修饰和裂解特定碱基，从而产生一系列长度不一而 $5'$ 端被标记的 DNA 片段，这些以特定碱基结尾的片段群通过凝胶电泳分离，再经放射线自显影，确定各片段末端碱基，从而得出目的 DNA 的碱基序列。一代测序的主要特点是合成终止测序，测序读长可达 1000 bp，准确性高达 99.999％，测序成本高，通量低。

（2）第二代测序技术：又称高通量测序技术（high-throughput sequencing，HTS）或下一代测序技术（next-generation sequencing，NGS），是一种能够大规模并行测序大量 DNA 或 RNA 序列的技术。这项技术的核心在于边合成边测序（sequencing by synthesis），通过在 DNA 复制过程中捕捉新添加的碱基所携带的特殊标记（通常是荧光分子标记）来确定 DNA 的序列。与第一代 Sanger 测序相比，第二代测序技术具有更高的通量、更短的读长（通常不超过 500 bp），并且成本更低。这一技术平台主要包括 Roche 的 454 FLX、Illumina 的 Miseq/Hiseq 等。

第二代测序技术的工作流程大致分为文库制备、测序和数据分析 3 个基本步骤。在文库制备阶段，将待测 DNA 或 RNA 样品通过不同的方法（如 PCR 扩增、亲和富集等）转化为文库，其中每个文库分子的 DNA 或 RNA 序列是随机分布的。在测序芯片上，文库分子被固定并通过循环、扩增和检测 DNA 或 RNA 序列，生成成千上万的簇（cluster）。最后，通过对每个簇上的文库分子进行分子级别的同步测序，以得到 DNA 或 RNA 序列，并通过后续的数据分析得到基因组或转录组序列数据的信息。第二代测序技术的应用非常广泛，包括但不限于基因组 de novo 组装、全基因组关联研究、转录组分析、微生物基因组重测序、单核苷酸多态性（SNP）分析等。这项技术极大地推动了生命科学领域的研究进展，使得对个体的全基因组进行测序成为可能，同时也为精准医疗提供了技术基础。

（3）第三代测序技术：又称单分子测序技术，是 DNA 测序技术的最新发展阶段。与前两代技术相比，第三代测序技术最大的特点是单分子测序，即在测序过程中无须进行 PCR 扩增，能够实现对每一条 DNA 分子的单独测序。这种技术主要可以分为单分子荧光测序和纳米孔测序。

1）单分子荧光测序：代表性的技术包括 Pacific Biosciences 公司的 SMRT（Single Molecule，Real-Time）技术和 Helicos Biosciences 公司的 SMS 技术。这些技术通过荧光标记的脱氧核苷酸实时记录 DNA 链上的荧光强度变化，当荧光标记的脱氧核苷酸被掺入 DNA 链时，其荧光被 DNA 聚合酶切除，从而实现测序。

2）纳米孔测序：代表性的技术是 Oxford Nanopore Technologies 公司的纳米孔单分子测序技术。这种技术利用电泳技术，借助电泳驱动单个分子逐一通过纳米孔来实现测序。由于纳米孔的直径非常细小，仅允许单个核酸聚合物通过，4 种核苷酸的空间构象不一样，因此当它们通过纳米孔时，所引起的电流变化不一样，通过检测这些电流变化即可判断通过的核苷酸类型，从而进行实时测序。

第三代测序技术的优势在于其超长的读长，可以达到数万甚至数十万碱基对，这对于解析基因组中的复杂区域如重复序列等具有重要意义。此外，由于无须 PCR 扩增，它还能避免扩增过程中可能引入的错误。然而，第三代测序技术目前面临的挑战包括较高的错误率（15%～40%）和较高的成本。尽管如此，随着技术的不断进步，第三代测序技术在基因组测序、甲基化研究和突变鉴定等多个研究领域展现出了巨大的应用潜力。

2. DNA 测序技术的基本步骤　可以根据不同测序技术有所差异，但以下是大多数 DNA 测序技术共有的基本步骤：

（1）样本准备：DNA 提取。从生物样本（如血液、组织、细胞等）中提取 DNA；DNA 纯化：通过各种方法（如柱纯化、沉淀等）去除蛋白质、RNA 和其他杂质，以获得纯净的 DNA。

（2）文库构建：片段化。将提取的 DNA 打断成适合测序平台的特定大小的片段；末端修复：修复 DNA 片段的末端，使其具有适合连接接头的平滑末端；接头连接：将测序接头（adapter）连接到 DNA 片段的两端，以便在测序过程中识别和固定；文库扩增：通过 PCR 等方法扩增构建好的文库，增加 DNA 片段的数量，以满足测序平台的需要。

（3）测序平台准备：模板固定。将文库中的 DNA 片段固定到测序平台的表面，如测序芯片或流动槽；测序反应准备：准备测序所需的酶、核苷酸和其他试剂。

（4）测序反应：DNA 合成。在测序平台上，通过 DNA 聚合酶催化的合成反应，逐个添加核苷酸到 DNA 链上；信号检测：实时监测每个合成位点的信号变化，如荧光标记的核苷酸被添加时的荧光信号变化。

（5）数据收集与分析：原始数据读取。收集测序过程中产生的原始数据，如荧光信号强度和持续时间；数据质量控制：评估测序数据的质量，去除低质量的读段；序列比对：将测序读段与参考基因组或其他数据库进行比对，确定其在基因组中的位置；变异检测：识别基因组中的变异，如单核苷酸多态性（SNP）和插入/缺失（InDel）。

（6）结果解释和验证：变异注释。对检测到的变异进行生物学意义上的注释，如是否影响基因的功能；报告生成：根据分析结果生成报告，提供给研究人员或临床医师；功能验证：对测序结果进行实验验证，如通过 CRISPR/Cas9 等基因编辑技术。

这些步骤为 DNA 测序提供了一个基本的框架，但具体的操作细节会根据所使用的测序技术（如 Sanger 测序、下一代测序 NGS、第三代测序技术等）和研究目的而有所不同。

3. DNA 测序技术的应用　基因组图谱绘制：用于基因组 de novo 组装和单个基因组重测序。环境基因组学和微生物多样性：用于识别混合微生物群落中的物种。疾病相关基因的确定和诊断：用于疾病基因的鉴定和临床诊断。表观遗传学：研究 DNA 甲基化和组蛋白修饰等。

（二）基因组序列比对

基因组序列比对是基因组学研究中的一项基础和核心技术，它通过比较不同物种间的基因组序列，揭示了物种间的进化关系和基因功能。这项技术不仅帮助我们理解基因的相似性，还为基因的克隆和功能研究提供了重要的科学依据。

基因组序列比对的目的是确定测序 reads 在人类参考基因组上的位置，允许错配（mismatch）和插入/缺失（InDel），目的是在参考基因组找到序列最相似的位置为后续的变异检测、基因表达分析等提供基础。基因组序列比对主要基于两个核心概念：汉明距离和编辑距离。汉明距离指的是两个相同长度的字符串在相同位置上不同字符的数量。编辑距离则是将一个字符串转换为另一个字符串所需的最少操作次数，包括插入、删除和替换。全局比对和局部比对是两种主要的比对策略。全局比对考虑整个序列的匹配、替代和插入/删除信息，适用于相似性较高的长序列；局部比对则寻找序列中的一个或多个片段的最优匹配，适用于存在插入/删除的短序列。

基因组序列比对技术的发展经历了几个重要阶段。早期序列比对算法：包括全局比对的 Needleman-Wunsch 算法和局部比对的 Smith-Waterman 算法，这些算法在计算上非常耗时且内存消耗大；Banded Smith-Waterman algorithm：优化了传统算法的处理时间及内存消耗，但可能产生非最优比对结果；Hirschberg 算法：将经典算法的内存消耗降低一个数量级；wavefront 算法：2020 年发表，其内存消耗与输入序列间的不相似性联系，使其可以比对更长的序列；Seed-and-extend 方法：通过使用共有的 k-mers 或共线性的 k-mers 作为 seed 向两侧延伸，产生一个近似的最优比对；基于系统发育关系近的基因组的大规模共线性特性：包括共线性图谱构建，以及使用全局比对算法对每一个共线性区块进行单碱基分辨率的序列比对结果。BLAST（Basic Local Alignment Search Tool）算法：随着序列数据库的增长，BLAST 算法被开发出来，是一种用于比较生物序列的强大的序列相似性搜索工具，它能够快速地在序列数据库中识别与查询序列具有一定相似性的序列，用于快速搜索一个序列是否与数据库中的序列相似。BLAST 算法基于局部序列比对，通过寻找两段序列之间的同源序列并对比对区域进行打分，以确定同源性的高低。它使用一种基于 k-mer（k 个连续核苷酸或氨基酸序列）的索引方法，通过创建一个哈希表或类似的数据结构来存储数据库序列中的 k-mer，并将其映射到序列位置，从而快速查找与查询序列相似的 k-mer。为了提高比对速度和准确性，研究人员进一步开发了新的并行比对算法，如 BSAlign，该算法在带宽环境下实现了高效运算，并显著提高了比对速度。与现有并行算法相比，BSAlign 比对算法的速度提升了 2 倍，在长序列比对方面，其效率较基于编辑距离的比对算法提高了 1.5～4 倍。

基因组序列比对技术的基本步骤通常包括以下几个过程：

1. 序列收集　确定需要进行比对的基因序列。这些序列可能来源于实验室测序结果，或者从公共数据库如 NCBI GenBank、Ensembl 等获取。

2. 序列预处理　对序列进行必要的预处理，包括去除低复杂性区域、过滤掉重复序列、确定开放阅读框（ORF）等。

3. 选择比对工具　根据序列的长度、比对的目的和复杂性选择合适的比对工具。常用的基因序列比对工具包括 BLAST、Clustal 等。

4. 确定比对类型　选择适当的比对类型，例如一对一比对（用于两个序列之间的比较）或多序列比对（用于多个序列之间的比较）。

5. 执行比对　使用选定的工具和参数进行序列比对，包括设置匹配和错配分数、间隙惩罚等。

6. 比对结果分析　分析比对结果，识别保守区域、变异区域、同源基因和可能的基因家族。

7. 比对视图　使用序列比对视图工具，如 GeneDoc、Boxshade 等，来可视化比对结果，这有助于直观地理解序列间的相似性和差异性。

8. 比对质量评估　通过比对得分、置信度、E 值等参数来评估比对的质量。

（三）基因组注释

基因组注释是一项复杂的生物信息学任务，其目的是识别基因组序列上的各类元素，通过对基因组序列进行分析和预测，确定基因的位置和结构并推断它们的生物学功能。基因组注释是基因组学分析的重要环节，它有助于研究基因的分布和结构，为基因的功能研究提供基础。

基因组注释利用比较基因组学揭示基因的保守性和特异性，通过基因本体论（gene ontology，GO）对基因的功能进行分类，并结合通路分析确定基因在生物体代谢和信号传导通路中的作用。此外，基因组浏览器使得基因组数据的可视化成为可能，便于研究人员直观地查看和分析。实验验证是基因组注释不可或缺的一环，确保预测的准确性。注释结果的整合到公共数据库如 NCBI GenBank 和 Ensembl，为科学界提供了宝贵的资源。基因组注释是一个动态更新的过程，需要不断地根据新的实验数据和人群反馈进行修正和完善。

1. 物种拉丁学名和基因 ID 的确定　在开始基因组注释之前，需要确定物种的拉丁学名，物种的拉丁学名通常遵循双名法（binomial nomenclature），由属名（genus）和种加词（specific epithet）组成。属名通常是一个名词，首字母大写；种加词通常是一个形容词或名词，首字母小写，两者都以斜体表示。例如，人类的拉丁学名为 Homo sapiens，其中"Homo"是属名，"sapiens"是种加词，意为"智慧的人"。基因 ID 是标识特定基因的唯一编号。在基因组注释中，每个基因都会被赋予一个 ID，以便于后续的数据分析和管理，它可能包括 NCBI 的 Entrez ID、HGNC Symbol、Ensembl ID、UCSC gene ID 和 KEGG gene ID 等。基因 ID 的命名规则可能因数据库和研究项目而异，但通常会包含物种信息和基因的唯一标识。

2. 同源物种的选择 在基因组注释中，选择同源物种是为了利用它们的基因或蛋白序列信息辅助注释。一般选择 5 个左右的同源物种，这些物种需要有注释的基因/蛋白序列，以保证高组装和注释质量

3. 转录组数据的准备 转录组数据，包括 RNAseq 和 Iso-seq，用于结构注释中的转录辅助注释。建议使用自测同样本的数据以提高注释的准确性。

4. 参考基因组的获取 对于非从头组装的项目，需要下载参考基因组，如 UCSC 网站上的 hg19 参考基因组，用于后续的序列比对和注释。

5. 基因组文件的准备 需要准备基因组文件，如 chromFa.tar.gz，其中包含了基因组的组装序列，重复序列等信息。

6. 基因组组装质量的评估 在注释前，需要检查组装是否合格，估涉及连续性、完整性和准确性 3 个主要方面。

(1) 连续性评估：N50 统计是评估基因组组装连续性的重要指标，指的是最大的 contig 或 scaffold 长度，使得所有 contig 或 scaffold 长度之和的一半至少等于这个值。L50 表示达到 N50 值时的 contig 或 scaffold 的数量。QUAST（Quality Assessment Tool for Genome Assemblies）是一个常用的基因组组装质量评估工具，可以计算包括 N50、L50、GC 含量等 contig 基本信息，也可以通过比对参考基因组计算 fraction、duplication、misassembly 等信息。

(2) 完整性评估：BUSCO（Benchmarking Universal Single-Copy Orthologs）评估利用 OrthoDB 直系同源数据库构建的基因集，通过比对鉴定组装结果是否包含这些保守的单拷贝基因，从而评估组装结果的完整性。Merqury 是一个基因组组装质量评估工具，可以评估基因组的完整性和准确性，通过比对测序数据和基因组组装结果，计算基因组的 QV 值（Quality Value），反映基因组的错误率。

(3) 准确性评估：将测序数据比对回组装的基因组，评估比对率、覆盖度以及深度，从而评估组装的准确性。也可以选用 Kmer 频率分析，通过分析测序数据的 kmer 频率分布，可以评估基因组组装的准确性和完整性。

7. 重复序列的识别 重复序列广泛存在于真核生物基因组中，重复序列识别是指对基因组中的重复序列进行识别、分类和标记的过程。这些重复序列包括简单重复序列（如短串联重复、微卫星等）和复杂重复序列（如转座子、LTR 反转录转座子等）。需要使用工具如 RepeatMasker 和 RepeatProteinMask 进行识别和注释。

基因表达分析研究了基因在不同条件下的表达模式和水平的过程。它涉及识别和定量 RNA 分子（mRNA、非编码 RNA 等），以了解基因何时、何地以及在何种水平上被转录。基因表达分析对于理解基因的功能、基因调控网络以及在疾病状态下基因行为的变化至关重要。它有助于研究基因的表达模式和功能，为基因的功能研究和疾病研究提供依据。

（四）常用基因组数据库

基因组数据库对为研究人员提供了一个宝贵的资源库，用于存储、共享和分析大量的

基因组数据，这些数据不仅包括原始测序数据和组装后的基因组序列，还包括基因表达数据等。这些数据库配备的生物信息学工具使得研究人员能够进行序列比对、基因预测和表达分析，从而深入理解基因组的结构和功能。此外，基因组数据库通过提供基因功能注释和通路分析，帮助科学家揭示基因在生物学过程中的作用，推动疾病研究和精准医学的发展。它们还为生物多样性研究和保护提供支持，提高科研效率，促进新药的发现和开发，并作为教育和培训的资源，对于推动生物学研究和应用具有深远的影响。

1. GenBank　由美国国家生物技术信息中心（NCBI）维护的综合性基因组数据库，包含了来自全球各地研究人员的基因组序列数据。GenBank 是生物信息学领域最常用的基因组数据库之一，它为科学家提供了丰富的基因组数据资源，促进了基因组学的研究和应用。

2. Ensembl　由欧洲分子生物学实验室-欧洲生物信息研究所（EMBL-EBI）维护的基因组数据库，提供了高质量的基因组注释和比较数据。Ensembl 是一个高度集成和用户友好的基因组数据库，它为科学家提供了全面的基因组数据资源，包括基因定位、基因结构和基因功能等信息。

3. UCSC Genome Browser　由加州大学圣克鲁兹分校（UCSC）维护的基因组浏览器，用户可以通过它直观地查看基因组的结构和功能。UCSC Genome Browser 是一个可视化工具，它为科学家提供了直观、便捷的基因组数据查询和可视化服务，促进了基因组学的研究和应用。

4. The Cancer Genome Atlas（TCGA）　由美国国家癌症研究所（NCI）开发的癌症基因组数据库。TCGA 是一个癌症基因组数据资源，它为研究人员提供了一个全面的、公开的数据平台，用于探索和分析多种癌症类型的基因组变异。

5. dbSNP　由美国国立生物技术信息中心（NCBI）维护的数据库，它详细记录了人类基因组中的单核苷酸多态性（SNP）和其他遗传变异。dbSNP 是研究遗传变异、疾病关联以及个体差异的重要资源，为科学家提供了丰富的遗传信息，支持精准医学和基因组学研究。

6. RefSeq　由美国国家生物技术信息中心（NCBI）开发的参考序列数据库。RefSeq 是一个综合性的基因组序列资源，它提供了精选的、高质量、准确注释的序列数据。RefSeq 旨在建立一个包含所有已知基因的参考标准集合，使得科学家可以轻松访问和利用这些序列信息。通过提供一致的、高质量的序列和注释，RefSeq 支持基因组学、遗传学、进化生物学以及医学研究等领域的研究和应用。

二、蛋白质结构与功能预测

蛋白质结构与功能预测是生物信息学中的一个重要领域，它涉及对蛋白质序列和结构的分析以预测其功能和相互作用。它涉及从蛋白质的氨基酸序列或其三维结构中推断其生物学功能。这一过程对于理解蛋白质的作用机制、指导药物设计以及揭示疾病相关的分子途径至关重要。

蛋白质结构预测主要依赖于以下几种方法：同源建模、从头建模和基于机器学习的建模。同源建模利用已知的同源蛋白质结构作为模板来构建目标蛋白质的结构，适用于有已知同源结构的蛋白质。从头建模则不依赖于数据库信息，通过能量函数模拟构象来发现新结构，但这种方法计算成本高，通常只适用于小蛋白。基于机器学习的建模，尤其是深度学习算法，近年来在蛋白质结构预测中取得了显著进展，如 AlphaFold2、RoseTTAFold 和 ESMFold 等模型。AlphaFold2 是 DeepMind 开发的一种深度学习模型，它通过结合蛋白质结构的进化机制、物理和几何约束规则，实现了卓越的蛋白质结构预测性能。AlphaFold2 的预测结果已经达到接近原子的精度，极大地推动了蛋白质结构预测领域的发展。

蛋白质功能预测则通常基于蛋白质的结构信息或序列信息。基于结构的方法认为具有相似空间结构的蛋白质往往拥有相同的功能。这些方法通过比较蛋白质在三维结构上的特定结合区域的相似性来推断未知蛋白的功能。而基于序列的方法则通过分析蛋白质的氨基酸序列来预测其功能，通常涉及机器学习算法，如 KNN、朴素贝叶斯、SVM 和神经网络等。

深度学习在蛋白质功能预测中的应用也在不断发展，图神经网络（GNN）在这一领域表现出了特别的优势。GNN 能够通过对蛋白质的结构和相互作用图进行建模，捕捉蛋白质之间的关系和结构信息，从而实现对蛋白质功能的推断和预测。

蛋白质结构与功能预测的技术发展，尤其是深度学习技术的应用，极大地推进了我们对蛋白质行为的理解，在生物医学研究中展现出巨大的应用潜力。

（一）蛋白质结构预测

蛋白质功能预测是指利用计算方法从蛋白质的序列、结构或相互作用网络中推断其生物学功能的过程。这一领域的发展对于理解蛋白质的作用机制、指导药物设计以及揭示疾病相关的分子途径至关重要。通过计算机模拟和算法预测蛋白质的三维结构。

1. 蛋白质结构预测的基本方法

（1）基于序列和网络信息的预测方法：深度学习方法，如 DeepGOPlus，能够结合蛋白质序列信息和基于序列相似性的预测，实现快速而准确的蛋白质功能预测。这种方法通过深度卷积神经网络模型，可以处理长达 2000 个氨基酸的序列，覆盖了 UniProt 中 99％以上的序列，并且可以用于宏基因组学的功能预测。

（2）基于图神经网络的预测方法：图神经网络（GNN）能够对蛋白质的结构和相互作用图进行建模，捕捉蛋白质之间的关系和结构信息，从而实现对蛋白质功能的推断和预测。例如，Graph2GO 是一种基于多模态图的前馈神经网络架构，它整合了蛋白质结构、序列、亚细胞位置和相互作用网络等多种数据类型，并利用变分图自编码器（VGAE）和图卷积神经网络（GCN）在基因本体上进行功能推断。

（3）基于深度学习框架的预测方法：DeepFunc 是一种深度学习框架，能够从蛋白质序列和网络信息中准确预测蛋白质功能。它结合了 PPI 网络的拓扑特征和基于子序列的特征，使用深度学习技术高效地对从 InterProScan 中提取的高维向量进行简化，再与 PPI 网络中提取的拓扑特征相结合之后进行功能预测。

（4）基于卷积神经网络的结构-功能预测方法：例如，CNN model 是一种基于卷积神经网络的结构-功能预测方法，用于从血红素蛋白的活性位点的三级结构中预测蛋白质功能，以研究结构与功能之间的关系。

（5）基于相互作用网络的蛋白质功能预测方法：这类方法运用蛋白质与其他生物分子之间的互作关系来推断蛋白质的功能。例如，NetGO 是一个 Web 服务器，它通过整合海量蛋白质-蛋白质网络信息来提高大规模蛋白质自动功能预测的性能。

2. 蛋白质结构预测的基本步骤

（1）序列获取：预测的起点是获得目标蛋白质的氨基酸序列，这可以通过实验测序或从公共数据库检索获得。

（2）序列分析：对序列进行初步分析，以确定其长度、保守域、功能位点等特征，为后续建模提供信息。

（3）同源搜索：使用 BLAST 等工具在蛋白质结构数据库中搜索与目标序列相似的已知结构，以确定是否可以进行同源建模。

（4）模板选择与同源建模：如果找到合适的已知结构模板，采用同源建模方法，包括序列比对、结构构建和模型优化，以生成初步的三维模型。

（5）从头预测：如果没有找到合适的已知结构模板，需要采用从头预测方法来预测蛋白质的三维结构。从头预测是一种不依赖于已知结构模板的预测技术，它通过计算方法来模拟蛋白质的折叠过程、生成可能的三维结构，并通过能量评估来预测最稳定的结构形态。在这一领域，谷歌 DeepMind 开发的人工智能系统 AlphaFold3 代表了一种突破性的进展，它提供了一种高度精确的从头预测方法。AlphaFold3 利用深度学习技术，能够分析蛋白质序列并预测其三维结构，其预测的精度在某些情况下可与实验确定的结构相媲美。

（6）模型优化：无论是同源建模还是从头预测得到的模型，都需要通过能量最小化和分子动力学模拟进一步优化，以提高模型的准确性和稳定性。

（7）验证与评估：通过实验方法对预测的结构进行验证和评估，确保其科学性和适用性。

（二）蛋白质功能预测

通过分析蛋白质的结构和功能特征，预测蛋白质在生物体内的作用和功能。随着基因组学和蛋白质组学技术的不断进步，科研人员能够迅速识别基因组中蛋白质编码序列，但深入了解这些蛋白质的功能及其在生物过程中的确切作用仍是一个挑战。蛋白质功能预测不仅有助于理解蛋白质之间的相互作用网络，进一步理解细胞信号传导以及代谢途径，还可以为基因组学研究提供更全面的信息，甚至能够用来识别潜在的药物靶点或发现新的药物分子。此外，蛋白质功能预测通过提供关于蛋白质可能功能的线索，可以指导实验设计，减少实验室工作量，并加速新药的发现和开发过程。因此，蛋白质功能预测是连接基因组信息与生物学功能的重要桥梁，目前预测主要包括基于蛋白质序列或者基于蛋白质结构的两类预测方法。

1. 基于蛋白质序列的功能预测方法

（1）基于同源性的方法：通过找到与待预测蛋白质序列相似的已知功能蛋白质，并将这些蛋白质的功能注释赋予待预测蛋白质。常用的序列比对技术包括 FASTA、BLAST 和 PSI-BLAST，这些方法通常将序列相似性与功能相似性联系起来。

（2）基于蛋白质特征提取的方法：蛋白质序列由 20 个不同的氨基酸排列组合而成，将这些字符串转换成数值形式才能被计算机识别。特征提取是将蛋白质序列转换为其对应的数值形式的过程，以便机器学习模型可以处理。

2. 基于蛋白质结构的功能预测方法

（1）全局折叠相似比较：通过比较蛋白质的三维结构来推断功能，因为具有相似空间结构的蛋白质往往拥有相同的功能。

（2）局部活性位点特征描述：许多酶的功能几乎完全由蛋白质结构上的这些活性位点来决定，因为在进化过程中，蛋白酶活性位点周围残基能够始终保持高度保守。

（三）蛋白质组数据库

蛋白质组数据库是专门存储蛋白质相关信息的数据库，它们收集、整理和存储大量的蛋白质数据，包括蛋白质序列、结构、功能、互作关系、表达模式、疾病关联等信息。这些数据经过验证和标准化后，被整合到数据库中，使研究者能够方便地访问和利用这些数据进行各种研究工作。

1. PDB　国际蛋白质数据库（protein data bank，PDB）是一个存储生物大分子（如蛋白质、核酸和糖）三维结构的数据库。PDB 成立于 1971 年，是国际上最著名、最完整的蛋白质三维结构数据库，最初由美国 Brookhaven 国家实验室创建，并由结构生物信息学研究合作组织（Research Collaboratory for Structural Bioinformatics，RCSB）维护，并由全球蛋白质数据库组织（Worldwide Protein Data Bank，wwPDB）管理，包括 RCSB PDB、Protein Data Bank Japan（PDBj）、Protein Data Bank in Europe（PDBe）和 Biological Magnetic Resonance Bank（BMRB）。PDB 档案目前包含约 130 000 个条目（截至 2017 年 5 月），这些条目包括通过 X 射线单晶衍射、核磁共振和电子显微镜等实验方法确定的生物大分子的三维结构。PDB 数据库以文本文件的形式存储数据，每个分子使用一个独立的文件（.pdb 文件），PDB 文件是一种标准文件格式，包含原子坐标等信息，每行信息称为一个记录（record），记录类型包括标题部分、一级结构和杂因子等。RCSB PDB 的官方网址是 https：//www.rcsb.org/，用户可以访问这个网站来搜索和下载 PDB 数据。PDB 维护的蛋白质结构数据库，包含了已解析的蛋白质三维结构数据，是生物信息学领域最常用的蛋白质结构数据库之一，它为科学家提供了丰富的蛋白质结构数据资源，促进了蛋白质结构研究的发展。

2. UniProt　由欧洲分子生物学实验室-欧洲生物信息研究所（EMBL-EBI）维护的蛋白质序列数据库，提供了全面的蛋白质序列信息和相关注释。UniProt 是全球有关蛋白质方面信息最全面、使用频率高、冗余度最低的蛋白数据库，可免费获取高质量的蛋白序列和功能信息。数据库由 Swiss-Prot、TrEMBL 和 PIR-PSD 三大数据库的数据整合而成。其数据主要来自基因组测序项目完成后获得的蛋白质序列，并包含了大量来自文献和人工注释的蛋白质的生物功能的信息。UniProt 数据库功能模块主要包含蛋白序列、结构域、亚细胞定位、翻译后修饰，表达情况，蛋白互作等，可以与其他数据库如三维结构数据库、2-D凝聚电泳数据库、蛋白质家族数据库数据共享，可以查找蛋白序列、功能信息、结构域、修饰位点。UniProt是一个综合性蛋白质数据库，它为科学家提供了全面的蛋白质序列数据资源，包括蛋白质的氨基酸序列、蛋白质的结构和功能等信息。访问UniProt数据库不需要注册和登录，但注册用户可以享受更多功能，如保存搜索结果、创建和管理个人列表等。在UniProt主页上，有一个简单的搜索框，用户可以输入感兴趣的蛋白质名称、基因名称、UniProt ID、序列、功能关键词等进行搜索。对于更加复杂的查询，用户可以使用高级搜索功能，通过多种条件（如物种、序列长度、功能域等）进行精确检索。

3. InterPro　是一个蛋白质综合数据库，整合了蛋白质结构域、蛋白质家族、功能位点，结合位点等信息。Interpro在整合多个数据库的同时，去掉了冗余，提供了一个统一的接口，用来对序列进行功能注释，每两个月会更新一次。它整合了多个蛋白质家族、结构域和功能位点的数据库，如Pfam、PRINTS、ProDom、SMART、TIGRFAMs和PANTHER等，提供了一个全面的蛋白质注释系统。

4. The Human Protein Atlas　由瑞典Science for Life Laboratory（SciLifeLab）维护的蛋白质表达和分布数据库。The Human Protein Atlas是一个专注于人类蛋白质的数据库，它为研究人员提供了关于蛋白质在不同组织、细胞类型和生物体液中的表达模式和分布情况的详细信息。

5. iProX（国际蛋白质组学交流平台）　iProX是一个由中国蛋白质组学研究者建立的数据库，旨在存储和分享基于质谱的蛋白质组学数据。iProX为科研人员提供了一个平台，用于提交、管理和访问蛋白质组学数据，支持数据的标准化和共享。iProX数据库也遵循ProteomeXchange的数据标准，促进了全球蛋白质组学数据的整合和分析。截至2021年8月，iProX已接收1 526个数据集，总数据量达到92.42 TB。iProX能够支持PB级数据存储、千亿光谱记录、秒级时延服务能力，满足蛋白质组学领域快速发展的需求。

三、转录组学分析

转录组是基因组中基因表达的动态快照，它反映了在特定时间和条件下，哪些基因被转录成mRNA。这些mRNA分子随后可以被翻译成蛋白质，形成蛋白质组。因此，转录组是基因组和蛋白质组之间的桥梁，它揭示了基因如何被调控以及这些调控如何影响蛋白质的产生。转录组学是研究细胞中基因转录情况及转录调控规律的学科，关注的是特定条件下细胞中所有转录本（包括mRNA、tRNA、siRNA、miRNA及lncRNA等）的集合。转录组测序（RNA-Seq）利用高通量测序技术对组织或细胞中的所有RNA反转录而成的cDNA文库进行测序。通过统计相关读段（reads）数计算出不同RNA的表达量，发现新的转录本。如果有基因组参考序列，可以把转录本映射回基因组，确定转录本位置、剪切情况等更为全面的遗传信息。

（一）转录组学分析的基本步骤

1. 样本准备　选择合适的生物样本，如细胞、组织或生物体液。确保样本的新鲜度和保存条件，以保持 RNA 的完整性。

2．RNA 提取　使用适当的试剂和方法从样本中提取总 RNA，常用的方法包括酸性酚氯仿抽提法、柱纯化法等。评估 RNA 的质量和纯度，通常通过测定 OD260/280 比值和电泳分析来完成。

3．文库构建　对提取的 RNA 进行文库构建，包括 RNA 的片段化、cDNA 合成、末端修复、接头连接等步骤。对于单细胞转录组学，需要将单个细胞的 RNA 进行独特的条形码标记，以区分不同的细胞。

4．高通量测序　使用高通量测序技术（如 Illumina、PacBio 或 Oxford Nanopore）对文库中的 cDNA 片段进行测序，生成大量的短读序列或长读序列。

5．数据质量控制　对原始测序数据进行质量控制，去除低质量的读段、接头序列和污染物。使用质量控制工具（如 FastQC、Trimmomatic）来提高数据质量。

6．序列比对　将清洁的读段比对到参考基因组或转录组上，确定每个读段的来源。使用比对工具（如 HISAT2、STAR、TopHat2）进行比对分析。

7．表达量定量分析　计算基因或转录本的表达量，通常以 RPKM（Reads Per Kilobase Million）、FPKM（Fragments Per Kilobase Million）、TPM（Transcripts Per Million）来表示。使用定量工具（如 HTSeq、featureCounts、Cufflinks）来估计表达量。

8．差异表达分析　比较不同样本或条件下的基因表达差异，识别差异表达的基因或转录本。使用统计软件（如 DESeq2、edgeR、limma）进行差异表达分析。

9．功能注释和富集分析　对差异表达的基因进行功能注释，了解其生物学功能和通路。使用富集分析工具（如 GOseq、GSEA、KEGG）来识别显著富集的生物学过程和通路。

10．结果验证　使用实验方法（如 qPCR、Northern blot）对关键结果进行验证。

（二）转录组学分析方法

转录组学的发展经历了从传统转录组学（Bulk RNA-seq）到单细胞转录组学（scRNA-seq），再到空间转录组学（spatial transcriptomics）的 3 个阶段。最初，Bulk RNA-seq 技术允许研究者获得大量细胞中基因的平均表达水平，但无法揭示单个细胞的转录表达水平。随后，单细胞转录组测序技术的发展使得研究者能够在单个细胞水平上构建每个细胞的表达谱，揭示细胞间的异质性，但这一过程中会丢失空间位置信息。近年来，空间转录组学技术的兴起使得研究者能够在组织原位同时获得基因表达特征和空间分布数据，进一步推进了对组织原位细胞真实基因表达的研究。此外，表观转录组学作为一个新的研究领域，关注 RNA 分子上的化学修饰，这些修饰在调控基因表达中扮演着重要角色。转录组学技术的发展极大地推动了生命科学领域对基因表达调控机制的深入理解，并在生物学和医学研究领域中得到广泛应用。

1．Bulk RNA-seq　随着第二代测序技术的迅猛发展，因其高通量、快速、低成本的特点成为解决生物学问题的首选方法之一。这项技术使得研究者能够在无芯片的情况下，通过测序直接获得转录组数据，提供了更全面的基因表达信息。Bulk RNA-seq 是一种高通量测序技术，它通过提取组织、器官或一群细胞的混合 RNA 进行测序，得到的是一群细胞的转录组的平均数据。这种方法能够测量基因表达模式、异构体表达、选择性剪接和单核苷酸多态性。然而，Bulk RNA-seq 的主要限制在于它无法区分单个细胞的特异性信息，因此在复杂的表达动态系统中可能无法使用，也无法研究基因表达的特性。尽管如此，Bulk RNA-seq 在生物医学研究中仍然发挥着重要作用，尤其是在考虑到单细胞测序和空间转录组测序在大量样本应用的可行性时。此外，Bulk RNA-seq 数据还隐藏着更多生物学信息，包括拷贝数变化、微生物污染、转座元素、细胞类型（解卷积）以及新抗原的存在，而先进的生物信息学算法能够从 Bulk RNA-seq 数据中提取这些信息，从而扩大其应用范围。

2. 单细胞转录组学（scRNA-seq） 是一项在单个细胞水平上分析基因表达的技术，它通过分离单个细胞、提取 RNA、逆转录成 cDNA 并进行高通量测序来实现。这项技术能够揭示细胞群体中的异质性，识别不同细胞类型，并追踪细胞发育路径。单细胞转录组学的主要优势包括识别同一组织中的多种细胞亚群、区分转录水平变化的来源，以及在细胞分化研究中识别发育阶段。它不仅提高了研究的分辨率，还允许对稀有细胞进行分析，对免疫学、肿瘤学和遗传学等领域的研究产生了重大影响。此外，单细胞转录组学还能促进对体外受精胚胎的植入前筛查和基于循环肿瘤细胞的癌症诊断。随着技术的发展，单细胞转录组学已经能够与基因组学、蛋白质组学分析相结合，并在原位测量，以揭示组织内相邻细胞之间的复杂空间组织和功能关系。

3. 空间转录组学（spatial transcriptomics） 近年来，空间转录组学的发展使得研究者可以在组织原位同时获得基因表达特征和空间分布数据，进一步推进了对组织原位细胞真实基因表达的研究。空间转录组学是一项新兴技术，它通过整合高分辨率成像和转录组数据，使研究人员能够在多种生物系统中高通量分析转录本的空间定位。这项技术弥补了 scRNA-seq 无法捕捉细胞空间信息的缺陷，提供了细胞如何在空间中排列以及它们如何表达基因的深入理解，从而揭示生物系统的复杂分子架构。空间转录组学技术主要分为两大类：基于成像的技术，如 MERFISH 和 seqFISH＋，这些技术能够实现单细胞或亚细胞级别的分辨率；以及基于测序的技术，主要通过高通量测序方法捕获基因表达模式，如 Slide-seq 和 Visium 技术，这些方法提供了组织样本中基因表达的更广泛空间背景。空间转录组学的发展，使得研究人员能够在组织原位同时获得基因表达特征和空间分布数据，这对于理解细胞间通信、组织发展以及疾病机制具有重要意义。

4. 表观转录组学（epitranscriptomics） 是研究 RNA 分子上化学修饰及其对基因表达影响的新兴领域。这些修饰包括 m6A、m1A、m5C、假尿苷、肌酐等，它们分布在真核生物 mRNA 上，并影响 mRNA 的代谢与功能。表观转录组学揭示了 RNA 修饰的可逆性和动态调控，这些修饰在发育、组织稳态及疾病发生过程中扮演重要角色，尤其在癌症中与肿瘤进程中的基因表达调控密切相关。该领域的发展得益于高通量测序技术和质谱技术的进步，使得在表达丰度较低的 mRNA 中检测和鉴定化学修饰成为可能。利用质谱技术（LC-MS/MS）检测总体 mRNA 中各修饰碱基的表达量，利用表观转录组测序技术（MeRIP-Seq）检测特异修饰在 mRNA 转录本上的丰度与分布，结合 mRNA 修饰酶（writer）、去修饰酶（eraser）和修饰识别蛋白（reader）的敲除与过表达技术，研究人员正在不断地开拓表观转录组学领域。表观转录组学不仅扩展了 mRNA 上存在的修饰种类，还对转录本的修饰类型与位置进行注释，绘制不同物种间的保守修饰位点图谱，检测环境变化所引起的修饰表达与分布改变，阐明这些改变对 mRNA 生成、稳定性与翻译的影响，揭示动态修饰介导的生理病理学效应。

（三）转录组数据库

转录组学数据库是专门存储和管理大量转录组数据的资源库，它们为研究人员提供了基因表达水平、转录本组成和调控信息等重要数据。这些数据库的发展始于 1986 年基因组学概念的提出，并随着高通量测序技术的进步而迅速发展。转录组学数据库的建立，使得研究人员能够从 RNA 的角度研究细胞或生物体，补充了单一从 DNA（基因组学）或蛋白质（蛋白质组学）角度的研究局限。

1. 国家基因组科学数据中心（NGDC） 是以中国科学院北京基因组研究所（国家生物信息中心）作为依托单位，联合中国科学院生物物理研究所和中国科学院上海营养与健康研究所共同建设的国家级数据中心，是一个综合性数据库，它不仅包含转录组数据，还涵盖了基因组学、蛋白质组学等多个领域的数据。该中心旨在建立生命与健康大数据汇交存储、安全管理、开放共享与整合挖掘研究体系。

2. NCBI 的 Gene Expression Omnibus（GEO） 是 NCBI 维护的一个高通量基因表达数据库，收录了全球范围内研究者上传的微阵列芯片、二代测序以及其他形式的高通量基因组数据，并提供免费下载。GEO 分为 GEO DataSets 和 GEO Profiles 两个子数据库，GEO DataSets 以数据集为单位存储数据，而 GEO Profiles 以基因为单位存储基因在数据集中的表达谱。

3. ArrayExpress 数据库 是欧洲生物信息学研究所 EBI 旗下的微阵列基因表达数据的公共数据库，它提供了一个存储和检索微阵列数据的平台，支持多种类型的基因表达数据。

4. STOmicsDB 是一个用于空间转录组学数据共享、分析和可视化的综合数据库。它整合了多个物种的空间转录组数据集，并提供了用户友好的界面用于快速可视化数百万细胞。此外，STOmicsDB 还提供了定制子数据库的能力，以协助研究人员进行空间转录组分析。

5. GO（Gene Ontology）数据库 由基因本体论联合会建立，该数据库将全世界所有与基因有关的研究结果进行分类汇总，对不同数据库中关于基因和基因产物的生物学术语进行标准化，对基因和蛋白功能进行统一的限定和描述。GO 数据库按照 BP（生物过程）、MF（分子功能）、CC（细胞组分）三大类别对基因的产物—蛋白质进行分类注释。

6. KEGG（京都基因与基因组百科全书）数据库 是一个整合了基因组、化学和系统功能信息的数据库，旨在揭示生命现象的遗传与化学蓝图。KEGG 数据库最优的地方在于拥有描绘已知通路的代谢通路图。

7. SwissProt 数据库 是一个经过注释的蛋白质序列数据库，由欧洲生物信息学研究所（EBI）维护。数据库中的蛋白质的功能经过了实验验证，注释是十分精确的。

转录组学数据库的发展，不仅推动了生物学研究的进展，也为医学研究、临床研究和药物研发等领域提供了重要的数据支持。随着单细胞转录组学的发展，转录组数据库在揭示细胞异质性和动态变化方面将发挥更大的作用。同时，数据标准化与整合、多组学数据的集成分析是转录组数据库面临的挑战和未来发展的重要方向。

§6.3　生物信息学相关软件工具

生物信息学相关软件工具是实现生物信息学研究的基础，它们涵盖了从序列比对、基因预测、蛋白质结构预测到转录组分析等多个方面。这些工具的使用对于完成生物信息学研究具有重要意义，因为它们能够处理和分析大量的生物数据，从而揭示基因和蛋白质的结构、功能以及调控机制。例如，基因组浏览器（如 UCSD Genome Browser 和 IGV）允许研究人员查看和比较基因组序列；而软件如 Bowtie2、STAR 用于序列比对，GATK、Varscan 用于突变检测。这些工具不仅提高了研究效率，还促进了新知识的挖掘和实验室研究与临床应用的结合。此外，生物信息学软件工具在药物设计、个体化医学以及精准医疗中也发挥着关键作用，通过分析基因大数据，提前了解疾病风险因素，并进行预防和干涉。因此，掌握和使用这些软件工具对于生物信息学研究至关重要，它们是连接生物数据与科学发现的桥梁。生物信息学领域涉及大量的不同种类的数据的分析和处理工作，因此这个领域就必然产生许多不同类型的软件工具，比如处理 DNA、RNA、蛋白质序列等不同层面的数据。按照使用难易程度，生物信息学工具与软件平台大致分成 3 类：网页工具（最易上手）、云平台（有门槛，比如需要看视频教程）、编程语言（起码三五个月的学习）。生物信息学工具与软件平台是科学家进行生物信息学研究的重要工具，它为科学家提供了强大的分析工具和灵活的工作流构建功能，有助于进行高通量数据分析、基因表达谱分析以及基因组学研究。

一、序列比对工具

这些工具用于识别生物序列之间的相似性和差异性，是研究基因和蛋白质进化关系的基础。

（一）BLAST

由美国国家生物技术信息中心（NCBI）开发的序列比对工具，用于比较两个或多个生物序列之间的相似性。BLAST 是生物信息学领域最常用的序列比对工具之一，它允许研究人员将一个或多个序列查询与数据库中的序列进行比较。BLAST 通过局部比对算法快速识别出高度相似的序列区域，广泛用于基因鉴定、功能注释以及研究序列间的进化关系。BLAST 的优点是最广泛使用的序列比较工具之一，它快速且适用于大规模数据库搜索，提供了多种算法变体，如 BLASTp、BLASTn、BLASTx 和 tBLASTn，适用于不同类型的序列比较，它还提供了在线接口，使得用户无须安装即可使用。但是，对于长序列或全基因组比较，BLAST 可能不如一些专门的工具高效。此外，BLAST 的精确度在某些情况下可能不如其他局部或全局比对工具。因此，BLAST 适用于快速数据库搜索和初步的序列相似性评估。

（二）ClustalW

由剑桥大学（University of Cambridge）开发的蛋白质序列比对和多重序列比对工具。Clustal 是一个用于多重序列比对的程序，它采用迭代方法进行比对，能够处理大量序列数据。Clustal 特别适用于快速生成多个序列的比对结果，是研究蛋白质多样性和进化关系的重要工具。

（三）Hmmer

由英国爱丁堡大学（University of Edinburgh）和华盛顿大学（University of Washington）联合开发的生物信息学序列分析工具。Hmmer 是一个用于生物序列分析的软件包，它使用隐藏马尔可夫模型（HMM）来识别序列数据库中的模式和家族特征。Hmmer 可以预测序列的家族成员身份，识别功能域，并推断序列的进化关系，是功能注释和系统发育分析的有力工具。

二、基因表达数据分析工具

基因表达数据工具专注于分析基因表达数据，帮助研究基因的功能和调控。

（一）GenePattern

由美国斯坦福大学（Stanford University）开发的基因表达数据分析工具。GenePattern 是一个基因表达数据分析工具，它为科学家提供了多种基因表达数据分析方法，包括聚类分析、分类分析等。

（二）Chipster

由芬兰赫尔辛基大学（University of Helsinki）开发的一款集成的生物信息学分析平台。Chipster 是一个基因表达数据分析工具，它为科学家提供了一套全面的基因表达数据分析流程，包括数据标准化、差异表达分析、功能富集分析等。

（三）GEOexplorer

由美国国家生物技术信息中心（NCBI）开发的基因表达数据探索工具。GEOexplorer 是一个基因表达数据分析工具，它为科学家提供了直观的数据探索和分析方法，包括数据检索、可视化展示和统计分析等，有助于研究基因在不同条件下的表达模式和功能。通过 GEOexplorer，科学家可以轻松访问和分析 GEO（基因表达综合数据库）中的大规模基因表达数据集，进而揭示生物过程和疾病状态下的基因调控机制。

三、生物网络分析工具

生物网络分析工具用于分析和可视化生物网络，如蛋白质相互作用的网络和基因调控的网络。

（一）Cytoscape

由美国加州大学圣地亚哥分校（UCSD）开发的生物网络分析工具。Cytoscape 是一个可视化工具，它为科学家提供了直观、便捷的生物网络分析服务，有助于研究基因和蛋白质的相互作用和调控关系。

（二）STRING

由欧洲分子生物学实验室（EMBL）开发的蛋白质-蛋白质相互作用分析工具。STRING 提供了一个数据库和搜索平台，使科学家能够探索和分析蛋白质间的相互作用网络，支持功能预测和疾病基因研究。

§6.4　生物信息学的未来发展趋势

生物信息学的发展已经超越了它最初的目标。随着高通量测序技术的发展，生物信息学在基因组学、蛋白质组学和系统生物学等领域的应用迅速增长，涉及序列测定、基因标注、宏基因组分析、蛋白质功能预测、结构预测和蛋白质相互作用网络等多个方面。但是，生物信息学分析发展存在几个主要局限。一是数据处理和分析难度：生物信息学需要处理和分析大量的基因组数据，这要求有高度的计算能力和专业的生物信息学技能。对于没有相关背景和经验的研究人员来说，数据处理和分析的难度较高。二是数据质量：基因组数据的质量直接影响生物信息学结果的准确性和可靠性。由于高通量测序技术的限制，基因组数据中可能存在错误和偏差。三是数据整合问题：多组学数据的整合是一个挑战，需要将不同来源和类型的数据（如基因组学、蛋白质组学）结合起来，以获得对生物系统的整体理解。因此在未来生物信息学发展将注重以下几个方面：

一、大数据和人工智能

生物信息学正进入大数据时代，面对多模态、多层次、高维度、非线性的复杂生物数据，需要发展相应的方法和技术进行有效整合。人工智能和机器学习的应用将在生物信息学中发挥越来越重要的作用，尤其是在数据挖掘、模式识别和系统生物学分析中。生物信息学的未来将重点发展大数据和人工智能，以应对生物医学数据的爆炸性增长和复杂性。随着高通量技术如单细胞测序和空间组学的发展，生物医学数据的维度和量级不断增加，给数据分析带来了前所未有的挑战。生物信息学结合人工智能，能够开发新的工具来分析大规模多维组学数据，这在药物发现、医学影像分析以及网络生物学等领域中发挥着越来越重要的作用。人工智能的应用有助于提高数据处理的效率和准确性，尤其是在基因组比对、蛋白质结构预测和生物网络分析等方面。然而，大数据的存储、管理、质控、可扩展性和整合性等方面仍面临挑战，利用 AI 解决这些问题将促进生物信息学的重大创新与突破，进一步加深我们对复杂生物过程的理解，为精准医疗提供更多可能性。

二、多组学整合

生物信息学的一个重要发展方向是整合多种类型的组学数据，以获得对生物系统的整体和全面的理解。这涉及将来自不同生物学层次的数据，如基因组学、转录组学、蛋白质组学和代谢组学等，进行综合分析，以获得对生物系统的全面理解。这种整合不仅能够揭示单个组学无法展现的生命过程，还能促进对复杂生物学问题的新见解。例如，通过整合转录组和蛋白质组数据，可以更准确地理解基因表达如何调控蛋白质合成。此外，随着单细胞和空间多组学技术的发展，计算策略的需求也在增加，以应对跨分子层整合信息的挑战。这些技术允许研究人员在单细胞水平上解析细胞状态，揭示细胞异质性，并在组织层面上理解基因表达的空间分布。未来的研究将进一步探索如何有效整合这些多维数据，以及如何利用这些信息来推动基础生物学和转化研究的进步。

三、空间转录组学

空间转录组学作为一个新兴领域，将转录组学与空间信息结合，为理解复杂的生物过程、疾病机制和组织异质性提供了重要见解。尽管面临分辨率、数据整合和标准化等挑战，空间转录组学的发展将为生物信息学带来新的机遇。生物信息学未来将重点发展空间转录组学，主要是因为这一技术能够在保留细胞空间信息的同时进行转录组分析，这对于理解复杂组织中的生理功能至关重要。空间转录组学可以深入揭示细胞相互作用的空间特征、组织内的空间基因表达模式，以及在空间与分子维度上揭示各种疾病模式。例如，它能够阐明肿瘤异质性，包括不同细胞群的特征和细胞亚群之间的局部聚集和相互作用，这对于开发针对肿瘤特定活动区域的靶向疗法具有重要意义。此外，空间转录组学有助于探索发育生物学机制，如胚胎发生和神经发生过程。然而，空间转录组数据具有高度复杂性，包括多维性、多模态和非线性，以及非理想性，如高噪声、低且不均匀的覆盖率和高丢失率，这要求方法理论创新和数据深度分析技术的进一步发展。未来的空间转录组技术将结合时间维度，从时空转录组的角度进一步提升研究水平，加深对组织细胞真实特征的理解，推动发育过程、癌症等疾病的研究和新疗法的发展。此外，空间转录组学技术的发展还将依赖于云计算和人工智能工具的进步，这些工具将使科学家能够更轻松、自由地解释复杂的时空数据，随着测序方法、文库构建方案和化学试剂的快速发展，成本将降低，有效地使时空分子病理学成为临床筛选、诊断和治疗监测的候选方法。

四、软件和工具革新

随着高通量测序技术的发展，生物信息学面临着处理和分析日益增长的生物医学数据的挑战。软件工具的使用也面临着挑战，如软件问题可能导致结果难以复现或得出错误结论，因此，构建用户友好、可互操作和可靠的生物信息学软件变得尤为重要。此外，人工智能（AI）在加速和增强生物信息学软件开发过程中的重要性不断增加，AI增强的云计算为自主研究铺平了道路。开发过程依赖于包括公共数据存储库、编程语言、开源工具和库以及社区和协作平台等一系列核心资源。因此，未来的生物信息学将需要更多创新的软件工具，以提高数据处理的效率和准确性，同时，也需要优化现有工具，以适应新的数据分析需求和挑战。

生物信息学在医学科研中的价值体现在其能够处理和分析海量的生物医学数据，从而为揭示疾病的分子机制和治疗靶点提供线索。它通过整合多组学数据，帮助科研人员初步识别和筛选与疾病相关的基因和蛋白质，预测疾病的风险因素，并为药物设计和个体化治疗提供理论基础。生物信息学的应用不仅提高了研究效率，促进了实验室研究成果向临床应用的转化，使根据个体的遗传特征定制治疗方案成为可能。此外，生物信息学在疾病标志物的发现、药物靶点的识别、药物设计以及基因芯片技术等方面都发挥着重要作用，对改善疾病诊断、治疗和预防具有重大意义。

§7

基础研究的方法学

由于时间和资源有限、基础研究的投入较大、对专业技术和知识要求较高以及基础研究条件受限等原因，临床医师对于基础医学研究常心生畏惧、望而却步。但是，参与和钻研基础医学研究一定会给临床医师带来更多的机会和收获，有助于深入理解疾病机制、探索新的治疗方法、推进医学科学进步和创新以及为临床实践提供科学依据。同时，优秀的基础研究成果可以极大提高临床医师的专业素养和行业竞争力，并拓展跨专业、跨学科的学术合作，服务临床工作的深入开展。

§7.1　医学基础研究的价值

关注基础医学的发展方向对临床医师有重要意义，有助于开展引领医学科学进步、指导临床实践、推动医疗技术创新的科研课题，对提升自我科研价值和学术影响力有重要指导意义。基础医学研究作为医学领域的基础科学之一，我们需关注其主要的发展方向，为医学科学的进步和人类健康的提升做出重要贡献。韩启德院士指出，受当前人类对机体和疾病认知水平的局限，很多医学问题难以从根本上获得突破，基础研究要从"预见性"的高度加强科研。基础研究是科技创新的源头，医学基础研究的开拓性、颠覆性，取决于其与其他领域学科的交叉深度与广度，也直接决定人类对生命科学认知的水平。

一、疾病机制的深入研究

基础医学研究将继续深入探究各种疾病的发生机制和发展过程，以及其与遗传、环境、生活方式等因素的关系。通过深入研究疾病的分子机制，可以为疾病的早期诊断、预防和治疗提供更有效的策略。

二、药物研发和创新

基础医学研究对药物研发和创新起着重要的推动作用。未来将继续开展基础医学研究，探索新的药物靶点和治疗策略，加速新药的发现和临床应用。

三、生物医学工程的发展

生物医学工程是基础医学和工程学相结合的交叉学科，其发展将在医学领域中发挥越来越重要的作用。生物医学工程的发展将推动医学设备、医疗器械等方面的创新，为医学诊疗提供更多更好的工具和技术支持。

四、个性化医学的实现

随着技术的发展，基础医学研究将更加注重个体差异和个性化治疗。通过深入研究基因组学、蛋白质组学等方面，可以为个性化医学的实现提供更多的科学依据，实现针对个体患者的精准治疗。

五、多学科交叉融合

未来基础医学的发展将更加注重多学科交叉融合，与生物信息学、工程学、物理学等其他学科的合作将更加密切。这种跨学科的合作有助于推动医学科学的进步和创新，拓展基础医学研究的边界。

六、新技术的应用

随着技术的不断进步，新的研究方法和技术将被应用到基础医学研究中，如基因编辑技术、单细胞测序技术、光学成像技术等。这些新技术的应用将为基础医学研究带来更多的可能性和机遇。

§7.2 细胞培养技术

基础医学的研究方法涵盖了多种实验技术和分析手段，旨在探究生物体内各种生命活动的基本规律、结构、功能以及相互关系。细胞培养技术是最基础也是最重要的研究手段之一。细胞培养（cell culture）是细胞和分子生物学中使用的关键工具，可以对细胞的生理学和生物化学进行建模。此外，细胞培养使研究人员能够确定药物和有毒化合物对细胞反应的影响。由于使用一批克隆细胞可获得一致和可重复的结果，细胞培养是当今研究中使用最广泛的技术之一。

一、概念

细胞培养是指在体外模拟体内环境（无菌、适宜温度、酸碱度和一定营养条件等），使之生存、生长、繁殖并维持主要结构和功能的一种方法。细胞培养又称细胞克隆技术，在生物学中的正规名词为细胞培养技术。不论对于整个生物工程技术，还是其中之一的生物克隆技术来说，细胞培养都是一个必不可少的过程，细胞培养本身就是细胞的大规模克隆。

细胞培养技术可以由一个细胞经过大量培养成为简单的单细胞或极少分化的多细胞，这是克隆技术必不可少的环节，而且细胞培养本身就是细胞的克隆。细胞培养技术是细胞生物学研究方法中重要和常用技术，通过细胞培养既可以获得大量细胞，又可以借此研究细胞的信号转导、细胞的合成代谢、细胞的生长增殖等。

二、细胞培养八大原则

（一）启蒙老师的重要性

一般进实验室都有师兄师姐带着做，他们就是你做细胞的启蒙老师。他们的操作手法、细节、理论讲解就成了你操作的准则，如营养液、细胞瓶的摆放位置；灭菌处理程序；开盖手法；细胞吹打手法等。要学会他们的正确操作，在第一次的时候就要重视。

（二）像养孩子一样养细胞

细胞真的很脆弱，最好每天都去看看它，以防止出现培养箱缺水、缺二氧化碳、停电、温度不够等异常现象，也好及时解决这些意外，避免重复实验带来的更大痛苦。

（三）好细胞要及时保种

细胞要分批传代，这样即使有一批出了问题，还有一批备用的。像后者一般人可能不容易做到。但是如果有一次细胞污染了，全军覆没。保种就发挥作用了。

（四）每种细胞都有自己的特性，要区别对待

细胞跟人一样，不同的细胞，培养特性是不一样的。培养过程中要细细体会。不同细胞株使用不同的培养基和血清。如平滑肌细胞很活跃，喜欢热闹，2～3 天就好多人口，而且不太爱吃喝，真是最好养的孩子了。内皮细胞和平滑肌细胞性格相近，不过它很不讲卫生，也很邋遢，里面有很多分泌物，要经常换洗才行。RAW264.7 细胞也很开朗，而且很能吃，要经常喂它，头疼的是细胞很容易活化，培养它的瓶子和环境没有内毒素才好。

（五）培养前的工作准备充分

培养前的工作准备充分包括耗材的处理、试剂的配置、无菌检验等。

1. 玻璃器皿的清洗　对于玻璃器皿（细胞瓶、装营养液的瓶子、小青霉素瓶等）要先用洗衣粉刷干净（注意死角），然后冲干净。用酸液浸泡 24 小时以上，之后用清水冲洗 10 遍，除去残留酸液。瓶子之类，冲洗过程要使劲摇晃。然后用双蒸水浸泡 24 小时。晾干后包扎，160 ℃干烤 2 小时待用。

2. 试剂配置　细胞培养用的液体一般使用双蒸以上的水即可。并注意 pH 的调节。

3. 无菌检验　主要采用过滤除菌：如胰酶、抗生素、G418 选择性抗生素无菌溶液、各类培养基、丙酮酸钠、谷氨酰胺等。有些可以采用高压灭菌：如 PBS、D-Hank's 等。

（六）试剂分装保存

试剂分装保存包括营养液、胰酶、血清等。血清特别重要。血清必须贮存于 -20 ℃，如果一次无法用完一瓶，可将 40～50 ml 分装于无菌酸处理瓶中，甚至置青霉素瓶保存。一般厂商提供的血清为无菌，不需再无菌过滤。若发现血清有许多悬浮物，则可将血清加入培养基内一起过滤，勿直接过滤血清。（一般情况下不影响细胞培养）。瓶装血清一定要逐步解冻：4 ℃ 冰箱全溶后再分装，在溶解过程中须规则摇晃均匀（小心勿造成气泡），使温度与成分均一，减少沉淀的发生。勿直接由 -20 ℃ 直接至 37 ℃ 解冻，因温度改变太大，容易造成蛋白质凝结而发生沉淀。热灭活是指 56 ℃，30 分钟加热已完全解冻之血清。水浴锅升到 56 ℃后，将血清放入，待温度升高到 56 ℃后计时，一般 5 分钟左右规则摇晃均匀一次。此热处理之目的是使血清中的补体成分去活化。除非必需，一般不要作此热处理，因为会造成沉淀物之显著增多，且会影响血清之品质。注意更换新血清（包括不同批次）对细胞的影响。

（七）无菌意识要强

实验进行前，超净台以紫外灯照射 30 分钟灭菌，以 70% 乙醇擦拭无菌操作台面，并开启超净工作台风扇，运转数分钟后，才开始实验操作。每次操作只处理一株细胞株，以避

免混淆或细胞间污染。实验完毕后，将实验物品带出工作台，以 70% 乙醇擦拭无菌操作台面。无菌操作工作区域应保持清洁及宽敞，必要物品，例如支架、吸管等公用物品可以暂时放置，其他个人实验用品用完应立即拿出。实验用品以 70% 乙醇擦拭后才带入无菌操作台内。实验操作应在中央无菌区域，一般勿在边缘区域操作。小心取用无菌之实验物品，避免造成污染。勿碰触吸管尖头部或是容器瓶口，亦不要在打开之容器正上方操作实验。容器打开后，以手夹住瓶盖并握住瓶身，倾斜约 45°角取用，尽量勿将瓶盖盖口朝上放置桌面。

（八）选择正确的培养基

不同的细胞可能培养基不同，甚至不同的文献可能对相同的细胞培养基成分也是可能不同的。如培养神经干细胞，有文献就选用 neurobase 培养基，而如果实验目的主要是做抗氧化和氧化方面的，而这种培养基中含有抗氧化剂成分，此时，就不得不选择另外一种不含抗氧化剂的培养基。

三、细胞培养的基本策略

细胞培养是指将来自组织或器官的细胞以适当的培养基为基础，在体外条件下进行细胞增殖和细胞代谢的过程。主要包括：

（一）细胞来源：原代培养 vs 细胞系

原代细胞是从组织或器官中直接分离得到的细胞，在体外培养中进行有限次数的传代之后失去生长能力。原代细胞直接来源于生物体内的组织或器官，例如动物的皮肤、肌肉、心脏等组织，其在体外培养中通常具有有限的增殖能力，而且在经过数次传代之后会进入停滞期或凋亡。原代细胞在培养基中的形态和生物体内的形态相似，保持了体内组织或器官的特性，并且保留了生物体内的遗传特性和表型，因此可以更好地模拟生物体内的生理和病理状态。原代细胞通常用于研究疾病机制、药物筛选、毒性测试等方面，特别是在模拟复杂的组织结构和生理环境方面具有优势。

细胞系是从原代细胞中经过无限次传代而形成的细胞群，具有较高的生长能力和稳定性。细胞系通常来自原代细胞，经过数次传代后得到的细胞群。有些细胞系也可能是从肿瘤组织中分离得到的肿瘤细胞。细胞系具有较高的增殖能力，可以在培养基中持续无限期地生长和传代，而且通常不会进入停滞期或凋亡。在培养基中细胞系的形态可能会有所改变，与原代细胞的形态有所不同，但通常会保持稳定。细胞系在传代过程中可能会发生某些遗传变异，因此可能会失去原始细胞的一些特性。因此，细胞系广泛应用于生物学研究、药物筛选、病毒繁殖、基因工程等领域，特别是在高通量筛选和标准化试验方面具有优势。

（二）细胞培养方法：贴壁培养法 vs 悬浮培养法

细胞培养方法是在体外条件下维持和增殖细胞的技术，最基础的技术包括贴壁培养法和悬浮培养法。

1. 贴壁培养法 适用于大多数细胞类型，特别是那些需要附着于固体表面才能生长的细胞。这些细胞在培养器皿内壁上形成单层生长，容易更换培养液，适合灌注培养以提高细胞密度。

贴壁培养的缺点包括扩大培养比较困难、投资大、占地面积大，且不能有效监测细胞的生长。贴壁培养技术包括转瓶培养系统，其结构简单、投资少、技术成熟，适合小量培养到大规模培养的过渡阶段。

2. 悬浮培养法　适用于那些不依赖支持物、可以在培养基中悬浮生长的细胞，如某些血液系统来源的细胞。悬浮细胞传代相对简单，因为细胞已经悬浮在培养基中，无须酶促处理即可从培养容器表面解离，对细胞损伤小。悬浮培养容器可以是未经组织培养处理的无菌培养瓶，也可以是专门设计的转瓶，后者能进行更好的气体交换，培养更大量的细胞。悬浮培养的优点包括培养环境均一、取样简单、操作可控、放大方便、污染率和成本低。悬浮培养的缺点是细胞和球体接触部位营养环境可能较差，培养、取样观察及放大工艺复杂，成本高。

在选择细胞培养方法时，需要考虑细胞的种类、实验目的、所需的细胞数量以及是否需要模拟体内环境等因素。选择贴壁培养法还是悬浮培养法取决于细胞的特性和实验的目的。贴壁培养法适合于需要附着生长的细胞，而悬浮培养法则适合于能在液体培养基中自由悬浮生长的细胞。对于需要长期基因表达或多轮实验的细胞，可能更适合选择悬浮培养法，因为它更易于放大和操作。而对于需要观察细胞形态和细胞-基质相互作用的研究，贴壁培养法则更为合适。每种方法都有其独特的优势和局限性，科研人员需要根据具体情况选择最合适的培养策略。

（三）细胞培养基的选择要点

细胞培养基是供给细胞营养和促使细胞增殖的基础物质，同时也是细胞生长和繁殖的生存环境。选择合适的培养基需要考虑以下要素：

1. 营养成分　一个合适的培养基必须包含氨基酸、单糖、维生素、无机离子与微量元素等基本营养成分，以满足细胞的基本代谢需求。

2. 促生长因子及激素　许多培养基需要添加血清、生长因子和激素以支持细胞的增殖和功能维持。

3. 渗透压　培养液的渗透压对细胞的存活和功能至关重要，通常维持在 260～320 mOsm/kg 的范围内。

4. pH　大多数哺乳动物细胞在 pH 7.4 下生长良好，不同细胞株之间对 pH 的偏好可能略有差异。

5. 无菌无污染　培养基必须无菌且无化学污染，以防止微生物污染对细胞生长的影响。

6. 成本效益　无血清培养基虽然提供了更可控的生长环境，但成本较高。因此，在选择培养基时，需要考虑成本效益，尤其是在大规模细胞培养中。

7. 细胞特性和实验需求　不同的细胞对培养基的要求不同，某些细胞可能需要特定的生长因子或激素才能生长。同时，实验的目的也会影响培养基的选择。

8. 培养基的保存和应用　无血清培养基在细胞培养中易受某些机械因素和化学因素的影响，因此在保存和应用方面存在局限性。

（四）熟练掌握细胞培养的一般步骤

了解细胞培养的一般步骤的重要性和选择细胞培养步骤的策略对于科研人员至关重要。遵循标准的细胞培养步骤可以确保实验结果的可靠性和可重复性，正确的培养步骤能够维持细胞的正常生长和功能，避免因操作不当导致的细胞损伤或死亡，合规的培养步骤才是防止微生物污染的关键，污染会严重影响细胞培养的结果，甚至导致整个实验的失败，优化的细胞培养步骤可以提高细胞生长效率，减少资源浪费，对于大规模细胞生产具有重要的经济效益。了解细胞培养的一般步骤有助于设计更复杂的实验，如共培养、三维培养等，这些技术在组织工程和疾病模型研究中尤为重要。熟练掌握细胞培养步骤有助于遵守生物安全规定，防止病原微生物的传播。细胞培养的一般步骤包括以下几个阶段：

1. 准备工作　确保培养环境的无菌条件，包括使用无菌室、超净工作台和穿戴无菌实验服、手套等。准备所需的培养基、血清、抗生素、胰蛋白酶等试剂和耗材。

2. 取出细胞　如果是从液氮罐中取出冻存的细胞，需要进行快速解冻，并转移到含有预热培养基的无菌容器中。

3. 复苏细胞　对于冻存的细胞，需要在 37 ℃ 水浴中快速解冻，并转移到含有预热培养基的无菌容器中，以减少冰晶对细胞的损伤。

4. 传代培养　对于贴壁细胞，使用胰蛋白酶处理以使细胞从培养器皿表面脱落，然后将细胞悬液转移到新的培养器皿中。对于悬浮细胞，直接将细胞悬液转移到新的培养器皿中，并补充新鲜培养基。

5. 培养条件设置　将培养器皿放入恒温培养箱中，设置适宜的温度（通常是 37 ℃）、湿度和 CO_2 浓度（通常是 5%～10%）。

6. 日常观察与监测　每天观察细胞生长情况，记录细胞形态变化，检查是否有污染或者潜在污染发生。

7. 更换培养基　定期更换培养基以提供新鲜营养和去除代谢废物，通常每 2～3 天更换一次。

8. 细胞计数和活力检测　使用细胞计数器或台盼蓝染色等方法定期检测细胞数量和活力。

9. 细胞鉴定　对于重要实验，需要对细胞进行鉴定，确保细胞的纯度和特性，如使用 STR 分析进行细胞系鉴定。

10. 细胞保存　对于需要长期保存的细胞，进行冻存处理，将细胞悬液加入含有冷冻保护剂的培养基中，然后逐步降温至液氮罐中保存。

（五）细胞培养的新技术

传统的 2D 细胞培养技术虽然建模相对简单、操作技术相对成熟、建模成本相对较低、利于保种和传代，但是无法充分模拟细胞在组织内的功能和应答反应，而且细胞呈现扁平形态，会出现分裂异常、丧失细胞分化等表型，不能复制组织的解剖学或生理学，批次培养质量不可控。因此目前细胞培养的主要发展是从传统的二维培养向更接近体内环境的三维培养发展，以及培养基的不断创新和优化。另一方面，尽管细胞培养技术为生物医学研究、药物开发和组织工程等提供了重要工具，但仍存在明显的局限性，如体外培养环境与体内环境的差异可能导致细胞行为的改变，以及长期培养中细胞可能发生的去分化现象。未来，细胞培养的发展趋势将集中在提高培养效率、开发定制化培养基以满足特定需求，以及推动无血清、化学成分确定的培养基成为主流。

1. 细胞培养从 2D 向 3D 的转变　传统 2D 细胞培养方法虽然操作简便、成本较低，并且适合大规模高通量实验，但它无法完全模拟细胞在体内的三维生长环境和复杂的细胞间相互作用。因此，随着对生物学理解的深入和科技的发展，3D 细胞培养技术允许细胞在三维空间中与其他细胞和细胞外基质互动，从而更真实地模拟细胞在体内的环境。与传统的二维单层细胞培养相比，3D 培养能够再现细胞与邻近细胞和细胞外基质之间的复杂相互作用和信号传递。

3D 细胞培养通过提供一个三维的生长环境，使细胞能够在类似体内的条件下进行生长和组织形成，能够更好地模拟细胞间的相互作用，包括细胞-细胞和细胞-基质的相互作用。这些相互作用对细胞增殖、分化和迁移等过程至关重要。3D 细胞培养可以模拟细胞的生化和生理反应，细胞在 3D 环境中对内源性和外源性刺激的反应更接近于它们在体内的反应。目前已有的较为成熟的 3D 培养方法包括：

（1）水凝胶基支持（hydrogel-based support）：水凝胶基支持的 3D 细胞培养技术是一种模拟细胞外基质（ECM）的三维网络结构，它允许细胞在更接近生理条件的环境中生长和相互作用。水凝胶是由大量吸水的聚合物网络构成的，细胞可以嵌入这些水凝胶中或仅仅在其表面涂层。水凝胶可以分为基于细胞外基质蛋白的水凝胶、天然水凝胶和合成水凝胶等不同类型，每种都有其独特的属性。水凝胶基支持的 3D 细胞培养技术通过模拟细胞的自然微环境，提供了一个更加生理相关的细胞生长平台，有助于开展细胞行为、组织工程和药物筛选等研究。

（2）聚合物硬材料基支持：细胞在纤维或海绵状结构中培养，这些材料可以是聚苯乙烯（适用于成像研究因为它的透明性）或生物可降解材料如聚己内酯。细胞在这些支架上生长时，能够恢复更生理的形状，因为它们不是在平面上培养，而是在具有三维结构的纤维或海绵状结构中。聚合物支架提供的三维结构有利于细胞行为，包括细胞迁移和组织形成，而且这些支架通常具有良好的生物相容性，并且可以避免在细胞培养过程中产生可能影响细胞行为的副产物。支架能够复制细胞外基质（ECM）的结构，并且具有高孔隙率，这对于细胞的三维培养非常重要。

（3）无支架技术（scaffold-free techniques）：是一种 3D 细胞培养方法，它不依赖于任何外部支架或基质来支持细胞生长，而是利用细胞自身的能力形成三维结构。这种方法的核心在于细胞的自聚集、自组织和自组装，形成如球状体（spheroids）或细胞片（cell sheets）等三维结构。主要构建方法包括：

1）自聚集形成球状体：无支架 3D 培养方法依赖于细胞自聚集形成球状体，这些球状体可以模拟组织和肿瘤的生理特征，尤其在细胞合成自己的细胞外基质时，允许自然细胞基质互动。

2）培养板技术：使用如悬滴微孔板或具有超低附着力的低黏附力板促进球体形成，以及微流控芯片技术允许微流体细胞培养的平板。

3）悬滴法：这是一种常见的 3D 细胞培养法，利用细胞自聚集成球状体，通过在带有开放式无底孔的专用板中创建小液滴来实现。

4）细胞片技术：细胞片工程策略涉及将培养的细胞作为完整的片层连同其沉积的细胞外基质一起收获，这些片层可以用于组织工程。

5）非黏附包被技术：某些方法使用非黏附包被技术，使微组织在无依附、不解聚情况下培养数周，便于后续实验及检测。

6）磁力驱动 3D 细胞培养：这是一种悬浮培养技术，通过磁力操纵含有磁性纳米粒子的生物无机水凝胶，使细胞悬浮并形成球状体。

无支架 3D 细胞培养技术是一种不依赖于任何外部支架或基质来支持细胞生长的方法，它利用细胞自身的能力形成三维结构，如球状体或细胞片。这种技术模拟了体内细胞间的相互作用和信号传导，提供了一个更接近生理条件的模型，从而在生物医学研究和应用中显示出其独特的优势。无支架 3D 培养操作简单，成本较低，且可扩展性强，减少了外源性杂质的引入，提高了生物相容性，同时避免了巨噬细胞引发的异物反应，降低了炎症和毒性风险。这种技术促进了细胞迁移和扩散，保持了细胞外基质，为基础研究规划提供了优化的平台。无支架 3D 细胞培养技术在医学基础研究中的应用主要体现在构建更接近体内环境的细胞模型，以研究肿瘤生物学行为、评估药物效果、模拟细胞增殖与分化过程，以及探索细胞与细胞外基质的相互作用。这种技术通过模拟复杂的体内微环境，使得细胞培养结果更加生理相关，从而在肿瘤研究、药物筛选、组织工程和干细胞研究等领域发挥重要作用。它不仅能够提供对疾病机制更深入的理解，还能加速新药的开发和个性化医疗策略的实施，为医学研究和临床治疗提供了新的视角和工具。

细胞培养技术在生物学、医学和药物研发等领域有着广泛的应用。细胞培养可用于研究细胞生命周期、细胞信号传导、细胞凋亡等细胞生物学过程。也可以帮助进行药物筛选和新药研发过程中评估候选药物对细胞的毒性和生物活性。在组织工程和再生医学中，可用于培养人工组织和器官，用于组织修复和再生。细胞培养技术的不断发展和完善，为生命科学研究和医学应用提供了重要的实验平台和工具，对于深入理解细胞生物学、疾病机制和药物研发具有重要意义。

§7.3　动物模型

动物模型和动物研究是生命科学领域中非常重要的一部分，它们对理解生物学过程、疾病机制以及药物研发等方面起着至关重要的作用。动物模型是指将特定物种的实验动物用于模拟人类疾病、生物学过程或其他科学研究的实验对象。选择合适的动物模型对于研究的成功至关重要，因为它们需要具有足够的相似性，以便研究结果可以推广到人类身上。

一、实验动物

随着近代科学研究的迅猛发展，自 20 世纪 50 年代开始，欧美国家开始建立专门生产实验用动物的中心或研究所，提供遗传背景和微生物背景标准化且专门用于科学实验的动物，称为实验动物（laboratory animals）。这些经过特别培育和标准化处理，用于科学实验、教学、生产、鉴定以及其他科学目的的动物在生物医学研究中扮演着至关重要的角色，因为实验动物能够模拟人类疾病，帮助科学家研究疾病机制、测试药物安全性和疗效，以及探索新的治疗手段。实验动物的使用需遵循严格的伦理和法律规范，确保动物福利，同时最大限度地减少动物的使用数量和痛苦。目前，常用的实验动物包括以下几大类：

（一）小鼠和大鼠

小鼠和大鼠是最常用的实验动物。它们的遗传学、生理学和行为学特征已被广泛研究。其优点是生命周期短，遗传背景容易控制，容易获取和饲养。目前广泛用于基础科学研究、疾病模型、药物筛选等领域，占比全球实验动物总数的 70% 以上。

（二）猪类

猪在生理结构和代谢方面与人类更为相似，器官大小和结构与人类相似，适用于心血管研究、器官移植、糖尿病等疾病模型。目前，小型实验猪被用于特定疾病研究、药物测试以及器官移植等领域。

（三）猴类

灵长类动物的生理结构和认知能力与人类相似度最高，适用于神经科学、心理学等领域的研究，常用于行为学研究、认知研究以及神经疾病模型等。

（四）其他实验动物

1. 兔类　适用于心血管研究、眼科研究等。
2. 斑马鱼　适用于发育生物学研究、遗传学研究等。
3. 果蝇　用于基因调控、发育生物学、神经科学等领域的研究。

二、建立动物模型的基本原则

（一）相似性原则

在动物身上复制人类疾病模型。目的在于从中找出可以外推应用于患者的有关规律。外推法要冒风险，因为动物与人到底不是一种生物。例如在动物身上无效的药物不等于临床无效，反之亦然。因此，设计动物疾病模型的一个重要原则是，所复制的模型应尽可能近似于人类疾病的情况。能够找到与人类疾病相同的动物自发性疾病是最优选择。

（二）重复性原则

理想的人类疾病动物模型应该是标准化的，可重复再现的。应尽量选择标准化实验动物，也应在标准化动物实验设施内完成，要均一性。

（三）可靠性原则

复制的动物模型应该力求可真实地反映人类疾病，即可特异地、可靠地反映某种疾病或某种功能、代谢、结构变化，应具备该种疾病的主要症状和体征，经化验或 X 线照片、心电图、病理切片等证实。若易自发地出现某些相应病变的动物，就不应加以选用，易产生与复制疾病相混淆的疾病者也不宜选用。

（四）适用性原则

供医学实验研究用的动物模型，在复制时，应尽量考虑到今后临床应用和便于控制其疾病的发展，以利于研究的开展。如雌激素能终止大鼠和小鼠的早期妊娠，但不能终止人的妊娠。因此，选用雌激素复制大鼠和小鼠终止早期妊娠的模型是不适用的。有的动物对某致病因子特别敏感，极易死亡，也不适用。如狗腹腔注射粪便滤液引起腹膜炎很快死亡（80％ 24 小时内死亡），来不及做实验治疗观察，而且粪便剂量及细菌菌株不好控制，因此不能准确重复实验结果。

（五）经济性原则

在复制动物模型时，所采用的方法应尽量做到容易执行和合乎经济原则。灵长类动物与人最近似，复制的疾病模型相似性好，但稀少昂贵，即使猕猴也不可多得，更不用说猩猩、长臂猿。除了在动物选择上要考虑易行性和经济性原则外，而且在模型复制的方法上、指标的观察上也都要注意这一原则。

此外，在建立动物模型的过程中，需要严格遵守实验室动物管理规范和伦理准则（3R 原则），保障动物福利和实验的科学性和可靠性。此外，对于复杂或特殊的实验动物模型，可能需要借助专业技术和设备，如基因编辑技术、成像技术等。

三、建立动物模型的一般步骤

建立动物模型是通过特定的实验方法和技术将动物暴露于特定的条件或处理下，产生稳定的、可以复制的表型，以模拟人类疾病、生理过程或其他暴露状态。

（一）确定研究目的和模型类型

确定要研究的问题或目的，例如建立某种疾病模型、药物研发模型等。根据研究目的选择合适的动物种类和模型类型。

（二）选择动物种类和品系

根据研究问题的特点选择上述合适的实验动物种类，根据实际需要选择具有特定遗传背景或特征的动物品系。

（三）实验设计和操作方法

设计合理的实验方案，包括动物暴露的条件、时间、剂量等。根据实验目的和动物特征选择合适的操作方法，如注射、手术、暴露等。

（四）动物饲养和管理

提供适宜的动物饲养环境，包括温度、湿度、光照等。严格管理动物的饲养和健康状况，确保动物的福利和实验的可靠性。

（五）实验动物造模

根据实验设计和操作方法将动物暴露于特定的条件或处理下，利用生物学（接种细菌、病毒、细胞和寄生虫等致病源)、物理学(改变环境机械力、气压、温度等)或者化学手段(化学毒物或致癌剂暴露)对实验动物进行改造,观察动物的生理、行为、生化指标等变化,确立模型的有效性和可靠性。

(六)实验结果分析和验证

对实验结果进行统计分析和验证,评估模型的可靠性和适用性。如有必要,通过对模型的改进和验证进一步优化模型。

(七)借助模型进行研究

使用建立的动物模型进行相关研究,包括疾病机制研究、药物筛选、治疗效果评估等。持续监测和评估模型的稳定性和可靠性,并根据需要对模型进行修正和改进。

四、动物模型的评价方法

(一)临床相关性评价

动物模型的临床相关性评价主要考虑模型是否能够模拟人类疾病或病征的病理特征,并预测药物在人体中的作用。评价时需要确保致病因子的病理生理机制、受试药物治疗或预防的作用机制非常明确。此外,动物模型应在至少两种动物种属中证明有效性,并且动物有效性试验的终点指标应与人体临床获益明确相关,通常是提高生存率或预防严重病征发生。动物和人体中受试药物的药效学和药代动力学试验数据或信息,以及其他相关数据或信息,应能作为人体有效剂量选择的支持依据。

(二)生物学特性评价

生物学特性评价关注动物模型是否能够忠实地再现人类肿瘤的生物学特征,包括组织学、基因组学和蛋白质组学方面。评价时会考虑模型是否涵盖临床疾病的分子多样性,并能够进行生物标志物探索性研究以及随后的患者分级。

(三)可重复性和稳定性评价

可重复性是指动物模型应该是可重复的,甚至是可以标准化的。为了增强动物模型复制时的重复性,必须在动物品种、品系、年龄、性别、体重、健康情况、饲养管理;实验及环境条件等多方面保持一致。稳定性评价则关注模型在一定时间内是否能够维持其特性和反应的一致性,这对于长期研究和药物测试尤为重要。

(四)特异性和通用性评价

特异性评价考虑动物模型是否特异地反映某种疾病或某种功能、代谢、结构变化,应具备该种疾病的主要症状和体征。通用性评价则关注模型是否适用于不同条件下的研究,以及是否能够在不同的实验室和研究中得到一致的结果。

(五)响应与评估方法

在评价动物模型时,科学家们还需要考虑模型的响应和评估方法。响应指模型对特定治疗方法的反应,评估方法则包括对模型的病理学、生化和生理学等方面进行全面评估。这些评估方法可以确定模型的有效性和可行性,并进一步改进和优化干预方法。

五、基因编辑动物模型

近年来，随着以 CRISPR/Cas9 为代表的多种 CRISPR 系统的开发和不断改进，基因编辑技术逐渐完善，并广泛应用于人类疾病动物模型的制备。基因编辑动物模型为人类疾病的发病机制、病理过程以及预防和治疗等方面的研究提供了重要的素材。研究人员可以依据特定实验目的，实现个性化医学的研究和应用。通过模拟特定基因突变或修饰，可以评估不同基因型对个体特征和药物反应的影响，为个性化诊疗和治疗提供依据。

（一）基因编辑技术（图 7-1）

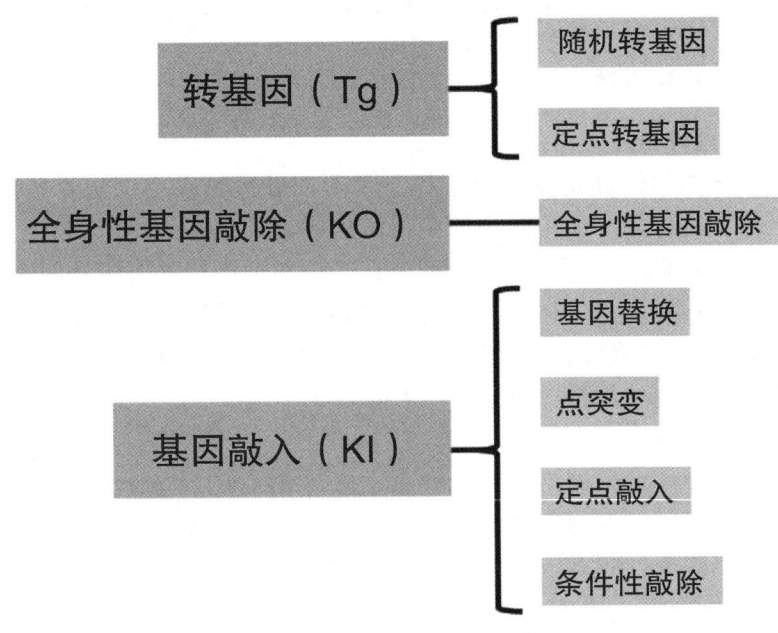

图 7-1　基因编辑技术的定义

1. 转基因（transgenic）　是指在一个生物体内导入外源 DNA 片段（通常为外来基因），使其在宿主基因组中稳定地表达。通过基因传递载体（如质粒、病毒载体等）将目标基因导入宿主细胞中，使目标基因整合到宿主基因组中。转基因动物会在其整个生命周期中表达外源基因，可用于研究外源基因在生物体内的功能和作用。转基因动物模型适用于需要稳定、全身性表达外源基因的研究，如研究外源蛋白的功能、调控机制等。

2. 全身性基因敲除（conventional knockout）　是通过基因编辑技术在整个生物体的基因组中删除目标基因，使其在整个生命周期内不再表达。可以利用 CRISPR/Cas9 等技术在受精卵或早期胚胎阶段敲除目标基因，使得后代动物在每个细胞中都缺乏目标基因的表达。这种全身性基因敲除动物可用于探索和验证目标基因在生物体内的特定功能和作用，适用于需要研究目标基因功能的研究，如疾病模型建立、基因功能分析等。

3. 基因敲入（gene knock-in）　是指通过基因编辑技术将外源 DNA 片段（如修饰后的基因、荧光标记基因等）精确地插入到目标基因的位点上，使其取代目标基因或成为其一部分。利用 CRISPR/Cas9 等技术精确编辑目标基因的位点，将外源 DNA 片段插入到目标基因的特定位置上。基因敲入动物会在其基因组中具有额外的外源 DNA 片段，可用于研究特定基因修饰或标记对生物体的影响。

（二）基因编辑动物模型的选择

基因修饰类型有很多种，那么如何选择最适合自己研究内容的基因编辑动物模型呢？在实际研究工作中，需要用到基因编辑动物的场景不外乎以下 3 种情况（图 7-2）：

1. "多" 即需要构建比普通（野生）动物多某种功能的动物模型。
2. "少" 即需要构建比普通（野生）动物少某种功能的动物模型。
3. "换" 即需要构建比普通（野生）动物改变了某种功能的动物模型。

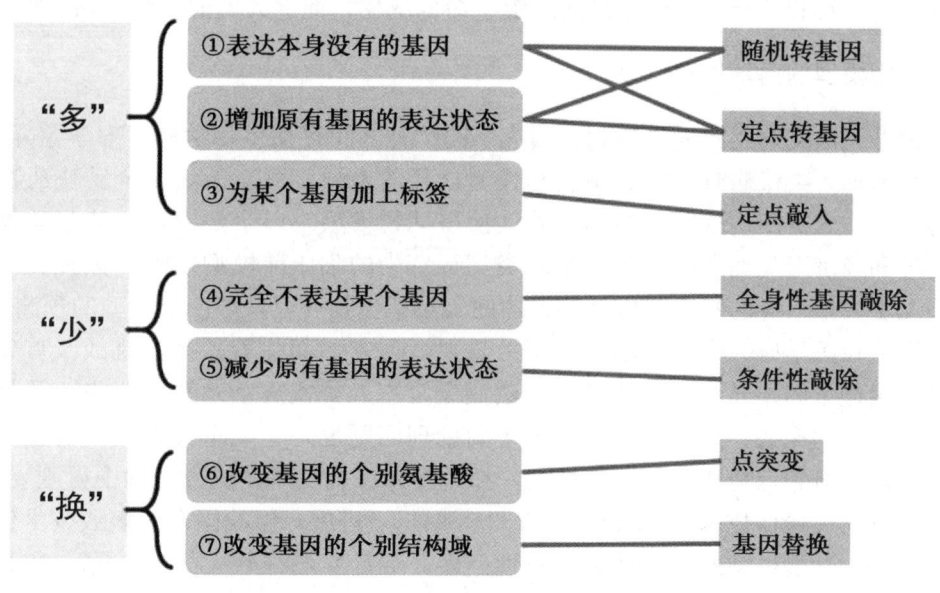

图 7-2 基因编辑的基本方法

（三）基因编辑动物的构建流程和周期

以最常用的小鼠为例，制作基因编辑小鼠实际上是对受精卵进行基因编辑，然后将编辑后的受精卵培育成小鼠个体，作为首建鼠（founder 鼠），这只首建鼠全身的细胞都源于受精卵的分裂和复制，所以其全身所有细胞的基因组与编辑后的受精卵完全相同。最后将首建鼠扩繁建系，获得大量的小鼠用于动物实验。制备基因编辑小鼠分为 6 个步骤：制备基因编辑分子工具（cas9、打靶载体 donor 等）；对雌鼠超数排卵，再与雄鼠交配获得大量受精卵；将基因编辑工具显微注射到受精卵内；将注射后的受精卵移植给受体母鼠；仔鼠出生及鉴定筛选；阳性首建鼠扩繁建系。

制备基因编辑小鼠的周期如下。构建基因编辑工具（一般 1～2 个月）；受精卵准备：日常提供，不需额外时间；显微注射（一般 1～2 个月）胚胎移植：显微注射后当天完成；仔鼠出生：胚胎移植后 3 周；基因型鉴定：出生后 2～3 周；首建鼠扩繁：扩繁一代需要 3 个月。

据 GMI 数据，全球基因修饰动物模型市场规模从 2015 年的 70 亿美元上升至 2021 年的 121 亿美元，年均复合增速（CAGR）为 9.55%，在整体模式动物市场占比从 65% 提升到 68%。在基因修饰动物模型领域，小鼠模型的应用最为广泛。预计到 2023 年，全球小鼠模式动物市场将达到 107 亿美元，占模式动物市场比重超过 50%。小鼠模型因其基因组与人类高度同源、生理生化及生长发育的调控机理和人类基本一致，能够模拟各种人体中的生理活动，因此在药物研发过程中具有其他物种不可比拟的优势。基因编辑技术，尤其是 CRISPR/Cas9 系统，已经被广泛应用于实验室动物如小鼠、大鼠、斑马鱼和猪等的基因编辑中，使得基因编辑动物的数量在过去十年间获得了飞速的增长。选择基因编辑动物模型可以为疾病研究、基因功能研究、药物研发、个性化医学研究以及生命科学领域的前沿研究提供重要的工具和平台，有助于深入理解生命的奥秘，促进人类健康和疾病治疗的进步。

六、动物模型的局限性和挑战

动物模型无法完全复制人类疾病，因为不同物种之间存在生物学和生理学差异。例如，小鼠模型在模拟人类疾病时，由于基因和代谢途径的差异，可能无法完全反映药物在人体内的代谢途径。人类疾病的复杂性和异质性使得动物模型难以全面模拟。某些动物模型的使用在伦理和经济上受到限制，如乙型肝炎病毒感染的临床前模型仅限于黑猩猩。现有的小鼠模型无法模拟人群的基因多样性和人体的复杂微生物环境，限制了模型的预测水平。

动物模型在医学研究中的应用虽然至关重要，但它们面临着一系列挑战。首先，物种间生物学和生理学的差异导致动物模型无法完全复制人类疾病，尤其是那些涉及复杂免疫反应和代谢途径的疾病。其次，动物实验中的伦理问题也是一个重要考量，实验动物的疼痛和痛苦，以及对它们情感和行为的影响，都需要在实验设计和执行过程中得到妥善处理。技术上，尽管遗传操作技术如 CRISPR/Cas9 等取得了进展，但我国在大多数技术仍处于跟踪阶段。此外，动物模型的稳定性和一致性问题，如动脉粥样硬化模型与冠心病和脑卒中模型之间的不一致性，也是研究中需要解决的问题。将动物模型的结果转化为人类研究的难度大，这强调了确保动物模型数据与人类疾病相关性的重要性。创建和维护动物模型的复杂性和成本也是一个挑战，特别是对于那些需要特定遗传背景或环境条件的模型。在疾病模型的创建与推广方面，我国与发达国家存在差距，尤其是在灵长类实验动物的管理和使用上。最后，对于某些病毒，如乙型肝炎病毒和丙型肝炎病毒，缺乏有效的动物感染模型，限制了对病毒感染机制和治疗策略的研究。这些挑战需要通过技术创新、伦理审查、改进实验方法和国际合作等方式来克服，以确保动物模型的有效性和伦理性，并推动医学研究的进步。

§7.4　基因表达的检测方法

基因是生命的基本单位，影响着生物体的形态、功能和行为。检测基因有助于解析个体的遗传信息，包括基因组的组成和变异，有助于疾病预防和诊断，通过检测特定基因变异，可以预测个体患病风险，为疾病的早期预防和诊断提供依据；也可以帮助医师制定个体化的治疗方案，提高治疗效果和减少副作用，帮助科学家理解基因在生物体发育、生长、代谢等方面的作用。

一、聚合酶链式反应

聚合酶链式反应（polymerase chain reaction，PCR）是一种重要的分子生物学技术。凯利·穆利斯（Kary Mullis）于 1983 年发明 PCR 技术，并因此获得 1993 年诺贝尔化学奖。这项技术可在试管内经数小时反应就将特定的 DNA 片段扩增数百万倍，这种迅速获取大量单一核酸片段的技术在分子生物学研究中具有举足轻重的意义，极大地推动了生命科学的研究进展。它不仅是 DNA 分析最常用的技术，而且在 DNA 重组与表达、基因结构分析和功能检测中具有重要的应用价值。PCR 作为一种相对快速、廉价、精确地复制 DNA 序列的方法，在分子克隆、基因突变、病原体检测、基因表达分析、DNA 定量测序、遗传病诊断等领域具有重要的应用价值。

PCR 可以被认为是与发生在细胞内的 DNA 复制过程相似的技术，其结果都是以原来的 DNA 为模板产生新的互补 DNA 片段。细胞中 DNA 的复制是一个非常复杂的过程。参与复制的有多种因素。PCR 是在试管中进行的 DNA 复制反应，基本原理与细胞内 DNA 复制相似，但反应体系相对较简单。

（一）PCR 的基本原理及步骤

类似于 DNA 的天然复制过程，其特异性依赖于与靶序列两端互补的寡核苷酸引物。PCR 由变性—退火—延伸 3 个基本反应步骤构成：

1. 模板 DNA 的变性　模板 DNA 经加热至 93 ℃左右一定时间后，使模板 DNA 双链或经 PCR 扩增形成的双链 DNA 解离，使之成为单链，以便它与引物结合，为下轮反应作准备；

2. 模板 DNA 与引物的退火（复性）　模板 DNA 经加热变性成单链后，温度降至 55 ℃左右，引物与模板 DNA 单链的互补序列配对结合；

3. 引物的延伸　DNA 模板—引物结合物在 TaqDNA 聚合酶的作用下，以 dNTP 为反应原料，靶序列为模板，按碱基配对与半保留复制原理，合成一条新的与模板 DNA 链互补的半保留复制链重复循环变性—退火—延伸 3 个过程，就可获得更多的"半保留复制链"，而且这种新链又可成为下次循环的模板。每完成一个循环需 2～4 分钟，2～3 小时就能将待扩目的基因扩增放大几百万倍。到达平台期（plateau）所需循环次数取决于样品中模板的拷贝。

（二）PCR 的反应动力学

PCR 的 3 个反应步骤反复进行，使 DNA 扩增量呈指数上升。反应最终的 DNA 扩增量可用 $Y=(1+X)n$ 计算。Y 代表 DNA 片段扩增后的拷贝数，X 表示平（Y）均每次的扩增效率，n 代表循环次数。平均扩增效率的理论值为 100%，但在实际反应中平均效率达不到理论值。反应初期，靶序列 DNA 片段的增加呈指数形式，随着 PCR 产物的逐渐积累，被扩增的 DNA 片段不再呈指数增加，而进入线性增长期或静止期，即出现"停滞效应"，这种效应称平台期数、PCR 扩增效率及 DNA 聚合酶 PCR 的种类和活性及非特异性产物的竞争等因素。大多数情况下，平台期的到来是不可避免的。

（三）PCR 扩增产物

可分为长产物片段和短产物片段两部分。短产物片段的长度严格地限定在两个引物链 5′ 端之间，是需要扩增的特定片段。短产物片段和长产物片段是由于引物所结合的模板不一样而形成的，以一个原始模板为例，在第一个反应周期中，以两条互补的 DNA 为模板，引物是从 3′ 端开始延伸，其 5′ 端是固定的，3′ 端则没有固定的止点，长短不一，这就是"长产物片段"。进入第二周期后，引物除与原始模板结合外，还要同新合成的链（即"长产物片段"）结合。引物在与新链结合时，由于新链模板的 5′ 端序列是固定的，这就等于这次延伸的片段 3′ 端被固定了止点，保证了新片段的起点和止点都限定于引物扩增序列以内，形成长短一致的"短产物片段"。不难看出"短产物片段"是按指数倍数增加，而"长产物片段"则以算术倍数增加，几乎可以忽略不计，这使得 PCR 的反应产物不需要再纯化，就能保证足够纯 DNA 片段供分析与检测用。

（四）实时荧光定量 PCR （quantitative real-time PCR，qRT-PCR）

qRT-PCR 是一种在 PCR 扩增反应体系中加入荧光基团，通过对扩增反应中每一个循环产物荧光信号的实时检测，最后通过标准曲线对未知模板进行定量分析的方法。其主要步骤包括模板 DNA 的变性、模板 DNA 与引物的退火以及引物的延伸。与普通 PCR 相比，qRT-PCR 在每个扩增循环都会收集积累的荧光信号，从而达到对反应体系的全程监控与定量分析，在 qRT-PCR 中，一条 RNA 链被逆转录成为互补 DNA，再以此为模板通过 PCR 进行 DNA 扩增。因此可以对起始模板数量进行精确的分析。它结合了反转录和 PCR 的原理，能够在同一个反应体系中完成 RNA 的逆转录和 DNA 的扩增，并且能够定量检测 RNA 的表达水平。qRT-PCR 相对于常规 PCR 具有更高的准确性、灵敏度和定量能力，适用于对 RNA 进行定量分析的领域。常规 PCR 则更适用于检测 DNA 序列的存在与否以及进行定性分析的领域。

（五）PCR 在医学相关研究的应用

PCR 技术在医学研究中的应用非常广泛，它已经成为现代分子生物学研究中不可或缺的一部分。以下是 PCR 技术在医学研究中的一些主要应用：

1. 基因表达分析　通过逆转录 PCR（RT-PCR），可以从样本中分离出 RNA，并将 mRNA 逆转录成 cDNA，然后通过 PCR 扩增 cDNA 来确定 mRNA 的初始水平，从而分析基因表达差异。

2. 基因分型　PCR 技术可被用于检测特定细胞或生物体中等位基因的序列差异，例如在转基因生物的基因分型中，可以根据是否存在扩增子及扩增子长度来检测遗传变异。

3. 分子克隆　PCR 被广泛应用于目标 DNA 片段的克隆，这一技术被称为 PCR 克隆。在直接 PCR 克隆中，DNA 的目标区域被扩增并插入到特殊设计的兼容载体中。

4. 肿瘤研究　PCR 技术在肿瘤病毒病因、肿瘤相关基因、肿瘤相关抑癌基因等研究方面已取得可喜成果。例如，通过定量 RT-PCR 检测外周血肿瘤特异性标志物 mRNA，可进行实体肿瘤的筛查，检测肿瘤术后及淋巴转移阴性的患者外周血肿瘤细胞的数量，以便估计肿瘤的复发和转移，制订合理的治疗方案。

5. 遗传病诊断　PCR 技术首次临床应用就是从检测镰状细胞和 β-地中海贫血的基因突变开始的。它能用于检测已知基因序列的任何遗传病基因的突变，如倒位、缺失/插入、动态突变、部分高发的点突变及表达量的异常等都可通过基因分析直接检测用于临床进行诊断。

6. 感染性疾病检测　PCR 技术在医学检验中对感染性疾病的诊断极其突出，只要核酸序列是清楚的，就可以检测到任何有限的病原体。PCR 技术的运用解决了免疫学检测的"窗口期"问题，可判断疾病是否处于隐性或亚临床状态。

7. 数字 PCR 技术　作为最新一代 PCR 技术，数字 PCR（dPCR）在扩增前对反应液样品进行大量数字化分割处理，使单个核酸分子单独扩增和可视化，从而赋予高精度、绝对定量等新优势。dPCR 特别适用于需要准确分子表征和监控的精准医疗应用，如病原体与拷贝数变异检测、miRNA 与单细胞基因表达分析、下一代测序和染色体异常检测等。

8. 致病病原体的检测　检测范围包括细菌、病毒（SARS、禽流感病毒 H5N1 等）、原虫及寄生虫、真菌、立克次体、衣原体和支原体等一切微生物。检测的灵敏度和特异性都远高于当前的免疫学方法，所需时间也已达到临床要求，这对于难以培养的病毒（乙型肝炎）、细菌（如结核、厌氧菌）和原虫（如梅毒螺旋体）等来说尤为适用。

二、Northern 印迹法（Northern blotting）

Northern blotting 又称 RNA 印迹法，是分子生物学、生物化学中常用的实验方法，通过探测样品中的 RNA（或隔离的 mRNA）来研究基因表达，利用探针检测由凝胶电泳分离出来的 RNA 片段，寻找含有特测序列的 RNA 片段，是一种用于检测特定 RNA 分子在样品中的表达水平的分子生物学技术。这种方法由斯坦福大学的科学家 James Alwine，David Keep 和 George Stark 在 1977 年发明。

(一) 基本原理及一般步骤

Northern 印迹法基于印迹技术，用于检测和分析复杂混合物中的特定 RNA 序列。它与 Southern 印迹法类似，不过检测的对象是 RNA 而非 DNA。该技术通过将 RNA 样品在变性条件下通过凝胶电泳分离，然后转移到固相支持物（如尼龙膜或硝酸纤维素膜）上，最后使用标记的探针进行杂交，以检测特定的 RNA 序列。这种方法不仅可以识别 RNA 序列，还可以提供 RNA 序列长度和序列变异的信息。该技术通常包括以下步骤：

1. RNA 提取　首先从细胞或组织中提取总 RNA。

2. 电泳分离　将 RNA 样品在凝胶（通常是变性的琼脂糖凝胶）上进行电泳，以根据分子大小分离 RNA 分子。

3. 转移　将分离的 RNA 从凝胶转移到固相支持物上，通常是尼龙膜或硝酸纤维素膜。

4. 固定　通过烘烤或化学交联将 RNA 固定在膜上。

5. 预杂交　在将膜与探针杂交之前，通常需要进行预杂交，以阻断非特异性结合位点。

6. 杂交　使用标记的 DNA 探针与膜上的 RNA 进行杂交。这个探针通常包含目标 RNA 序列的互补序列。

7. 洗膜　去除未结合的探针，并通过一系列的洗涤步骤减少背景信号。

8. 检测　使用适当的检测方法（如放射性同位素标记的探针的放射自显影或非放射性标记的化学发光检测）来可视化杂交信号。

（二）Northern blotting 的主要应用场景

1. 基因表达分析　检测特定基因在不同条件下的表达水平。

2. 转录后调控研究　分析 RNA 的剪接变体和稳定性。

3. 疾病诊断　检测某些疾病的生物标志物。

4. 基因克隆和功能研究　验证目的基因的表达。

（三）Northern blotting 的优势与局限性

Northern blotting 的特异性相对较高，使用特异性探针可以精确检测目标 RNA，且具有较好的灵敏性，可以检测到非常低丰度的 RNA 分子。Northern blotting 相比于其他技术如实时定量 PCR 操作更为复杂和耗时；实验过程中 RNA 分子容易降解，需要非常小心地处理样品；Northern blotting 虽然可以进行半定量分析，但定量能力十分有限。

（四）Northern blotting 的技术发展

随着分子生物学技术的发展，Northern blotting 的一些局限性促使了新技术的出现，如微阵列（microarrays）和 RNA 测序（RNA-seq），这些技术提供了更高通量和更精确的 RNA 分析方法。目前，Northern blotting 在某些应用中已经被更先进的技术所取代，但它仍然是研究 RNA 分子的重要工具，特别是在需要特定 RNA 分子检测的实验中。

三、RNA 测序（RNA-seq）

基因表达是生物体内信息流的关键环节，涉及从 DNA 到 RNA 再到蛋白质的转换。RNA-seq 技术的开发和发展，为研究基因表达提供了前所未有的深度和广度。RNA-seq 是一种革命性的基因表达分析技术，允许科研人员在全基因组水平上定量地测量细胞中 RNA 分子的数量和类型。与传统的基因表达分析方法相比，RNA-seq 提供了更高的灵敏度、精确度和动态范围，使得研究人员能够深入理解基因表达的复杂性及其在生物学过程中的作用。

（一）RNA-seq 技术的原理及一般步骤

RNA-seq 基于高通量测序技术，通过将 RNA 分子转化为 cDNA 片段，然后对这些片段进行测序。测序结果反映了原始 RNA 分子的丰度和类型，从而可以推断出基因表达水平。其主要步骤包括：

1. RNA 的提取与纯化　实验的第一步是提取和纯化高质量的 RNA，这要求严格的实验操作以避免 RNA 的降解。

2. cDNA 的合成　利用逆转录酶将 mRNA 转化为 cDNA，为下一步的测序做准备。

3. 高通量测序   cDNA 片段通过高通量测序平台进行测序，产生大量的测序数据。

4. 数据分析   测序数据经过质量控制、比对到参考基因组、表达量计算和差异表达分析等步骤，最终得到基因表达的定量信息。

（二）RNA-seq 实验设计

实验设计是 RNA-seq 研究的关键，包括样本选择、生物学重复、实验条件设置等，以确保数据的可靠性和生物学意义。

1. 明确研究目标   在设计实验之前，首先需要明确研究的目标，主要包括基因表达水平的比较、特定生物学过程的分子机制、疾病状态下的基因表达变化和发育过程中的基因表达调控等。

2. 样本选择   选择合适的样本对于实验的成功至关重要。样本可以是不同发育阶段的组织、疾病和正常对照组织、不同处理条件下的细胞和特定细胞类型的分离样本等。

3. 样本收集和处理   样本的收集和处理需要非常小心，以避免 RNA 降解，包括快速收集样本并立即处理或冷冻、使用适当的缓冲液和条件来保护 RNA 的完整性和避免使用可能含有 RNA 酶的材料和试剂。

4. RNA 提取和质量控制   高质量的 RNA 样本是 RNA-seq 成功的基础，需要使用有效的 RNA 提取方法，如 TRIzol 或 RNeasy 试剂盒；即时检查 RNA 的纯度和完整性，通常通过光谱光度计和/或凝胶电泳；以及确保 RNA 的浓度和质量满足测序要求。

5. 样本制备   逆转录生成 cDNA 片段化以生成适合测序平台的片段大小，将末端修复和 A-tailing 以增加适配器的连接效率，最后利用 PCR 扩增以增加测序深度。

6. 测序平台选择   不同的测序平台有不同的特点，如读长、通量和成本。常见的平台包括 Illumina 系列测序仪（如 HiSeq，Nova seq）和纳米孔测序（如 Oxford Nanopore）。

7. 实验设计和生物学重复   为了确保结果的可重复性和统计意义，需要设计足够的生物学重复。确保每个条件下可靠的样本数量，随机分配样本以减少批次效应，并使用适当的对照组和参考样本。

8. 数据和样本的跟踪   确保对样本和数据进行适当的标记和记录，以便于后续分析和结果解释。

9. 伦理和合规性考虑   如果涉及人类或动物样本，需要遵守相关的伦理和法规要求。

（三）RNA-seq 的应用和挑战

RNA-seq 技术在医学生物研究中扮演着越来越重要的角色，它通过深度测序特定组织或器官的转录组，提供了全面快速的基因表达分析，从而帮助科学家理解基因表达模式和调控机制。在疾病诊断领域，RNA-seq 因其精准的遗传分析能力，正在改变传统的诊断和治疗策略，尤其是在精准医疗中的应用。新药研发中，RNA-seq 通过分析药物对细胞功能影响的基因表达变化，为药物作用机制和药效评估提供了重要信息。在临床研究中，RNA-seq 的应用也越来越广泛，提高了对疾病分子机制的认识，并为新的诊断和治疗策略提供见解。此外，RNA-seq 在遗传病研究中逐步增加，尤其是在全外显子组测序无法确诊的情况下，通过检测异常剪接事件提高了诊断率。在肿瘤学领域，RNA-seq 分析基因融合、表达量变异、转录本变异等，对于肿瘤的分子机制认识、诊断分型、预后分层和个体化治疗具有重要意义。同时，RNA-seq 数据中含有丰富的免疫基因多样性信息，这对于研究肿瘤微环境中的免疫细胞相互作用以及作为免疫细胞治疗靶标的肿瘤新抗原分析至关重要。RNA-seq 技术因其高通量、高覆盖度和高灵敏度的特点，在医学生物研究中发挥着越来越重要的作用，从基础研究到临床应用，RNA-seq 技术的应用正不断拓展。

尽管 RNA-seq 技术取得了巨大成功，但仍面临一些挑战，如数据量大导致的存储和计算问题、样本制备和测序过程中的技术变异等。未来的研究需要开发更高效的数据分析方法和更精确的实验技术，以充分利用 RNA-seq 的潜力。RNA-seq 技术为基因表达研究提供了强大的工具，极大地推动了生物学的发展。随着技术的不断进步和成本的降低，RNA-seq 有望在更多领域得到应用，为生命科学带来更多的突破。

四、DNA 微阵列技术

DNA 微阵列技术（microarray）又称基因芯片技术，是一种允许同时测量成千上万基因表达水平的高通量分析方法。通过使用已知序列的 DNA 片段作为探针，microarray 能够对特定样本中的 RNA 进行定量分析，广泛应用于基因表达谱研究、疾病诊断和治疗响应监测等领域。自 20 世纪 90 年代中期以来，DNA 微阵列技术已成为基因功能研究的重要工具。

（一）microarray 的原理及一般步骤

microarray 是基于核酸链之间的杂交特性，即互补核酸序列通过形成氢键特异性配对。在 DNA 微阵列中，数千至数万个 DNA 片段（探针）被固定在固体表面（如玻璃片或尼龙膜）上，用荧光或其他标记的核酸（如 mRNA、cDNA 或基因组 DNA 探针）进行杂交，从而同时快速检测多个基因表达状况或发现新基因，检测 DNA 序列突变等一般步骤，具体步骤主要包括：

1. 探针设计　探针设计是 DNA 微阵列实验的关键步骤，通常基于目标基因的特异性序列。

2. 样品制备　涉及 RNA 的提取、标记和纯化，以确保高质量样品用于微阵列分析。

3. 杂交　将标记的样品与微阵列上的探针进行杂交，形成稳定的 DNA-RNA 杂交双链。

4. 信号检测　使用激光扫描仪或其他光学检测系统测量杂交信号的强度。

（二）DNA 微阵列的实验设计

DNA 微阵列技术是一种强大的工具，用于同时分析数千到数万个基因的表达水平。在设计 DNA 微阵列实验时，需要考虑多个关键因素以确保结果的准确性和可靠性。首先，样本的选择和处理至关重要，因为样本的纯度和完整性直接影响实验结果。接着，根据实验目的选择适合的芯片类型，如 cDNA 微阵列或寡核苷酸芯片，并决定使用哪种荧光染料进行标记。此外，需要严格控制杂交条件，以确保特异性结合并最小化非特异性杂交。实验后，数据需要通过归一化处理和聚类分析来识别具有相似表达模式的基因，这有助于揭示基因表达的模式和调控网络。为了确保结果的可靠性，实验设计应包括生物学重复和技术重复，以及进行统计分析以识别差异表达基因。主要设计流程应遵循微阵列实验最低限度信息标准（Minimum Information About a Microarray Experiment，MI-AME）原则：MIAME 原则是为了确保微阵列实验结果的可解释性、独立验证性和数据共享而提出的一组标准化指导方针。

1. 实验设计（experimental design）　描述整个杂交实验的设置，包括实验的总体设计和样本数据关系。例如，哪些原始数据文件与哪些样本相关，哪些实验是技术重复，哪些是生物学重复。

2. 芯片设计（array design）　详细描述使用的每个芯片及其上的每个元素（斑点、特征），包括芯片的物理和化学特性，以及每个元素的序列信息或基因标识符。

3. 样本（sample）　提供样本的基本信息，如组织类型、性别、年龄等，以及实验因素及其值，例如在剂量反应研究中的化合物和剂量。

4. 杂交（hybridization）　定义杂交实验的实验室条件，包括杂交溶液的选择、封闭剂的性质、洗涤程序、使用的标记靶标量、杂交时间、体积和温度等。

5. 测量（measurement）　包括图像、定量化和规格说明，涉及原始数据文件（如 CEL 或 FASTQ 文件）和最终处理（如标准化）后的数据集。

6. 标准化控制（normalization control）　描述用于标准化和质量控制的策略、算法，以及用于控制的阵列元素的身份和位置，如用于标准化的外源基因或内源参照基因。

MIAME 原则的制定旨在促进微阵列数据库的建立和有用性，鼓励微阵列制造商和软件生产商开发与 MIAME 兼容的实验室信息管理系统，以便在实验过程中产生和捕获符合 MIAME 原则的原始数据。遵循 MIAME 原则不仅有助于确保实验数据的透明度和可重复性，而且对于全球研究者共享和比较不同实验平台产生的数据至关重要。

（三）microarray 的应用和挑战

microarray 在医学生物研究中的应用是多方面的，它为基因表达分析、基因分型、疾病诊断、法医和遗传鉴定、新基因发现、突变和多态性检测以及 DNA 序列分析提供了强大的工具。这种技术能够同时检测成千上万个基因的表达水平，使得研究者能够深入了解基因在不同条件下的表达变化，这对于理解疾病机制、药物反应和个体差异至关重要。在疾病诊断方面，microarray 有助于传染性和遗传性疾病的识别，以及癌症的分类、治疗和预后评估。此外，它还在法医学中用于个体识别，在遗传鉴定中用于遗传性疾病的诊断。新基因的发现和 DNA 序列的分析也是微阵列技术的重要应用，它为研究基因功能和遗传变异提供了一种高效的方法。

在探测 mRNA 剪切变化方面，microarray 存在局限性，因为选择性基因剪切产生的 mRNA 异构体可能具有不同的功能，而现有技术难以分辨这些异构体。样品制备和扩增过程中可能存在的偏向性，以及在临床应用转化中的困难，都是需要克服的技术障碍。此外，技术重复性和信号质量的问题，以及抗体质量和特异性的挑战，也在一定程度上限制了 microarray 的应用。为了将大规模的基因表达研究推向临床应用，需要开发能够在临床环境中大规模并行筛选患者样本的技术平台，并且需要进一步提高实验的重复性和信号质量，以及开发更高质量的抗体。这些挑战的克服将有助于微阵列技术在医学生物研究中发挥更大的作用。

五、基因检测的新技术

（一）纳米孔测序技术

纳米孔测序技术的发展为基因检测带来了革命性的变化。这种技术能够通过扫描患者的基因组，识别与疾病相关的长而重复的 DNA 序列。与传统的 DNA 测序技术相比，纳米孔技术的成本更低，设备更小型化，使得基因测序设备从冰箱大小缩小到订书机大小，成本大约 1 000 美元，而主流的 DNA 测序技术需要数十万美元。

（二）大片段 DNA 精准定点插入技术

随着 CRISPR-Cas9 等基因编辑技术的发展，科学家们现在能够替换或插入大片段 DNA。例如，中国科学院遗传与发育生物学研究所高彩霞团队开发的 PrimeRoot 编辑器，能够实现大片段 DNA 序列的精确定点插入。

（三）多重分子共同检测技术

π-FISH 技术能够实现 DNA、RNA 和蛋白质多重分子共同检测，这对于破译生物大分子复合物参与生命活动调控机制的研究具有重要意义。

（四）长读长测序技术

第三代测序技术又称长读长测序技术，以其长读长的特点，为复杂重复区域的基因组序列分析和高质量基因组的组装提供了新的技术选择。这项技术在近年来得到了进一步的发展，并逐渐展现出其在临床应用中的价值。

（五）基因组学与大数据的结合

随着基因组学数据的积累，大数据分析和人工智能技术在基因检测中的应用越来越广泛。通过对大量基因组数据的分析，可以发现疾病相关的基因变异，为疾病的预防和治疗提供新的线索。

这些进展不仅提高了基因检测的效率和准确性，也为遗传病的诊断、复杂疾病的研究和个性化医疗提供了新的工具和方法。随着技术的不断进步，基因检测技术将继续在医学科研中发挥重要作用。

§7.5　蛋白质表达的检测方法

在科学研究中，检测蛋白质表达的价值和意义在于它能够揭示蛋白质在细胞和生物体中的动态变化，为理解生物学功能、疾病机制、药物作用机制提供关键信息，同时有助于发现生物标志物、鉴定治疗靶点、评估药物效果、预测个体化治疗响应，以及推动基础科学教育和科学普及，是连接基础研究与临床应用的重要桥梁。

一、免疫印迹

免疫印迹（Western blot）又称西方印迹实验、蛋白质印迹，是一种用于检测特定蛋白质在样品中的存在和量的实验室技术。该技术结合了蛋白质电泳和免疫检测的原理，广泛应用于生物医学研究中。在该技术中，通过凝胶电泳根据分子量并因此根据类型分离蛋白质混合物。然后将这些结果转移到膜上，为每种蛋白质产生条带。然后将膜与特定于目标蛋白质的标记抗体一起孵育，未结合的抗体被洗掉，仅留下与目标蛋白结合的抗体，然后通过显影来检测结合的抗体。由于抗体仅与感兴趣的蛋白质结合，因此只有一条条带可见，条带的厚度对应于存在的蛋白质的量。

（一）免疫印迹的原理及基本步骤

免疫印迹基于抗原-抗体反应，即抗体能够特异性识别并结合其对应的抗原（在这里是蛋白质），可以在复杂的蛋白质混合物中检测和定量特定的蛋白质，通过电泳将细胞或组织蛋白质从凝胶转移到固相支持物 NC 膜或 PVDF 膜上，然后用特异性抗体对某一特定的抗原（即蛋白）进行着色，最后通过分析着色的位置和着色深度获得该蛋白质在所分析的细胞或组织中表达情况。主要包括以下几个主要步骤：

1. 蛋白质的电泳分离　利用十二烷基硫酸钠（SDS）对蛋白质进行变性处理，使蛋白质分子展开成线性形态。SDS 与蛋白质的结合比例相对恒定，因此，通过聚丙烯酰胺凝胶电泳（PAGE），可以根据蛋白质的分子量将其分离。

2. 蛋白质的转移　将 SDS-PAGE 分离后的蛋白质从凝胶转移到一个适当的固相载体上，通常是 PVDF 膜或硝酸纤维素膜。这个过程称为"湿转"或"半干转"。转移效率对后续抗体检测的灵敏度和准确性至关重要。

3. 封闭非特异性结合位点　为了防止抗体非特异性结合到膜上，需要使用封闭液（如脱脂奶粉溶液或牛血清白蛋白溶液）封闭膜上未被蛋白占据的区域。

4. 抗体检测　一抗是针对目标蛋白质的特异性抗体，能够识别并结合到目标蛋白上；二抗是针对一抗的特异性抗体，通常标记有酶（如辣根过氧化物酶 HRP）或荧光团。二抗与一抗结合，形成抗体-抗原-二抗复合物。

5. 信号检测　如果使用的是酶标记的二抗，可以通过加入发光底物，如增强化学发光（ECL）底物，产生光信号，并通过成像设备（如 X 射线胶片或化学发光成像仪）捕捉。如果使用的是荧光标记的二抗，可以直接使用荧光成像系统检测。

6. 结果分析　通过分析条带的强度和位置，可以判断目标蛋白的存在和相对量。条带的强度通常与蛋白的量成正比，而条带的迁移距离则反映了蛋白的分子量。

（二）免疫印迹在医学研究中的应用

免疫印迹是应用最为广泛的蛋白检测技术，几乎可以用于所有的人体、动物和细胞样本，主要包括在基础研究中明确蛋白质表达、修饰、相互作用等；在临床诊断中检测疾病标志物，如肿瘤标志物；在药物开发中评估药物对蛋白质表达的影响以及检测特定蛋白质成分等。

1. 特定蛋白质的检测与定量　免疫印迹能够从复杂的蛋白质混合物中检测或半定量单个蛋白质，这对于研究蛋白质表达、鉴定蛋白质的分子大小、监测蛋白质的表达变化至关重要。

2. 疾病诊断　免疫印迹在疾病诊断中有着广泛的应用，尤其是在感染性疾病和遗传性疾病的诊断中，通过检测特定蛋白质的存在和量来辅助临床诊断。

3. 蛋白质功能研究　通过免疫印迹可以研究蛋白质的功能，包括蛋白质的翻译后修饰（如磷酸化、泛素化等），以及蛋白质-蛋白质相互作用。

4. 药物开发与研究　在新药开发过程中，免疫印迹被用来评估药物对特定蛋白质表达的影响，以及药物作用机制的研究。

5. 生物标志物的验证　免疫印迹用于验证生物标志物，这些标志物可能在疾病的发生、发展和预后中起到关键作用。

6. 基础科学研究　在基础科学研究中，免疫印迹是研究基因表达、蛋白质合成和降解等过程中不可或缺的工具。

7. 临床研究　免疫印迹在临床研究中用于比较不同患者群体或不同疾病状态下的蛋白质表达差异，为疾病的治疗提供可能的分子靶点。

8. 蛋白质纯度和质量控制　在蛋白质生产和纯化过程中，免疫印迹用于检测蛋白质的纯度和质量，确保实验材料的可靠性。

9. 病理机制研究　免疫印迹用于探索疾病的分子机制，通过分析特定蛋白质的变化来揭示疾病的发展过程。

（三）免疫印迹的优势与局限性

1. 优势　免疫印迹具有高特异性，使用特异性抗体，可以精确检测目标蛋白，且具有高灵敏度高，可用于检测至纳克（ng）级别的蛋白质。免疫印迹可精确定量，通过分析条带的光密度，可以半定量或定量分析蛋白质的表达水平。

2. 局限性　免疫印迹的操作相对复杂，需要精确的操作和条件控制；时间消耗较大，整个实验过程可能需要数天时间；蛋白质可能存在非特异性结合，需要排除由于抗体和实验条件造成的假阳性误差。

（四）免疫印迹的发展和挑战

免疫印迹自从 1979 年应用以来，已成为生物医学研究中不可或缺的蛋白质检测和分析方法。随着科学技术的不断进步，免疫印迹技术也在不断地得到改进和优化，以适应更为复杂的研究需求。随着抗体制备技术的进步，新型抗体具有更高的特异性和灵敏度，能够更准确地检测目标蛋白；新型转膜设备和化学试剂的开发，如不使用甲醇的转膜液，提高了转膜效率和安全性。通过图像分析软件，如 Gel-Pro Analyzer 或 ImageJ，可以更准确地进行蛋白质条带的定量分析，从而获得更可靠的科学数据。免疫印迹与蛋白质芯片和微流控等技术结合，为高通量蛋白质分析提供了可能。新的方法如自动化微流控免疫印迹、DigiWest、单细胞分辨率、微芯片电泳和毛细管电泳等技术被引入，以减少免疫印迹分析方法中可能出现的差异和不准确性。荧光免疫印迹允许对同一样本中的多个目标进行检测，避免了剥离/重新探针的过程，并具有多个优势。近年来还涌现多种商业产品，以解决免疫印迹不同阶段的问题，这是一个不断增长的领域，全球市场估计达到 10 亿美元。例如，快速免疫印迹试剂盒，包括 Pierce Fast 的 Thermo Scientific 和 Bio-Rad 的 Western Workflow V3 等，使得免疫印迹更快、定量效率更高。免疫印迹作为一种基础且强大的蛋白质分析技术，具有经久不衰的用武之地，未来的发展潜力仍然巨大，有望在多个领域内实现突破和创新。

免疫印迹是一个多步骤的过程，通常需要 8～20 小时来完成，包括凝胶准备、样品处理、分离、转移、多次孵育和洗涤，因此仍然属于操作较为复杂和耗时的蛋白表达检测技术，而且通常需要 10～15 μL 样本进行一次检测，这对于样本量有限的应用不适用。在单一样本中分析多个蛋白通常需要剥离抗体并用下一种蛋白的抗体重新探针，这个过程耗时且可能导致数据质量下降。此外，免疫印迹的定量分析和实验结果的可重复性也一直是一个挑战。

二、免疫组织化学染色

免疫组织化学染色（immunohistochemistry staining，IHC）是一种用于在细胞或组织切片中定位和定量特定蛋白质的实验技术。通过使用特异性抗体与目标蛋白结合，并借助显色剂或荧光标记产生可视化信号，IHC 在生物医学研究和临床诊断中发挥着重要作用。

（一）IHC 的原理及基本步骤

免疫组织化学染色基于抗原-抗体反应的原理，抗体是免疫系统产生的蛋白质，能够特异性识别并结合到特定的抗原（如蛋白质）上。在 IHC 中，一抗（第一抗体）是针对目标蛋白的特异性抗体，而二抗（第二抗体）通常标记有显色剂或荧光团，用于检测一抗的结合。主要包括以下主要步骤：

1. 组织样本准备　固定。将组织样本用适当的固定液（如甲醛）固定，以保持细胞结构和蛋白质的完整性。脱水和透明：通过一系列浓度递增的乙醇处理，去除组织中的水分，并使用透明剂（如二甲苯）使组织透明。包埋：将透明后的组织包埋在石蜡或树脂中，以便于制作切片。切片：将包埋的组织切成薄片，通常厚度为 4～6 μm，并将其贴附在载玻片上。

2. 抗原修复　脱蜡和再水化。去除切片上的石蜡，并使组织重新水化。抗原修复：通过热处理或酶消化，暴露封闭的抗原表位，提高抗体的可接触性。

3. 封闭　使用过氧化氢阻断内源性过氧化物酶活性，防止背景染色，再使用正常血清或蛋白封闭液封闭非特异性结合位点。

4. 抗体孵育　将一抗与切片孵育，使抗体与目标蛋白结合。清洗后，将标记有显色剂或荧光团的二抗与切片孵育，形成抗体-抗原-二抗复合物。

5. 显色与成像　使用显色剂（如 DAB）产生棕色或红色的可见信号，可使用苏木精等染料对细胞核进行对比染色，脱水后，使用封固剂固定切片，以便于显微镜观察。

6. 荧光免疫组化　对于荧光标记的二抗，无须显色步骤，直接使用荧光显微镜进行成像。

（二）IHC 的应用场景

1. 确定细胞类型　通过特定抗体标记细胞内相应抗原成分，以确定细胞类型。例如，角蛋白是上皮性标记，前列腺特异性抗原仅见于前列腺上皮，甲状腺球蛋白抗体是甲状腺滤泡型癌的敏感标记。

2. 辨认细胞产物　利用某些细胞产物为抗原制备的抗体，可作为相应产物的特殊标记，如内分泌细胞产生的各种激素，大多数可用免疫组化技术标记出来。

3. 了解分化程度　大多数标记物都有其特定的分布部位，如角蛋白的含量与分化程度有关，低分化或未分化癌含量较低、染色较弱。

4. 发现微小转移灶　免疫组化方法有助于发现微小（癌）转移灶，对转移性肿瘤也可借助免疫组化标志寻找原发瘤。

5. 探索疾病机制　应用分子生物学技术对疾病发生发展的机制研究开辟了个体化精准治疗的新领域，免疫组化技术在其中扮演重要角色。

6. 指导治疗和预后　免疫组化标记中与预后有关的标记大致可分为 3 类：类固醇激素受体、肿瘤基因标记、细胞增殖性标记，这些标记有助于预测患者的治疗反应和预后。

7. 辅助疾病诊断和分类　免疫组化方法对组织细胞内的免疫球蛋白、补体、免疫复合物等进行检测以辅助诊断，某些疾病的分类或分型也是在免疫组化基础上建立的。

8. 寻找感染病因　免疫组化可用于检测组织细胞内的免疫球蛋白、补体、免疫复合物等，辅助诊断某些感染性疾病。

（三）IHC 的优势与局限性

1. 优势　IHC 利用抗原-抗体反应的高特异性，使得组织或细胞中的特定抗原得以标记和检测。这种特异性确保了检测结果的准确性，减少了交叉反应的可能性。随着技术的发展，如 ABC 法或 SP 法的出现，抗体的稀释倍数可以达到上千倍、上万倍甚至上亿倍，仍然能够与组织细胞中的抗原结合，体现了 IHC 的高灵敏度。IHC 技术可以在组织和细胞中进行抗原的准确定位，使得形态学研究与功能研究相结合，这对于病理学研究的深入具有重要意义。通过 IHC 技术，可以在细胞或组织原位确定某些化学成分的分布和含量，实现形态学与生物化学水平、分子水平的结合。IHC 技术不仅用于检测蛋白质的存在和定位，还可以用于研究蛋白质的翻译后修饰，如磷酸化等。相较于免疫印迹，IHC 技术操作相对简单，成本相对较低，使其成为组织学、病理学、癌症生物学、神经科学和药物发现领域中不可或缺的工具。

2. 局限性　首先，抗体的特异性和结果的解释是主要挑战，需要适当的阳性与阴性对照以确保技术完整性。其次，实验条件的敏感性、组织处理途径的多个方面可能会影响抗体与组织相互作用的方式，这要求实验操作必须规范化，并且结果需要综合考虑多种因素进行正确解释。此外，IHC 可能会产生假阳性和假阴性结果，这要求研究者在使用时必须谨慎，并结合其他诊断手段进行综合判断。尽管存在这些挑战，IHC 仍然是连接分子生物学与形态学的重要桥梁，对于医学基础研究的贡献不可忽视。

（四）IHC 的进展与前景

自 1941 年 Coons 首创使用免疫荧光技术以来，经历了多次技术革新，包括抗体酶标记技术、单克隆抗体技术、ABC 法等。近年来，多重免疫组化/荧光（mIHC/IF）技术的发展允许在同一张切片上同时检测多种分子标志物，提供了空间定位信息，有助于全面评估肿瘤微环境。自动化染色仪的发展为免疫组化标准化提供了可靠保证，使用电脑自动化控制，大大减少了人工操作可能出现的误差，保证了染色结果的一致性与重现性。新兴技术如图像分割、AI 辅助判读等手段的开发和运用有望进一步提高免疫组化的标准化和准确性。

IHC 技术因其特异性强、灵敏度高、定位准确等特点，在临床病理诊断中展现出极大优势，为诊断医学开辟了新局面。它在不断创新与沿袭的同时，也进入了标准化、规范化及质量控制阶段。随着分子生物学技术的发展，免疫组化技术在个体化精准治疗的新领域中展现出极大优势。例如，PD-1/PD-L1 抑制剂用于晚期肺癌患者的治疗，临床效果明显优于传统化疗。寻找具有重要诊断治疗意义的生物标志物也成为现代医学研究的重要方向。全球免疫组化市场规模稳步增长，2022 年市场规模约为 35.73 亿美元，同比增长 7.82%。我国免疫组化行业也呈现出稳定的增长态势。

三、酶联免疫吸附试验

酶联免疫吸附试验（enzyme-linked immunosorbent assay，ELISA）是一种用于检测血清、血浆或其他体液中特定抗体或抗原的实验室技术。由于其高灵敏度、特异性和操作简便性，ELISA 已成为生物医学研究和临床诊断中广泛应用的一种方法。

（一）ELISA 的原理及基本步骤

ELISA 基于两个主要原理，即抗原-抗体特异性结合和酶催化的信号放大。ELISA 利用了抗原和相应抗体之间的特异性相互作用。当抗原（如蛋白质）与抗体结合时，这种结合是高度特异性的，意味着一个抗体通常只与其特定的抗原决定簇结合；在 ELISA 中，抗体通常与一个酶（如辣根过氧化物酶 HRP 或碱性磷酸酶 AP）共轭。这个酶在加入底物后能够催化一个颜色反应，产生可测量的信号。通过酶的催化作用，即使是微量的抗原也能被检测到，因为酶可以催化成千上万的底物分子转化为有色产物。具体步骤包括：

1. 包被　将抗原或抗体固定在微孔板上。
2. 封闭　用封闭液（如牛血清白蛋白）封闭未结合位点，防止非特异性结合。
3. 一抗孵育　加入一抗与目标抗原特异性结合。
4. 洗涤　去除未结合的一抗。
5. 二抗孵育　加入标记有酶的二抗与一抗结合。
6. 洗涤　去除未结合的二抗。
7. 底物添加　加入底物，酶催化产生颜色变化。
8. 信号读取　使用分光光度计测量吸光度，或使用荧光板阅读器测量荧光强度。

（二）ELISA 的主要类型

1. 直接 ELISA（direct ELISA）　将抗原直接固定于 ELISA 板上，然后用酶标记的抗体直接检测抗原。实验步骤少，检测速度快，不需要用到二抗，避免了交叉反应，结果较

准确。但是每种靶蛋白都需要准备能够与其特异性结合的一抗，实验灵活性低，灵敏度相对较低

2. 间接 ELISA（indirect ELISA） 先将抗原结合到 ELISA 板上，随后分两步进行检测：首先加入检测抗体与抗原特异性结合，随后加入酶标记的二抗检测并利用底物显色。灵敏度比直接 ELISA 高，可以使用相同的二抗进行多种不同的检测，灵活性较高。但是可能存在交叉反应，实验周期较长，因为需要额外的二抗孵育步骤。

3. 夹心 ELISA（sandwich ELISA） 分为双抗体夹心法和双抗原夹心法。前者常用于检测抗原。将抗体固定在固相载体上，加入待测抗原，与抗体特异性结合，再加入酶标抗体检测，并利用底物显色，即可测定总靶标蛋白的含量；后者反应模式与双抗体夹心法类似，用固相抗原和酶标特异性抗原，分别代替固相抗体和酶标特异性抗体，即可测定样品中的抗体。灵敏度和特异性高，适用于大分子抗原的检测，无须抗原纯化，但是对配对抗体的要求高，开发成本可能较高。

4. 竞争 ELISA（competitive ELISA） 样本中的抗原与固定化的酶标记抗原竞争性地与有限的抗体结合。样品中的抗原浓度越高，结合在固相上的酶标记抗原就越少，最终显色也越浅。适用于小分子抗原或抗体的检测，无须纯化样品，但是操作相对复杂，需要精确控制实验条件

（三）ELISA 在医学研究的应用

1. 检测生物样品中的物质含量 ELISA 技术被广泛用于检测生物样品中的抗体、抗原、蛋白质和糖蛋白等物质的含量。

2. 基础科研工具 ELISA 作为一种高灵敏度、高特异性的检测技术，在基础科学研究中被广泛用来检测和定量目的抗原，包括细胞培养基中的分泌蛋白、细胞中的总蛋白，或细胞信号转导期间发生的翻译后修饰（PTM）。

3. 药物药效学评价和筛选 在药物研究领域，ELISA 被用于评价药物的药效以及筛选潜在的药物候选物。

4. 肿瘤标志物检测 ELISA 技术在肿瘤标志物的检测中扮演着重要角色，尤其是在癌症早期诊断中。例如，甲胎蛋白（AFP）作为肝癌的常用肿瘤标志物之一，ELISA 可用于检测 AFP 水平，辅助肝癌的筛查和诊断。

5. 病毒感染诊断 ELISA 被用于多种细菌和病毒性疾病的诊断，如猪传染性胃肠炎、牛副结核病、牛传染性鼻气管炎、猪伪狂犬病、蓝舌病等。

6. 食物变应原检测 在食品安全领域，ELISA 技术被用于检测食物中可能导致过敏反应的变应原。

7. 毒性检测 ELISA 也被应用于毒性物质的检测，帮助评估环境和食品中的潜在危害。

8. 临床诊断 在临床上，ELISA 有广泛的用途，包括测定患者血清样品中药物治疗的生物标志物或细胞因子水平。

（四）ELISA 的优势与局限性

1. 优势 ELISA 通常可以在 96 孔或 384 孔的微孔板上进行，适合大规模样本的快速

筛选和分析；可以相对容易地进行标准曲线的构建，从而对目标分子进行定量分析；ELISA 的操作步骤相对固定，容易标准化，适合自动化操作，减少实验误差；与免疫印迹相比，ELISA 通常需要较少的样本量和抗体量，因此在成本上更为经济。ELISA 通过信号放大系统（如酶催化底物反应）可以检测到非常低浓度的抗原或抗体，因此具有更好的特异性。

2. 局限性　虽然 ELISA 具有高灵敏度，但也可能存在非特异性结合，导致假阳性结果；ELISA 的线性动态范围可能有限，高浓度样本可能会超出检测范围；某些样本可能需要特定的处理步骤才能用于 ELISA，如稀释或预处理，以避免交叉反应；无法提供关于目标蛋白分子量和可能的翻译后修饰的信息；ELISA 的成功执行高度依赖于所使用的一抗和二抗的质量和特异性。某些类型的 ELISA（如夹心 ELISA）可能需要针对目标分子设计两种不同的抗体，这在技术上可能具有挑战性。

（五）ELISA 的进展和挑战

ELISA 技术自 20 世纪 70 年代提出以来，已经成为生物医药研发领域中不可或缺的经典技术。随着抗体药物在全球的大规模上市，ELISA 技术的不断进步也推上了顶峰。据市场研究，ELISA 在全球的销售额逐年增长，预计到 2022 年将达到 5.47 亿美元。ELISA 技术在药物发现和开发中的应用不断扩展，包括评估抗细胞因子治疗性抗体的疗效、评估治疗性抗体的药代动力学特性，以及评估基因敲除效果等。在 COVID-19 大流行中，ELISA 技术通过检测针对刺突蛋白、核衣壳抗原和其他病毒蛋白的抗体，在扩大我们对所涉及疾病机制的理解方面发挥了重要作用。随着自动化和高通量 ELISA 平台的发展，实验效率和准确性得到了显著提升，而且新兴技术如人工智能辅助数据分析的应用将极大地提高 ELISA 实验的效率和准确性。

ELISA 实验易受多种因素影响，导致假阳性或假阴性结果的出现，优化实验条件、选择高质量试剂、加强质量控制是减少此类错误的有效途径。除了基本的数据分析技巧外，还需结合实验背景、文献报道等多方面信息，对实验结果进行全面、深入的解读。某些分析物以不同的异构体形式存在或作为分子复合物的一部分，而许多检测并未优化以检测这些形式。理想的 ELISA 应能准确量化健康供体样本中低浓度的分析物，以提供与疾病状态样本进行比较的基线。

四、蛋白质检测的新方法

（一）质谱技术

质谱技术是蛋白质组学中的核心技术，近年来其在蛋白质分析中的应用不断深化。串联质谱技术（tandem mass spectrometry）能够提供蛋白质序列的详细信息，而高分辨率质谱技术则可以精准地测定蛋白质的分子质量，为蛋白质的鉴定和定量提供了强大的工具。

（二）高通量技术

高通量技术是蛋白质组学的重要进展之一。通过自动化的样品处理和数据分析，高通量技术能够在短时间内分析大量的蛋白质样品，大大提高了蛋白质分析的效率。例如，二维电泳联合质谱技术（2-DE/MS）和液相色谱联合质谱技术（LC-MS/MS）等高通量技术已经广泛应用于蛋白质组学的研究中。

（三）定量技术

蛋白质组学的另一个重要进展是定量技术的发展。通过定量技术，我们可以精准地测定蛋白质的表达水平，从而深入理解蛋白质在生物过程中的作用。例如，同位素标记技术（isotope labeling）和标记自由定量技术（label-free quantitation）等定量技术已经在蛋白质组学中得到了广泛的应用。

（四）共振瑞利散射法

共振瑞利散射法因灵敏度高、简单、快速并且稳定性好，广泛用于溶液中蛋白质和核酸的检测。这种方法对人血清、豆浆、尿液、牛乳、牛血清等的蛋白质的检测都有研究，特别是用于生物化学方面的人血清和牛血清蛋白研究较多。

（五）BCA蛋白浓度测定试剂盒

BCA（bicinchoninic acid）蛋白浓度测定试剂盒是应用广泛的蛋白浓度测定方法，具有操作简单、稳定性好、灵敏度高和兼容性高等优势。BCA试剂盒的检测原理涉及两步化学反应，第一步基于双缩脲反应，在碱性环境下蛋白质与二价铜离子络合并将二价铜离子还原为一价铜离子，形成蓝色复合物。第二步是BCA与一价铜离子结合形成稳定的蓝紫色复合物，该复合物在562 nm处有较高的吸光值，并与蛋白质浓度成正比。

蛋白质组学检测方法正朝着高通量和全面性的方向发展。随着质谱仪的提升和新的分析策略的引入，如数据独立采集技术，可以同时检测和定量大量的蛋白质，实现全面的蛋白质组学分析。蛋白组学检测与基因组学、转录组学和代谢组学等多组学技术的融合将成为未来的趋势。这种整合性的研究方法将为精准医学的发展提供重要支持。随着医疗技术的发展，即时检测成为了当前的发展趋势，能够改善医患互动方式，并为紧急情况下的现场和远程检测提供便利。发展准确的、敏感的、简单的和快速的及时检测设备，对于临床实践具有重要意义。人工智能（AI）技术的进步正在成为蛋白质检测技术创新的核心支撑。AI技术的应用不仅提高了蛋白质检测的精度，还极大扩展了蛋白质检测的应用范围和深度。

§7.6　细胞影像学

细胞影像学是利用各种影像技术，如光学显微镜、电子显微镜、荧光显微镜等，观察和记录细胞的形态、结构、动态变化以及细胞内各种生物分子的分布和相互作用。其目的是在分子和细胞水平上理解生理和病理过程，为疾病的诊断和治疗提供科学依据。

一、电子显微镜

电子显微镜是一种高分辨率的成像技术，它利用电子束代替传统的光束来观察样品。电子显微镜的发展极大地推动了基础科学研究的进展，尤其在医学生物相关研究各个领域应用价值巨大，为科学家们提供了观察细胞、组织、病毒和其他生物分子的高分辨率图像。它的发展极大地推动了材料科学、生命科学、物理、化学等领域的研究，因为它能够提供远超光学显微镜的分辨率，允许科学家观察到纳米甚至原子级别的结构。

（一）电子显微镜的发展

电子显微镜的发展历程是一个科技创新和理论突破的连续过程。最初，法国科学家德布罗意在1924年提出了物质波的概念，为电子显微镜的诞生提供了理论基础。随后，布什在1926年发现旋转对称非均匀磁场可作为电磁透镜，为电子显微镜的制造提供了关键技术。1928年，卢斯卡用电子代替光制作了一个显微镜，能够把实物放大17倍，证实了使用电子束和电子透镜可形成与光学像相同的电子像。1931年，Rudenberg提出电子显微镜的概念并提出专利申请。1933年，卢斯卡和克诺尔制造出第一台电子显微镜。1936年，Boersch证明了电子束经过电磁透镜聚焦后在后（背）焦面上形成衍射花样。1939年，西门子公司生产出第一批商品透射电子显微镜。现代高性能分析电子显微镜的基本特征包括照明亮度高和能量发散小的场发射电子枪的普及，极大改善电子单色性的能量过滤器的问世，可实现电子显微像和电子衍射花样数字化的慢扫描CCD和电子成像板的使用、仪器的计算机控制等。这些技术的进步，使得电子显微镜成为现代科学研究中不可或缺的工具。

（二）电子显微镜的分类和成像原理

电子显微镜的成像原理主要基于电子与物质的相互作用，包括透射电子显微镜（TEM）和扫描电子显微镜（SEM）两个大类。

1. 透射电子显微镜（TEM）　利用高能电子束穿透超薄样品，通过样品与电子相互作用后产生的电子衍射图样或图像来观察样品的内部结构。在TEM中，电子束通过电磁透镜聚焦成为平行束以照射样品。样品中的电子与入射电子相互作用，导致电子散射，未散射的电子直接透过样品形成透射束，而散射的电子则在样品周围形成角度分布。通过放置在样品后方的探测器接收透射电子和散射电子，可以形成样品的像。透射电子显微镜能够提供原子级别的分辨率，用于观察样品的晶体结构、缺陷等微观特征。

2. 扫描电子显微镜（SEM）　通过聚焦电子束在样品表面逐点扫描，激发样品产生各种物理信号，如二次电子、背散射电子和X射线等。这些信号被相应的探测器检测，并经视频放大器放大后调制阴极射线管的亮度，从而在荧光屏上形成样品表面的放大图像。扫描电子显微镜的分辨率较高，能够提供样品表面的形貌和成分信息。在SEM中，样品表面被电子束扫描，产生的信号与样品表面的微观结构和化学成分有关，因此可以用来分析样品的表面特征和成分分布。

（三）电子显微镜的关键技术

1. 场发射电子源　利用强电场在尖锐的金属尖端产生电子发射，这种发射方式可以获得极高的时间和空间相干性。场发射电子源的特点是能够在亚飞秒时间尺度上控制电子发射，实现超短电子脉冲的产生。这种电子源的有效发射区域极度局域化，结合尖端处电场增强效应，可以大幅减小色散展宽，从而获得极高的相干性和亮度。场发射电子源在超快电子衍射（UED）和超快电子显微镜（UEM）中有着重要应用，它们能够提供飞秒和纳米级时空分辨的非线性光电发射，尤其适合时间分辨的电子衍射成像。

2. 能量滤波器　是电子显微镜中用于改善图像质量的关键部件，它通过过滤掉与主要能量散射无关的电子，从而减少图像的背景噪声并提高对比度。能量滤波器通常用于透射电子显微镜（TEM）中，可以减少电子束与样品相互作用产生的非弹性散射，保留更多的结构信息。能量滤波器的应用使得电子显微镜能够更清晰地观察到样品的细微结构，尤其是在观察薄样品时更为有效。

3. 冷冻电子显微镜技术　是一种用于观察生物大分子和细胞结构的技术，它通过快速冷冻样品来保持其在近生理状态下的结构。这种技术避免了样品在室温下制备过程中可能发生的结构变化，使得科学家能够观察到更为真实的生物分子结构。冷冻电子显微镜技术结合了场发射电子源和能量滤波器，能够提供原子级别的分辨率，对于结构生物学的发展产生了革命性的影响。冷冻电子显微镜技术的应用使得科学家能够解析出许多之前难以观察的生物大分子结构，对于理解生命过程中的分子机制具有重要意义。

4. 扫描透射电子显微镜技术（STEM）　是透射电子显微镜的一种模式，其中电子束被聚焦成极小的束斑照射到样品上并在样品表面进行逐点扫描。与 SEM 类似，STEM 通过收集与样品相互作用后的散射电子来形成图像。STEM 的探测器位于远场，可以收集不同角度的散射电子，从而提供关于样品结构和成分的信息。STEM 技术的空间分辨率已经达到原子尺度，能够进行多尺度结构成像和多模态物性分析。

5. 四维扫描透射电子显微镜技术（4D-STEM）　是一种新兴的 STEM 技术，它允许在样品上进行二维扫描的同时，收集二维衍射数据。这种技术通过使用像素化的高速电子探测器收集所有的散射电子，即采集完整的会聚束电子衍射花样，并及时存储到计算机中。4D-STEM 技术能够提供关于样品傅里叶空间结构信息的获取能力，使得对任意散射角度的电子进行处理分析成为可能，极大地增强了透射电子显微镜在样品结构信息获取方面的能力。

6. 动态透射电子显微镜技术（DTEM）　是一种能够观察材料内部过程的技术，如成核、生长、相变和在极端条件下的机械响应。DTEM 通过使用短脉冲激光来创建所需的电子脉冲，这些电子脉冲包含足够的电子以形成完整的高分辨率图像。这种技术允许在高时间分辨率下进行原位实验，对于材料科学和生物学动态事件的研究具有重要意义。

（四）电子显微镜在医学生物基础研究中的应用

1. 细胞生物学　通过 TEM 观察线粒体、内质网、高尔基体等细胞器的形态和分布，有助于理解细胞功能和疾病机制；利用 SEM 观察微管、肌动蛋白丝等细胞骨架的结构和动态变化，研究细胞形态和运动；通过 TEM 观察紧密连接、桥粒等细胞间连接的结构，研究细胞间的通信和相互作用。

2. 病毒学　通过 TEM 观察病毒颗粒的形态、大小和表面结构，为病毒的分类和鉴定提供依据；利用 SEM 和 TEM 研究病毒如何侵入宿主细胞，以及宿主细胞的应答机制，如病毒受体的识别、病毒包膜与细胞膜的融合等。

3. 分子生物学　利用冷冻电镜技术，结合单粒子分析或电子晶体学方法，解析蛋白质的高分辨率三维结构，为理解其功能和设计药物提供基础；核酸结构研究：通过 TEM 观察 DNA 和 RNA 的形态和结构，如双螺旋、发夹结构等，理解其在生命活动中的作用。

4. 病理学　通过 TEM 观察肿瘤细胞、炎症细胞等病变细胞的超微结构，如细胞器的改变、核仁的增大等，辅助病理诊断；利用 SEM 和 TEM 研究疾病状态下细胞和组织的微观变化，如纤维化、坏死等，为疾病治疗和机制探索提供线索。

（五）电子显微镜技术的挑战与未来展望

1. 技术挑战　生物样品的制备需要精细操作，如切割、固定、染色等，以避免结构损伤和样品干燥。对于活细胞样品，还需要考虑保持其生理状态；高能电子束可能对生物样品造成损伤，如蛋白质的变性、DNA 的断裂等，影响成像质量。需要优化电子束参数，如剂量、能量等；分辨率与成像速度的平衡：在追求高分辨率的同时，需要考虑成像速度和样品处理时间。对于动态过程的观察，需要权衡分辨率和时间分辨率。

2. 发展趋势　电子显微镜技术虽然在医学生物基础研究中发挥了重要作用，但仍面临一些挑战，包括样品制备的复杂性、电子束对生物样品的潜在损伤、分辨率与成像速度的平衡问题，以及对动态过程观察的时间分辨率限制。为了克服这些挑战，未来的电子显微镜技术将朝着更高分辨率、更快成像速度、更广泛的样品兼容性和更低的电子束损伤方向发展。这可能包括采用新型电子源、改进的电子光学系统、先进的探测器和图像处理算法。同时，电子显微镜技术将与其他成像技术如 X 射线晶体学、质谱分析、光学显微镜等相结合，实现多模态成像，提供更全面的生物信息。此外，自动化和智能化的样品制备、成像流程以及图像分析将大大提高成像效率和准确性。跨学科融合，如材料科学、纳米医学和生物信息学，将进一步拓展电子显微镜技术的应用范围，为医学生物基础研究带来新的视角和突破。

3. 跨学科融合　在未来，多学科合作是医学和生物研究的大趋势。研究者可以利用电子显微镜研究纳米药物载体的形态、尺寸和表面特性，优化药物递送系统的设计；结合电子显微镜数据与生物信息学分析，如蛋白质结构预测、基因表达分析等，深入理解生物分子的结构与功能关系。

二、共聚焦显微成像技术

共聚焦显微成像技术（confocal microscopy）是一种利用逐点照明和空间针孔调制来去除样品非焦点平面的散射光的光学成像手段，它通过使用激光扫描样品并收集来自样品特定深度的荧光信号，从而生成具有高分辨率和三维信息的图像，相比于传统成像方法可以提高光学分辨率和视觉对比度。在医学和生物基础研究中，共聚焦显微镜已成为研究细胞结构、组织形态、分子分布和动态过程的重要工具。

（一）共聚焦显微成像技术的发展

这项技术最初由马文·明斯基（Marvin Minsky）在 1957 年提出，并获得了专利。共聚焦显微镜的核心在于利用共聚焦原理，通过一个点光源与一个共焦的小孔（针孔）相结合，实现对样本的逐点扫描，同时利用光学切片技术获取样本的清晰图像。随着时间的推移，共聚焦显微成像技术在多个领域得到了应用，包括生物学、材料科学等，特别是在生物医学成像和三维表面形貌测量中显示出了其独特的优势。技术的进步带来了更高的分辨率和更清晰的图像质量，使得科学家能够对样本进行更深入的观察和分析。随着光谱共聚焦显微成像技术的发展，该技术在光学厚度测量和表面形貌测量方面的应用得到了进一步的拓展。共聚焦显微成像技术的不断优化和改进，如提高成像速度、分辨率和深度剖面能力，标志着其在现代科研中的重要地位。

（二）共聚焦显微镜的成像原理

共聚焦显微镜的原理基于光学切片技术，其核心在于提高成像的清晰度和三维分辨率。共聚焦显微镜利用激光作为光源，通过精密的光学系统产生聚焦的激光束扫描样品。样品中的荧光分子被激发后发出荧光，这些荧光信号通过相同的孔径被收集，只有焦点处的信号能够被有效收集，从而实现高分辨率的成像。

共聚焦显微镜使用激光作为光源，该激光被聚焦到样品上一个非常小的点。这个小点的光束在样品上逐点扫描，同时，一个共焦的小孔（针孔）被放置在检测光路中，以确保只有来自焦平面的光能够通过并被检测器检测到。由于共聚焦显微镜的照明和检测都是共焦的，即它们共享同一个焦点，因此可以排除焦平面上下的散射光和反射光，从而实现对样品的光学切片。这种技术使得共聚焦显微镜能够获得比传统宽场显微镜更清晰的图像。随后，通过在垂直方向上移动焦平面并对样品进行逐层扫描，共聚焦显微镜能够获得一系列二维图像，这些图像可以被用来重建样品的三维结构，提供了对样品形态和结构的更深入了解。共聚焦显微镜能够进行多通道荧光成像，允许同时观察多个标记的样品，并通过调整物镜和样品之间的距离，可以实现 ZOOM 放大，以观察样品的更细微结构。共聚焦显微镜可以进行 XY 扫描（平面扫描），用于荧光定位分析；XYZ 扫描（立体扫描），用于获取样品的三维图像信息；XYT 扫描（时间序列扫描），用于研究活体标本随时间的变化。

（三）共聚焦显微镜的类型

1. 激光扫描共聚焦显微镜（LSCM） LSCM 使用激光作为光源，通过扫描头将激光聚焦到样品的特定深度，只有从此平面反射的光才能穿过针孔共聚焦光圈，从而提高空间分辨率。该技术通过水平面和垂直面扫描检查区域实现影像重建，能够在体内对生物组织进行显微成像。LSCM 在生物、医学领域中已经进行了大量研究工作，如细胞 Ca^{2+} 的研究、细胞骨架的研究等，它能够提供高分辨率的图像，对于观察细胞内部结构和动态变化具有重要意义。

2. 多光子共聚焦显微镜 多光子成像技术通常采用波长较长的近红外光，这种光在生物组织中的穿透能力更强，能够观察到生物组织中更深层的信息。多光子成像只有在激发光焦点附近的区域才能激发荧光，因此具有天然的光学层析能力，能更好地对生物组织进行三维成像。与 LSCM 相比，多光子成像技术不需要使用针孔滤波，荧光收集效率高。多光子成像在样品的非焦点区域不产生荧光，能自动抑制离焦信号，因而能实现近乎衍射极限的空间分辨率。多光子成像技术被广泛应用于生物医学领域，尤其适合于深层组织的高分辨率成像，它能够与其他光学手段结合，如荧光寿命显微成像技术、光纤内窥成像技术、光片技术等，实现样品信息更多维度信息或更高的成像指标。

3. 共聚焦激光显微内镜（confocal laser endomicroscopy，CLE） CLE 是一种内窥镜技术，可以在细胞和亚细胞水平上对胃肠道黏膜的组织学进行高分辨率评估。它通过体内实时影像学展示进行，主要应用于结肠息肉的鉴别，以及在诸如 Barrett 食管和溃疡性结肠炎等情况时检测异型增生和肿瘤形成。

4. 反射式共聚焦显微镜（reflectance confocal microscopy，RCM） RCM 用于对皮肤等表面进行成像，尤其在诊断皮肤癌方面显示出了准确性。它通过反射的共聚焦显微镜技术检测诊断成人基底或鳞状细胞癌的准确性如何。

5. 角膜共聚焦显微镜（corneal confocal microscopy，CCM） CCM 是一种无创精准、简单、快速的可视化活体角膜分析技术，可直接对角膜神经纤维进行实时采集及定量分析。CCM 可应用于中枢神经系统退行性疾病、脱髓鞘疾病、变性疾病等多种类型病变的诊断与预后评估。

（四）共聚焦显微成像在医学研究中的应用

共聚焦显微镜技术在医学生物基础研究中扮演着越来越重要的角色，其高分辨率和三维成像能力为细胞和分子层面的研究提供了强有力的工具。随着技术的进步，共聚焦显微镜的应用范围和深度都在不断扩展。

1. 细胞生物学 共聚焦显微镜用于观察细胞内部结构，如细胞骨架、细胞器的分布和相互作用，以及细胞信号传导过程。

2. 组织工程与再生医学 在组织工程中，共聚焦显微镜用于评估工程化组织的结构和功能，监测细胞在支架中的迁移和增殖。

3. 神经科学 共聚焦显微镜用于研究神经元形态、突触连接以及神经网络的动态变化，为理解神经系统的功能和疾病提供重要信息。

4. 细胞水平的动态观察：共聚焦显微镜使得对活细胞内 Ca^{2+} 动态变化的观察成为可能，这对于理解细胞生理过程及生理变化至关重要。例如，通过观察单细胞 Ca^{2+} 的动态变化，研究人员能够发现细胞内各局部区域的不同深度或层次间存在不同程度的 Ca^{2+} 梯度，这对研究受精引发的早期信号及 Ca^{2+} 在卵细胞激活和受精卵的发育过程中的作用具有重要意义。

5. 细胞骨架研究 共聚焦显微镜在细胞骨架的研究中也发挥了重要作用。通过使用标记有荧光染料的特异性抗体与微管和微丝结合，共聚焦显微镜能够观察到微管和微丝的具体形态。在细胞发生生理变化时，微管和/或微丝的结构及其位置也会发生相应的变化，共聚焦显微镜不仅可以对其位置进行定位，而且可以对其位置变化进行动态观察，从而进一步探讨微管和微丝的功能。

6. 蛋白质相分离研究 基于激光扫描共聚焦显微镜的蛋白质相分离研究方法，共聚焦显微镜在研究细胞内蛋白质相分离方面发挥了重要作用。蛋白质相分离在细胞生理和疾病中扮演着关键角色，共聚焦显微镜能够提供高分辨率的图像，帮助研究者更好地理解蛋白质相分离的机制。

7. 反射式共聚焦显微镜（RCM） RCM 在皮肤病理学中的应用，特别是在黑色素瘤的诊断中，RCM 能够提供高分辨率的实时图像，有助于提高诊断的准确性。

（五）共聚焦显微镜的挑战与未来展望

首先，共聚焦显微镜技术在提高成像深度和分辨率方面存在挑战。深层组织成像需要较长的波长以减少散射，但这会降低分辨率。此外，长时间曝光于激光下的生物样本可能会遭受光毒性和光漂白的影响，这限制了长时间活细胞成像的应用。同时，对于快速动态过程的捕捉，传统共聚焦显微镜的成像速度可能不足以满足需求，尤其是在三维成像时。数据处理和分析也是一个挑战，随着成像技术的发展，产生的数据量急剧增加，如何快速、准确地处理和分析这些数据成为了一个挑战。

在未来，共聚焦显微镜技术的发展将融合深度学习与人工智能，以提高成像速度和分辨率，减少成像过程中的光毒性和光漂白。例如，基于角膜共聚焦显微镜的神经纤维人工智能分析方法，可以为临床诊疗提供借鉴。近红外二区共聚焦显微技术的发展将因其在生物组织中具有适中的吸收、较低的散射，以及非常弱的生物组织自发荧光，展现出大深度、高对比度的优势，有望在生物医学领域得到广泛应用。自监督学习算法如 SSL-Depth 能够在共聚焦显微镜基础上的 3D 表面成像中实现显著的速度提升，未来有望在更多领域得到应用。多模态非线性光学显微成像技术的研究进展，从成像速度、空间分辨率以及信噪比 3 个方面介绍了多模态非线性光学成像的研究进展，并扩展了多模态非线性光学内窥镜和图像分析方法。这些技术的发展将进一步推动生物医学研究的深入，为疾病的诊断和治疗提供更强有力的工具。

§7.7　基础研究与临床研究有机结合

如何在临床中发现科学问题，这是临床医师需要认真考虑的一个问题。在临床中发现科学问题进行临床研究，不仅有利于解决临床上的疑难杂症，为临床工作提供新的技术手段，也有利于推进临床科研进步和医院的综合科研实力，进一步优化医疗资源配置。临床医师虽然与专职科研人员相比有许多局限性，但是因临床工作上的优势，掌握了丰富的临床资源，每天面对大量的临床问题，而临床问题正是创新的源头。因此，临床医师要将焦点聚集在临床研究上，从临床中发现问题、提出问题、解决问题。此外，国家中长期发展规划也对临床研究投入了大量的基金。目前，国家对科研的基金资助主要分为两大板块，以源头创新为目的研究项目和以人为本的人才培养资助体系，两者相辅相成，交叉融合。因此，培养将临床研究结合到基础研究中是临床医师进行科学研究的重要能力和诀窍之一。

一、建立跨学科合作团队

基础研究人员和临床医师之间建立跨学科的合作团队，共同开展研究项目。团队成员可以共同讨论问题、制订研究计划、分析数据，并共享实验设备和资源，以确保研究的顺利进行。

二、共享研究数据和样本

基础研究人员和临床医师之间可以共享研究数据和临床样本，以加速研究进程。基础研究的数据分析结果可以为临床研究提供重要的理论支持，而临床样本的分析结果也可以为基础研究提供重要的实验数据。

三、开展临床试验

基础研究人员可以与临床医师合作开展临床试验，评估新的治疗方法、药物或诊断技术的有效性和安全性。通过临床试验的结果，可以验证基础研究的假设，并将其转化为临床实践中的实际应用。

四、采用转化医学研究模式

转化医学研究模式将基础研究与临床研究有机地结合起来，致力于将基础科学研究成果转化为临床应用。研究人员可以采用转化医学的思路和方法，将基础研究的发现转化为临床实践中的具体应用，以解决临床问题和改善患者的治疗效果。

五、加强科研成果的交流与共享

基础研究人员和临床医师之间可以加强科研成果的交流与共享，例如参加学术会议、讲座、研讨会等。这有助于促进双方之间的理解和合作，推动基础研究与临床研究的有效结合。

六、加强教育培训

在医学教育中加强基础研究与临床研究的融合，培养具有跨学科背景和综合能力的医学人才。通过跨学科的教学内容和实践课程，加强医学生对基础研究与临床研究之间关系的理解，提高其在医学研究和临床实践中的综合素质。

基础研究与临床研究紧密地结合起来，是医学科学发展的重要趋势，这种结合不仅能够促进基础研究成果的应用贯通，还能加强临床医学人才和临床科学家的培养，推动医学科技创新水平的提升。基础研究与临床研究的紧密结合，能够从临床诊疗实践出发，基于临床发现的新现象或诊疗瓶颈，开展创新研究，揭示新规律、阐释新机制、解决临床难题背后的科学问题。这种结合有助于提升医学创新水平，桥接基础研究成果与临床实践的相互转化，完善医学研究资助格局。例如，通过源于临床实践的科学问题探索研究，可以凝练出对疾病诊疗和预防有重要指导意义的基础研究问题，借助临床组织样本和临床信息等资源，开展深入研究。基础研究与临床研究的紧密结合，也体现在将前期基础研究获得的创新成果，开展临床转化探索性研究。这种转化研究不仅能够将基础研究成果转化为临床应用，还能够探索临床研究新范式，建立临床转化研究的新技术和新方法。基础研究与临床研究的结合还体现在多学科交叉融合上，聚焦共性科学问题。现代医学研究早已突破了传统生物医学的范畴，通过与物理学、化学、数学、信息科学、工程材料等学科的交叉融合，汇聚多学科交叉研究，为解决生物医学难题带来新的契机。基础研究与临床研究的紧密结合，需要坚持正确的价值导向，追求卓越的医学创新。这种结合强调以国家重大需求和人类健康为导向，将科学研究的原创性、真实可靠性、科学意义和价值作为评价的首要原则和主要标准。通过这种结合，可以更好地推动医学科技的发展，提高医学水平和国际竞争能力，为健康中国建设提供基础研究支撑。

§8

走进实验室

许多临床医师和科研骨干在完成了硕士、博士和博士后阶段后，取得了一定的科研成果，获得了一定的科研经费，需进一步开展相关基础研究，成为一项或多项课题组的组长（principal investigator，PI）。如何科学有效地利用科研项目经费在医学实验室工作，或领导一个科研团队，做出优异的成果，培养出下一代的科学家，是每个 PI 面临的重要任务，是青年科研骨干职业生涯的关键环节。走好每一步，需要很好的指引。

§8.1　什么是实验室领导

领导就是指挥一组人去实现需要完成的愿景。因此，领导首先要确立愿景，并需要和其他人建立关系以完成任务。领导＝愿景＋任务＋关系。

一、愿景

一个 PI 必须为实验室确立愿景（vision）和确定方向。即使是一个只有几个人的实验室，如果没有明确的愿景，很可能会使博士后和研究生各自为政、浪费时间和产生不良意向。树立一个愿景，让实验室的每个人共同为之奋斗，并不会限制创新。相反，它为创新并可能发展为新的方向提供了基础。

实施实验室愿景的奠基石是使命宣言（mission statement）。它描述想从事的研究工作、对研究工作的激励和希望的工作氛围。考虑实验室的历史、现在的挑战和希望实现的短期和长期目标，还要留心系和单位的未来总体工作。在创立使命宣言时，可以在一个非正式的场合口头告知同事和系主任。

一旦有了合适的使命宣言，就开始一遍又一遍地向实验室的成员传达。在实验室会上、实验室新成员加入时，或在写文章时，都要提及它。从现在开始，每次做决定（从雇用员工到为实验室成员选择科学课题再到确立沟通流程）都要想到这个宣言。

二、任务

一个 PI 还必须管理实验室成员的活动。要求 PI 理解负责指挥的核心活动。除了实验室里所使用的研究工具和流程方面的基本知识外，PI 还必须能够：设计课题并决定时间期限、做预算、写基金申请书和论文、授课、应对许多不同的要求。

三、关系

一个 PI 要能够使实验室里的人齐心协力地进行工作，领导者必须：建立和管理队伍。创造一个大家能够给予和接收反馈的环境。激励和支持研究生、博士后和技术员。可能的时候把责任交给其他人。公正决断，控制冲突，交流并倾听。敏感洞察各式人群和需求的差异。指导别人，也要征询他人对自己的指导。

§8.2 实验室领导的基本要求

一、培养强大的领导技能

PI 将领导一个由研究人员、技术人员和其他工作人员组成的团队。有效的领导包括设定明确的目标、提供指导和支持以及营造积极的工作环境。果断而开放，鼓励协作，积极倾听团队成员的想法和担忧。

二、建立坚实的研究基础

通过先进的教育、培训和实践经验，培养研究领域的最新专业知识，应充分了解研究领域的最新进展和方法。前期建立良好的论文、论著和基金基础，是开展一切课题的基本条件。

三、掌握项目管理技能

PI 负责同时监督多个研究项目。培养强大的项目管理技能，以有效地计划、执行和监控研究活动、时间表和预算。确定任务的优先顺序，适当时委派责任，并预测和减轻研究过程中可能出现的潜在挑战或障碍。

四、培育协作研究环境

鼓励研究团队成员之间以及与外部合作者和合作伙伴之间的团队合作和协作。创造跨学科合作和思想交流的机会，以激发创新并解决复杂的研究问题。

五、促进道德行为和诚信

在研究的各个方面（包括研究设计、数据收集、分析和报告）坚持最高的道德和诚信标准。确保遵守伦理准则、监管要求以及管理研究行为和受试者保护的机构政策。

六、有效的沟通和指导

与研究团队、资助机构、合作者和其他利益相关者进行清晰有效的沟通。为初级研究人员、博士后和医学生提供指导和支持，培养他们的专业发展并营造支持性的学习环境。

七、确保资金和资源

发展并维持与资助机构和合作伙伴的良好关系，以获得对研究项目的财务支持。有能力撰写令人信服的资助提案，清楚地阐明研究目标的重要性、创新性和可行性，以及研究结果的潜在影响。

八、保持弹性和灵活性

研究可能是不可预测的，挫折和失败是过程中自然的一部分。面对挑战时保持韧性和毅力，从挫折中学习，并根据需要调整策略。

在研究团队中培养持续改进和学习的文化，拥抱成长和创新的机会。

§8.3 实验室内部交流

一、日常交流

每天与实验室成员交流。如果在第一线从事实验工作，实验室成员很容易接触到。如果大部分时间是在办公室里写论文和基金申请书，至少每天1次努力到实验室转转，与人聊聊。将办公室门开着，除非需要集中精力完成某项任务，不想受到打扰。

经常与每个实验室成员单独碰头（许多PI每周花1小时），以便及时了解他们的进展和问题，邀请学生、博士后和技术员带上实验室记录本到办公室汇报正在做的工作。实验室成员刚完成一系列实验后，或注意到某个成员的实验进展不顺，课题组长和他们碰头（或一对一会议）的频率会更高。

一些实验室负责具体课题或技术的人员还会召开小组会，实验室成员们处理后勤和技术事务，并且推敲实验，努力使不同的方法奏效。

二、正式会议

除了日常非正式的交流，正式的会议是一种有组织的方式，确保每个人能够及时了解团队的活动和结果，并能反复强调期望和价值观。通过各种方式，定期举行目标设定和评估会议：实验室年度度假聚会、定期性实验室全员会议、每周或频率更高一点讨论具体事宜的小组会议和常规安排的一对一咨询会议和绩效评估会。

（一）战略会议

实验室要从事新的方向，也许要召开正式的战略会议。帮助课题组明确下一步最重要的问题是什么，什么实验可以回答这些问题。战略会议有助于课题组对实验室方向形成共识，明确需要做什么和怎么做，谁对新研究领域的哪部分感兴趣。此外，会议能帮助确定如何避免潜在冲突和利益竞争。

（二）课题组会议

许多课题组每周举行会议。实验室每个人轮流报告自上次汇报后所做的工作，报告结果和对结果的解释，然后讨论下一步计划做什么，课题组成员接下来做评论和提建议。通常采用半正式的形式，需要用投影仪和幻灯片来展示和汇报，交流互动性强，可以提高口头汇报研究工作的能力。有时可以与其他实验室联合举行研究工作会，给实验室外的专家汇报工作是很好的经历，有助于从其他领域得到新的想法，拓宽工作关系网。

（三）文献讨论会

文献讨论会是新科研人员培训的内在组成部分，频率可以从每周 1 次到每月 1 次，或依需求召开。讨论一份文献有助于明白怎样提出并检验一个假说，怎样组织和撰写一篇文章。文献讨论会的重要性在于阅读最近的文献，对于跟进本领域的进展非常重要。还有机会在讨论别人工作的时候交流自己科学价值观。

（四）绩效评估会

评估最近工作成绩和设立绩效目标，是讨论职业目标及在实验室工作怎样促进这些目标的实现的好机会，可以阐明和强化期望。绩效评估的另一个重要目的是让实验室成员有机会对领导风格提供反馈。

三、工作反馈

给予和接收实验室开展工作的反馈是至关重要的领导技能。从实验室各成员接收反馈有助于提高领导技能并有效指挥按照设定的目标前进。反馈有助于科研生涯的发展并确保实现期望。不仅每天要有非正式反馈，正式会议上也要有反馈，定期反馈并与课题组交流有助于灌输"反馈"文化，有助于避免实验室成员出现令人不快的意外事件，也会使找实验室成员谈具体情况或问题时更容易。当给予实验室成员反馈时，你要努力做到：

（一）看好时机

在时间紧迫、压力重重的时候（如基金申请的截止期迫近了）给予反馈收效甚微，特别是当任何一方生气或某人不乐意接收反馈的时候。强调期望，依据目标和决定提供反馈（如"上次会议我们决定……"）。确保充分理解，反馈时常被曲解或误解，要让学生或博士后重述你所说的话并说说他（她）对你所提问题的评价。避免给予太多，选择最重要的问题开始，并记住，综合和消化反馈需要时间和空间。

（二）具体客观

针对第一手的数据、行动和行为发表评论，而不是对这个人发表意见，或根据你对他（她）意图的推测来进行评论。例如，不要说"你对工作不够专心"或"你似乎不太在乎你的实验"，而是考虑一个你认为存在问题的具体事例，如"我们在会上决定你要做三个实验，但你只做了一个"。

（三）避免主观

例如，"我不喜欢你想什么时候就什么时候来实验室"。相反，尽量客观陈述："如果你来实验室的时间总是难以预计，实验室的其他人就很难知道他们什么时候可以和你说话。许多人要依靠你的专长，他们需要知道什么时候能找到你。"建设性讲述。反馈应看作是一种促进的方法而不是一个惩罚的步骤。确保学生或博士后有计划地处理发现的任何问题，并安排一个监督改进的方法。

（四）倾听意见

努力理解别人所说的话，不清楚地方解释清楚。如果反馈是反面意见，需花时间思考，即使对此并不同意。记住，要获得真诚的评论和建议，必须善于接纳，需要做出改变。如果生气或为自己辩解，实验室的成员和其他同事就不太愿意反馈意见。同时，重视对系主任（院领导）定期会面及与资深同事共进午餐，了解工作进展的关注评价。

四、每周汇报

发表在《科学》的一篇文章，介绍了"每周工作进展汇报"在博士培养中的作用，从一位研究生的亲身经历，从认识到实践，从受益到成功，说明在实验室里坚持每周工作进展汇报的必要性。

（一）感受

一位在读研究生最初几个月，为每周都要给导师写一份每周工作进展汇报而苦恼，很多时候不知道该写什么，认为没有足够多的工作可以汇报，压力因此飙升！为了有东西可以汇报，就开始做实验。在博士快要毕业的时候，意识到"每周工作进展汇报"并不一定要包含大量的数据，相反可以利用汇报的机会来梳理和完善（研究）思路，并从导师那里获得反馈意见，很高兴我的导师要求我们每周汇报，逐渐习惯了日本的研究和培训范式。

（二）感悟

攻读硕士学位时，研究结构比较单一，只在有疑问的时候才去找导师，但带来了一系列的问题。后来惊讶地得知应该每周汇报工作进展，但不知道要汇报哪些内容。在思考研究方向和设计实验的那一段时间，写下一些新想法或实验计划，但看到实验室同伴的进展报告时很快就感到了压力，汇报需要一些更实质性的东西，这促使以更快的速度投入实验工作，开始每周做实验。在一次组会上，导师责骂一名实验室同事，因为他糟糕的实验设计，导致时间、精力和金钱的浪费。听了之后，觉得自己做的大部分工作也是如此（浪费时间、精力和金钱）！

（三）感想

后来意识到在研究项目设计期间的每周工作汇报可以作成一个样板：一个可以作为基础并进一步发展的样板。在经过一次又一次的实验失败之后，发现在开始实验前制定详细的计划十分重要。接下来的几周里，阅读了文献并思考了项目的目标，通过邮件发给导师，导师并没有反对。有一次，发送一份工作汇报邮件时，列出了一个通过阅读文献而设计的实验方法，导师收到邮件后立即联系了另一位具有相关专业知识的教授提出建议，比自己（查阅文献）更快地决定是否使用该方法。对实验结果的扩展性思维不仅更有效率，并且更深入考虑相关的主题，研究变得越来越有效率，实验中遇到的死胡同也越来越少了。每周汇报中写出详细的想法和计划为自己深入了解这些结果提供了宝贵的机会，也更自信地有机会接近导师，并进行更有成效的讨论。

（四）感动

随着时间的推移，开始将"每周工作进展汇报"视为一种工具，而不是一种负担。将汇报视为一种逐步架构研究故事的工具，并在此过程中激发导师提供建设性的反馈意见。每周工作汇报就像一颗颗小石子，逐步堆积建成了一个楼梯，获得了博士学位。

五、团队活动

定期举行团队活动是十分重要的，可以鼓舞实验室成员的士气并促使每一个人体会到自己是一个团队的一分子。组织一些联谊活动来庆祝重要的成就，如发表了一篇论文、得到一份工作、得到一项基金，这对推进实验室的共同目标和鼓舞士气是重要的。此外，大多数 PI 同意实验室成员偶然在放松的、非工作环境中联谊交往是重要的。这样的聚会可有助于促进团队建设并增进实验室成员之间的交流。你在建立实验室时可能必须安排这些外出活动。一段时间后，这些活动会更频繁。你并不一定每次都得参加，如果你未被邀请参加工作时间外的聚会，不要感到受冒犯了。

§8.4　保持实验室成员的积极性

作为 PI，关键作用之一就是激励成员为了实现你们共同的目标努力工作。尽管不同的人适用不同的内在和外在激励，但大多数人会在他们对实验室的贡献得到承认和赞赏时富有积极性。

一、主动性

要时刻保持积极性，大多数人需要：

（一）选择

人们希望做一些决定。作为 PI，确保交给大家适当责任时，让他们参与讨论总体科学策略，听听他们的观点。

（二）目的

作为 PI，重要的是给实验室每个人设立一个成功的目标，并确保目标和他们正在从事的工作一致。很重要的是倾听每个人想做什么并理解他（她）的目标是什么。作为实验室领导，与实验室成员一起为实现共同目标而工作时也要顾及他们的个人目标。如果一个博士后决定到企业发展职业，尽力鼓励他（她）像你一样从事科研是不起作用的。

（三）热情

毫无疑问你热爱科学，为发现和找到未被回答过的重要科学问题的答案而兴奋——和实验室成员分享你的热情，很快他们就会追随你。

（四）动力

实验室成员应该感到在你实验室工作是充满动力的。缺乏动力会表现为生产力下降。某个原本富有成效的人会连续一周又一周地拿不出结果。你首先需要确定生产力下降的原因。是不是实验室的人际问题、实验困难或个人危机？和该成员讨论这个问题，看看你是否可以和他一同找到一个策略来解决这个问题或将他的行为造成的影响减到最小。

二、客观性

（一）能力

人们需要技能来从事被交付的工作。作为 PI，要测试某人的能力，可以让他和你一起做实验或问一些恰当的问题，了解他们在实验室和科学事业中所起作用的重要性。

（二）肯定

要不断地给予实验室成员反馈。意见和建议应该针对他们的期望和要求而言。特别的成就，如文章发表或解决了一项困难的技术，需要特别的肯定。

（三）进展

应该及时对实现目标表现出满意。一个好办法就是每周开一次个人碰头会，以便制定期限、解决问题和计划未来实验。

（四）环境

要在感觉舒服的环境中才能专注工作。例如，一些成员喜欢在实验室放音乐，而另一些人会受到干扰。工作环境需要令人舒服，实验室成员才会期待每天来工作，喜欢在你的实验室和同事们一起进行研究。

§ 9

课题申报

§9.1 如何提高国家自然科学基金申报要点中标率

一、前期工作基础

国家自然科学基金申报要点中的前期工作基础分成两部分，前期发表文章及预实验数据。

（一）前期发表文章

文章的数量和质量最重要。文章的数量，标书中只列出代表性5篇文章。文章的质量，发表杂志的分值或分区。

1. 发表文章类型　国家自然科学基金课题是临床基础研究，前期工作基础发表的文章，也看重的是临床基础研究的文章。如果前面发表的10分以上文章是临床观察的文章，或者生信文章。申请人完成临床基础研究课题的能力怎样？不同的评审专家可能就会有不同的结论。如果评审专家认为，申请人能够完成很好的临床研究，且本项目设计完全符合临床基础研究国家自然科学基金课题的要求（这个很重要，以本项目设计弥补前期发表文章的不足），相信申请人也能很好完成本项目。就可能打A。如果评审专家认为，临床基础研究与临床研究及生信分析是不一样的。申请人未能体现临床基础研究的科研能力，那么很可能会在标书中找到瑕疵，打C（如果在其他方面找不到课题的瑕疵，也可能打B。但发表的CNS文章都能找到不足，何况是国家自然科学基金课题呢）。

2. 发表文章所研究的临床问题　简单举例，申请人前期研究肺纤维化，发表有临床基础研究的10分以上的文章。申请的课题是糖尿病肾病，这种情况如何？好的情况是，评审专家认为申请人临床基础研究能力强，如果申请的课题设计完全符合国家自然科学基金课题要求，那么很可能打A。坏的情况是，肺纤维化是一处的方向，糖尿病肾病是二处的方向，二处的评审专家认为，"你不是我们二处的研究人员，来我们这里抢钱吗？"（这句话不是季博说的，而是几个二审专家说的）。标书中找瑕疵，打C。一旦评审专家有这样的想法，基本上很难会打B，因为不管什么人的标书，多多少少都可以找到瑕疵。对于医院单位的申请人，不建议到生命科学口申请，也是这个原因。"你是医学科学口的人"。

（二）预实验数据

预实验数据必须要有，才能支持本课题科学假设的提出。但又不能多。每年做讲座都讲，"预实验必须有，但不能多，要有个度"。但每年都会看到返回意见，"申请人已经做得差不多了，不用资助了"。针对预实验数据，除了要把握这个度之外，还需要注意预实验的类型。现在研究讲究干湿结合，在预实验中，不能都是生信的数据。最好是生信与实验数据相结合。

1. 如果只有生信的数据，3个一审专家中，只要有1个一审专家认为，"生信只是个推测工具，不是百分百的正确，需要有湿实验验证"。那么很可能就打C或B。

2. 如果只有实验的数据，这种情况好于前面的情况。但是，如果申请人前期发表文章并不是很好，课题设计也存在瑕疵，那么申请人可能会被质疑预实验数据的真实性，很可能就找瑕疵打 C 了。生信的分析，一般建议用公开的生信工具及公开的数据库，这样一审专家自己可以验证，以排除专家对数据真实性的质疑。再补充一点，预实验数据的展示，采用发表文章的格式，规范起来。

二、项目的课题设计

（一）创新性

创新点描述为至少两条，A 基因的创新性；A 基因与 B 机制的创新性。A 基因在 C 疾病中发挥 D 功能，没有报道过。但 A 基因与 B 机制的关系，在其他领域报道过。如果评审专家认为，A 基因在 C 疾病中没有报道过，符合国家自然科学基金寻找新靶点的要求。如果其他地方没有明显的瑕疵，申请人前期工作基础也是扎实的，很可能就打 A 了。如果评审专家认为，虽然 A 基因在 C 疾病中没有报道过，但 A 基因与 B 机制的关系是已知的，根据 B 机制在 C 疾病中推导一下就知道 A 基因可能在 C 疾病中发挥功能，本课题只是验证性的课题，创新性不足或者新颖性不足。然后根据其他方面看，是打 C 还是打 B。

（二）机制严谨性

机制的深度分成分子相关性、功能相关性、直接互作 3 类。功能相关性的机制，只能体现在研究内容的设计中，立项依据是看不出来的，立项依据中能看出来的是直接互作。一个课题的论证严谨度最主要的就体现在机制。例如一种情况，A 基因在 C 疾病中发挥 D 功能，没有报道过；A 基因通过上调 LC3B 调控自噬也没有报道过。如果评审专家认为，创新性 OK，跟自噬联系在了一起，课题热度也 OK。别的方面没有明显瑕疵，那么很可能打 A。如果评审专家认为，A 基因是怎么上调 LC3B 的，如果这里只是分子相关性的机制，很可能返回意见是"课题机制讨论部分偏弱，A 基因是如何上调 LC3B 的需要进一步探讨清晰"。很可能打 C。因为机制严谨性探讨是体现申请人科研能力的地方之一。

（三）机制的热度

我们要切记以 B 机制的热度衬托 A 基因的重要性。举例：A 基因是 m6A 识别蛋白，在 C 疾病中没有报道过。B 基因是已知参与 C 疾病的明星基因。A 基因与 B 基因的关系没有报道过。这种课题 OK 吗？如果评审专家认为，A 的创新性 OK，AB 之间创新性也 OK，且是现在大家比较关注的 m6A 调控。如果其他地方没有瑕疵，很可能打 A。如果评审专家认为，A 基因是 m6A 识别蛋白，是个明星基因（因为 m6A 识别蛋白就那么几个，很多都是在其他领域发表过高分文章的），m6A 在 C 疾病中发挥作用是已知的。本项目也是属于验证性的课题。如果其他地方有瑕疵，很可能就打 C 或者 B。对于后面这种情况的课题，尽快开展实验可以发表高分文章。如果是申请国家自然科学基金课题，为了提高中标率，除了其他方面要做到精益求精之外，在课题设计中解释 A 基因在疾病中为什么会增高或者降低，增加上游调控机制。调控关系需要是未报道的，解释 C 疾病中这个 m6A 识别蛋白是如何增高或降低的。提高课题的创新性及深度。在这个点上，如果不想出意外，那么热点一定是放在 B 机制上。B 机制在 C 疾病中发表过高分文章，这个高分文章发表年份越近越好。因为遇到过这样的返回意见，"B 基因的这个领域在以前是关注点，但现在大家已经不关注了，而更关注×××点"。

（四）机制方向

机制部分有上游机制和下游机制。发表的 10 分以上文章，一开始都是要求上下游机制都做，因为我们不知道到最后做得出彩的是上游还是下游，投稿的时候，如果一个方向有瑕疵，以另一个方向来弥补一下。针对国家自然科学基金课题设计，青年基金建议设计一个方向，不管是上游，还是下游。只要做到直接互作的机制就 OK。经常有人问，青年基金与面上项目的区别。其实这个地方可以算一个。面上项目，两个方向都设计吗？不一定。看具体的课题设计，及撰写情况。申请人是否能够写清晰。因为有两个方向的机制需要探讨及验证。古话说，言多必失。申请课题又跟发表文章不同，发表文章都是依据实验数据来讲故事。而申请课题，很多数据是没有的，只是推测。只要有任何一个点，评审专家觉得是有问题的，那么很可能就打 C 了。

（五）细胞模型、动物模型、检测指标等的难易度

之所以将细胞模型、动物模型、检测指标等作为科研课题设计第一步，是因为这个是评估课题可行性的地方。比如肿瘤免疫的研究。肿瘤免疫治疗现在非常火，发表过很多高分文章。不少做肿瘤研究的申请人也往这个地方发展。需要考虑，您课题做什么免疫细胞或微环境细胞，您课题组能培养和进行基因干预操作吗？肿瘤免疫动物实验需要免疫健全鼠，您课题组做过吗？能做吗？参考高分文章，进行自己的课题设计，然后按照我们讲座中的要求都做到。拿出申请的课题是没问题的。但如果申请人对于这些实验并没有前期发表的文章作为前期工作基础，只要有一个评审专家认为申请人没有能力完成这个项目，反馈意见很可能就是"申请人前期工作基础薄弱"。

三、撰写

撰写中的点非常多，也很杂。特别是不同人的课题，优化点不一样。给修改意见往往是把重要的几个地方先提出来，修改后再看哪些点成重要的优化点了。然后再修改，再评估给出修改意见。撰写其实跟科研关系不大，跟人的沟通相关。

（一）讲好故事

写文章的时候，经常说要把故事讲好。同一批数据，投给一个杂志不收，修改撰写后投给一个高分的杂志就收了。数据没变，撰写变了，结果就不一样。A 基因通过调控 B 机制在 C 疾病中发挥 D 功能，如果您的标题也这样写，评审专家看到这个标题，就很清楚您课题的四要素。第一印象会比较好。立项依据中，A 基因介绍完，一定要明确写出"A 基因在 C 疾病中发挥 D 功能，目前未见报道"，突出显示。"A 基因通过调控 B 机制发挥 D 功能，这一分子机制目前也未见报道"，突出显示。

（二）小标题

在国家自然科学基金课题撰写指导部分，第一次给撰写的指导意见，立项依据要有小标题，以小标题引导评审专家的思路。看到的高分文章，是不是每一个论点都是分段的，而分段有个小标题，就是这一段的验证结论。快速看文章的一个方式，直接看小标题，就

知道这篇文章做了哪些工作验证了哪些结论。另外一种方式是，看图的标题和说明。课题有小标题，清晰地把需要表达的意思传递给了评审专家，如果前期工作基础没问题，本项目设计也没问题，很可能就是 A 了。如果没有小标题，评审专家一边看一边猜，"申请人写这一段想表达什么？"，评审专家猜对了，那还好点，猜错了，那就麻烦了。

（三）研究内容标题

研究内容部分已经很靠后了，但仍然不能掉以轻心。每一部分的标题就是想要验证的结论。比如临床相关性部分，"A 基因在 C 疾病中高表达验证"。相比文章的撰写，多了验证两个字。撰写部分的点非常杂，且需要根据具体的标书描述进行评估。标书写完，建议请朋友看 30 分钟，然后转述这个课题的主要内容。如果转述内容符合我们想表达的内容，那就 OK。如果有错误或者转述不到位，那这些地方就是我们要下功夫优化的地方。撰写部分，没有一个标准说是最优了，只有更好，没有最好。

§9.2　申请项目应聚焦于"小而精"的科学问题

一个共同的感受，那就是拟申请项目研究的问题太多、太泛、太大，想以"大而全"取胜，这既是申请者难以完成的任务，又是基金申请的大忌。即使基金重点项目，也提倡面向"小而精"的科学问题，至于青年和面上基金项目申请，更应如此。基金申请项目未中标的的一个重要原因是不少申请者没有提出明确的科学问题，或者凝练出的科学问题"欠火候"。那么，关键科学问题的内涵是什么呢？

1. 若向前推进一步或解决之，有重要意义。

2. 属于制约某具体学科领域科学发展的"瓶颈"问题，一旦找到正确的"突破口"或开启"那把锁"的"钥匙"，则势若破竹，能深入揭示隐藏在"黑暗"中的自然现象演化奥秘。虽然自然现象的演化受多种因素影响，但往往"万变不离其宗"，找到了这个"宗"，就等于找到了"突破口"或"钥匙"。

多数情况下，申请者提出的科学问题虽有重要意义，但太泛不具体，看不出"突破口"在哪儿，说明对关键科学问题的凝练不到位，容易被评审专家"灭掉"。所谓抓住了关键科学问题，往往是找到了那个"宗"，"宗"往往是"小而精"的问题。所以说，要想基金申请项目中标，在凝练关键科学问题方面要多下功夫。凝练的科学问题够"火候"，往往出乎预料之外又在情理之中，给人眼前一亮的感觉。这样的申请项目如果具有可行性且申请者有一定的科研基础，还愁不中标吗？

§9.3　基金申请书自查十个问题

一、题目俗套化——没有特色与创新

2020 年支持了很多新冠相关项目，如果一个申请书的题目是"COVID-19 的研究"，没

有任何意义，除非是杰青一类的大项目。对于一般申请者来说，具体的人做具体的事，细分到底要做什么？做深入了，做细致了，才有可能突出亮点。如 COVID-19 的病株变异机制" → "COVID-19 的病株变异临界特征、机制与控制" → "COVID-19 的 Y 型病株的存活和变异临界特征、机理与控制，题目在不断地收敛，找具体问题，对象更具体，研究的问题更有针对性。查以前的题目，看看别人怎么写。千万不要以为中了的基金题目都好，要从上百个题目中分析、讨论、斗争、甄别、思考到底哪些题目好，学习、模仿、修改、提高，以形成自己题目的思想、套路和表达形式。否则只是模仿，没有创造，难以体现题目的学术思想。

二、摘要泛泛化——只讲整体没有具体问题

申请书通常 20 页左右，浓缩到摘要 400 字，一般都需要用满，至少 380 字。不会讲故事，不会缩写再扩写，言语贫乏，只写 300 字，显然不合适。摘要通常的问题是什么？只讲一堆大道理、大背景，很少提课题面临的问题；针对问题有哪些创新思想、解决措施、如何执行、预期结果等内容很少，尤其是缺少一些具体办法。这样给人的感觉就是整体化大理论，换个题目换几个关键词用这个摘要也行，缺少针对性的看家本领。自然科学要有具体的方案，如果摘要覆盖了正文的所有内容，从立项依据到研究内容、研究目标、技术方案、预期结果，而且它们各自在摘要中的比重和在正文中比重差不多，那一定是一个成功的摘要。申请人要多看不同的摘要，学习模仿，毕竟熟读唐诗三百首，不会作诗也会吟，但千万不要以为成功申请书的摘要都很好，要总结各自的优缺点，创造自己的摘要撰写思路和模式，形成摘要体现申请的学术架构与思想的方法。

三、意义政策化——政策讲一大堆却没有科学问题

科学研究有其学术独立性、探索自由性，同时也有地球、人类、国家、地方等需求性。有人误以为国家政策就是科研的立项意义，找很多国家甚至世界各国的政策来阐述科研的重要性。政策很重要，或是热点，或很急迫，或是疑难，或有需求，但政策和科学是两个维度，不能简单当作立项的依据。政策可以画龙点睛、彰显重要，三五行足矣。自然科学基金，顾名思义，要从自然科学的角度凝练问题，提炼具体的科学意义。如果能配上政策加以说明、相辅相成更好；如果没有，符合科学逻辑、反映客观规律的立项也十分合理。

四、依据科普化——给专家做科普讲座

立项依据要通俗易懂，让外行业专家看明白，行业内专家看出门道，真不好把握。理论上申请人应该默认评审专家知道你专业内的基本知识和本领域的公众常识。拿来一本翻一翻不用十分钟就能找到，或通过简单查询，甚至百度都可以搜到的知识，看似科学，实际没深度，只能算作高级科普，对于科学问题本身的阐述没有任何意义。所以，一些概述的、基本的知识不能多写。那写什么？尽快说明问题、进入主题，尽快说出存在哪些问题，针对这些问题有什么进展，有什么独辟蹊径的思考，预期可以取得什么结果，一步一步、

层层递进地讲好科学故事，论证明白自己的学术思想。

五、文献罗列化——堆砌文献而缺乏评述

国内外进展必然需要文献的支持。有人把所有大佬的文献都拜读一遍，列到参考文献里，万一大佬评审看到引用，微微一笑，大笔一挥，优先资助。其实不然，大佬通常欣赏有思想的同行，不会因为是否有引用而失去独立的判断力。目前期刊大爆发、文献大爆炸，是引不完的，故文献要有选择。在引用文献的过程中，一定要对文献有恰当的评论，有观点，简单的罗列堆砌只能给人凑篇幅的感觉，不能展示申请人的科学思想。引用文献要处处为申请书的整体科学构想做铺垫，时刻想着文献如何支撑自己的学术思想，替换成另一篇行不行，在有限的篇幅内完成科学的故事。

六、内容方法化——写的是怎么研究而不是研究什么

每年能看到不少申请书不知道研究内容是什么，经常会把怎么研究写成研究内容，要写研究什么，回到 what 而不是 method 的问题。要研究什么，仔细思考，细化，再细化。如面条的色香味养，包括哪些色、哪些香、哪些味、哪些营养，每一个都关联哪些问题，揭示哪些科学道理，从数学、物理、化学等基础科学的角度阐述。

七、科学问题技术化——谈技术问题未能理解科学原理

学生写开题报告时，课题难点往往说是实验操作的误差等问题。这是个困难，只能说明实验条件不具备或比较艰苦，不是客观规律的难点，不是不可避免的科学问题。通过思考、思索、试错，问题解决了，产品性能提高了，出口海内外了，但解决问题的科学道理是什么？不知道。问题可以通过试错的方式解决，但是解决问题的科学道理、本质是什么，要阐述。自然科学基金追寻的是问题背后的科学原理，也就是客观规律，而不是简单地为了解决问题，那是技术层面应该做的事，而不是基金应该干的事。

八、图片网络化——随意从网上找图片

写申请书，必然与现场、实验、数据密切相关，不可避免地会引入一些图片。在立项依据部分，有时看到申请人从网上或书上下载一些分子结构、应用场景的图片，评审人一看就是网上下载的图，不是自己做的。简单的、科普化的图和与科学问题没有关系的图，都会拉低评分。如果用图，至少用自己拍的或画的图。用图需要体现科学的思想和内容，要展现研究背景、科学问题、解决方法等。

九、创意跟踪化——缺少自己独特的想法

自然科学基金32字方针：鼓励探索，突出原创；聚焦前沿，独辟蹊径；需求牵引，突破瓶颈；共性导向，交叉融通。其核心也就是必须是原始创新，开辟一条特别的路径。经常有人问，每一个想法，都感觉有很多人在做，有很多发表的记录，找不到创新的地方。

其实创新也不是太难，细化课题的思想是一种方式。科学研究讲究的是深和尖，理解得越深越好。不怕小，怕的是创意不够。所以，一定要寻找自己的独特之处、不同之处，抛开旧地方，建立新东西，发表独到见解。当然，这种寻找是基于自然科学的角度来思考，而不是技术的角度。如果基于技术应用，发明了低成本的工艺方法，那解释清楚其中的基本原理就是创意，而不是关注降低了多少成本。具体成本多少和基金没关系，成本的原理和基金有关。

十、基础人才化——讲获得了什么却缺少假设的前期研究

在研究基础部分，总是在讲获得了哪些荣誉，完成了哪些项目。这些确实很重要，但关键是针对本申请的基础有没有，可行不可行。这些帽子和项目与所申请课题的科学关系是什么？需要准确把握、理解和表达，不能用帽子和项目替代有针对性的科学基础，基金讲的是发现客观规律。所以，基础讲的是针对研究背景，做了哪些试探性的工作，观察到哪些初步的现象，取得哪些初步数据。这些工作、现象、数据对申报的课题起到哪些支撑作用，在这些基础上有哪些更进一步的思考，从而保证申请的顺利完成。

§ 10

撰写论文

§10.1　怎样写一篇优秀论文

有一位欧洲史、英国史的大师劳伦斯·斯通（Lawrence Stone）曾经说了一句非常吸引人注意的话，说他英文文笔相当好，所以一辈子没有被退过稿。因此，文笔清楚或是文笔好，对于将来文章可被接受的程度有举足轻重的地位。内容非常重要，有好的表达工具更是具有加分的作用。

一、尝试接受挑战，勇于克服

研究生如何训练自己？就是每天、每周或每个月给自己一个挑战，要每隔一段时间就给自己一个挑战，挑战一个你做不到的东西，不一定要求自己每次都能顺利克服那个挑战，但要努力去尝试。太多聪明但却一无所成的人，因为他们很容易困在自己的障碍里。

二、论文写作是个训练过程

不能苛求完成精典之作。硕士、博士是一个训练的过程，不是写经典之作的过程。事实上，很多人沉浸在一个主题里反复耕耘，把博士论文当成要写一本经典，那篇博士论文写不完，当然可能永远写不完。因此，不一定要刻意强求，这是一个训练过程，应该清楚知道从哪里开始，也要知道从哪里放手，不要无限地追下去。把完成论文当成一个目标，所要完成的是一份结构严谨、论述清楚与言之有物的论文，不要成为一种心理障碍或是心理负担。

三、论文的写作技巧

（一）学习有所取舍

到了写论文的时候，要能取也要能舍，因为现在信息爆炸，可以看的书太多，所以一定要建构一个属于自己的知识树，要有一棵自己的知识树，才能在那棵树挂相关的东西。千万不要不断地挂不相关的东西，而是要慢慢地舍掉一些挂不上去的东西，再随着问题和关心的领域，让这棵知识树有主干和枝叶。

（二）知识树要如何形成

第一步必须对所关心的领域中，有用的书籍或是数据非常熟悉。那就是重要的五六本书要读好几遍。那五六本书将逐渐形成你知识树的主干，此后的东西要挂在上面。受的训练中很重要的一部分是精读原典。阅读太多不是自己所关心的领域的知识，它对于你来说只是一地的散钱。生也有涯，知也无涯，你不可能读遍天下所有的好书。

（三）掌握工具

要掌握语文与合适的工具。要有一个非常流畅的外语阅读。一旦没有工具，视野就会大受限制。语言就如同是一扇天窗，没有这个天窗这房间就封闭住了，就不知道如何找人来帮助查相关的数据。其他的工具，不管是统计或是其他的任何工具，也一定要多掌握，因为你将来没有时间再学工具。

（四）突破学科间的界限

应该要把跨学科的学习当作是一件很重要的事，但跨学科涉及的东西必须要对这棵知识树有帮助，要学会到别的领域稍微偷打几枪，到别的领域去摄取一些概念，得到另一种不同的启发，但不要泛滥无所归。近几十年来，人们发现不管是科学或人文，最有创新的部分是发生在学科交会的地方。因为现在的所有学科大部分都是在西方 19 世纪形成的，很多都带有那个时代的思想与学术背景。如约翰·纳什（John Nash）这位数学家也得诺贝尔经济奖，为什么？因为他在大学时代上经济学导论的课，他的赛局理论博士论文认为，数学可以用在经济方面来思考，一开始也没有想到会有这么大的用处，会在数十年之后得诺贝尔经济奖，这是在学科的交界上学科与学科、平台与平台的交界之处的突破。在平台本身、在学科原本最核心的地方已经搜索太多次了，已经泡在这个学科里面太久了，就像你已经拿着手电筒在这个小仓库里面照来照去太久了，不一定能有很大的发现与创新。

（五）论文题目要有延展性

选错了题目就是失败，题目选对了，有百分之七十胜利的机会。寻找一个有意义、有延展性、可控制的问题，而且不要太难，选择一个难易适中的题目。因为没有人会仔细去看你研究的困难度，对于难的题目你要花更多的时间阅读史料，才能得到一点点东西；要挤很多东西，才能筛选出一点点内容。每写一本书、每一篇论文都很想把它写好，但有些东西没办法写好，因为一开始选择的题目不够好。因此，唯有选定题目后，所有训练与努力才有价值。选题的工作要尽早做，所选的题目所要处理的资料要集中，不要太分散，读书或看数据花费大部分时间，不集中让你没有余力思考。如果你不会统计学或讨厌数字，却选了一篇全都要靠统计的论文，那是不可能做得好。

（六）养成遵照学术格式的写作习惯

一个最基本的训练，就是平时不管你写 1 万字、3 万字、5 万字都要养成遵照学术规范的习惯，包括论文的脚注、格式，哪一个书名号、引号、逗点应该在哪里，英文的简称等都有一定的规定。如果这个习惯没有养成，就会觉得论文不严谨。有时论文规模很大，可能几百页，如果一开始弄错了，后来再从头改到尾，一定很耗时费力。要自然天成，一开始就养成习惯，写论文而不是在写散文。有一本书（*The Chicago Manual of Style*）就是专门说明这些写作规范。要尽早学会中英文的写作规范，慢慢练习，最后随性下笔，就能写出符合规范的文章。

（七）善用图书馆

不必读每一本书，可是要知道有哪些书，要把书名看一看，看看相关领域的书（书皮）长成什么样子。虽然现在从计算机就可以查到书名，但定期去看新到书的感觉很重要，熟悉一下那本书，摸一下，看一眼目录。因此，去图书馆应该是研究生阶段最重要最熟悉的地方。有一位院士是哈佛大学信息教授，他在创造力最高峰的时候，每个礼拜都到他们信息系图书室里，翻阅重要的信息期刊。不过切记不重要的不要花时间去看，生活在信息泛滥的时代，要能有所取舍。有些学生引用一些三流的论文，却引得津津有味，看了感到难过，要强调读有用、有价值的东西。

（八）留下时间精致思考

一篇论文能不能出神入化、引人入胜，很重要的是概念性思考，要记得给自己保留一些思考的时间，慢慢沉淀。傅斯年当台大校长的时候，曾经说过一句话：人一天只有 21 个小时，另外 3 小时是要思考的。从一般层次再提升两三步，构思（conceptualize）是一种非常难教的东西，但它是可以看得到的。看到什么？整体意义是什么？整体的轮廓是什么？千万不要被枝节淹没。当被很多材料和枝节淹没的时候，要适时跳出来想一想，所看到的东西有哪些意义？这个意义有没有广泛联结到更大层面的知识价值。学习跳到比你所看到的东西更高一点的层次去思考。

（九）找到学习的楷模

每次要写的时候，把一篇最喜欢的论文放在旁边。就像最有名的男高音鲁契亚诺·帕瓦罗蒂（Luciano Pavarotti）唱歌剧的时候都会捏着一条手帕一样。学习它里面如何思考、如何构思、如何照顾全体、如何用英文作脚注。好好地把一位大师的作品读完，开始模仿和学习他，是入门最好的方法，逐步地，你也开始写出自己的东西。人生是两只脚，我们不是靠一只脚走路。做研究生的时候，固然应该把所有的心思都放在学业上，探索你所要探索的那些问题，可是那只是你的一只脚，另外还有一只脚是要学习培养一两种兴趣。小小的兴趣或嗜好，用来好好地调解或是排遣自己。

（十）责任感与罪恶感

要有很大的责任感写出好的东西，如果责任感还不够强，你会觉得如果今天没有好好做几小时的工作的话，会有很大的罪恶感。除非是了不得的天才，不然即使爱因斯坦也是需要很努力的。很多了不得的人，只把所有的努力集中在 100 页里面，他花了 1 000 小时和另外一个人只花了 10 小时，当然是那花 1 000 小时所写出来的文章较好。所以，为什么说要赶快选定题目？因为如果太晚选定一个题目，好好耕耘那个题目的时间、努力与思考就会少。

§10.2　如何撰写科研论文的引言部分

传统科研论文的写作遵循 IMRD 格式，即一篇论文的主干由 Introduction（引言）、Methods（实验方法或研究方法）、Results（实验结果或研究结果）和 Discussion（讨论）部分构成。据观察，很多研究生能写出实验方法和实验结果，但不擅长写引言和讨论部分。引言很重要，审稿人读到引言，就知道作者的学术功底是否扎实，甚至能决定是否建议编辑退稿。

一、要让人感到研究"师出有名"

引言通过提供背景信息、归纳总结、论述、介绍，使读者、审稿人能理解你的研究工作。作者不能想到哪里就写到哪里，而要通过有逻辑、有章法的表述，使审稿人相信：这个研究工作很重要，值得发表。

写作前，作者要把思路理一理：论文的研究背景是什么？前人做了哪些相关研究工作？作者为什么要做这个研究？论文有什么新意或重要发现？最重要的是，想清楚论文的"卖点"——既然"市场"上已经有很多类似的论文，那么为什么这篇论文值得发表？作者得找到自己的研究工作和文献的不同之处，说出研究工作的新意。如别人的仪器在机场能检测出旅客携带的违禁品，但该仪器笨重、昂贵、检测时间长，而你发明了一种便携式仪器，不但轻便，而且便宜、检测时间短。

有可能做实验的时候思路不清晰，也有可能你"误打误撞"得到一些实验结果，但写引言时，还得想清楚从哪个角度去写才能更好地把论文"卖"出去。那就是，写引言一定要选取能拔高立意的最佳角度。作者要以审稿人的视角斟酌论文可能被抓住的"小辫子"，不要树活靶子给审稿人打。

二、引言部分要表达四层意思

写引言并非"单刀直入"，而是遵循学术界约定俗成的"倒金字塔"结构，从宽泛的研究背景讲起，最终聚焦到具体的研究点子和研究结果（即由大到小）。首先要介绍这个研究领域的背景、重要性，让审稿人认同论文的选题。接着介绍别人在这个领域做了什么、发现了什么，承认前人的贡献。然后笔锋一转，指出不完善之处。最后介绍你的研究工作——做了什么、发现了什么，研究结果有什么意义和价值。

（一）介绍研究领域的背景、重要性

第一，不要从很远处（宇宙、人类）开始谈起。如一篇论文的主要内容是用一种固体强酸催化分解氟利昂-12，那么不能从催化剂的定义和应用范围说起。第二，缺乏写作思路时，可尝试"关键词法"，即把论文标题分解为几个关键词，构思出最佳串接顺序后，逐一展开关键词。第三，介绍研究背景并非写长篇大论，而要有概括，且不能人云亦云。

（二）介绍前人的研究工作的注意事项

首先不是写综述，没有必要不厌其烦地介绍自己看过的所有论文。要概括出以往研究工作的脉络，并引用典型的论文。其次要注意点面结合，就是概述以往研究工作脉络后，还要简短地举出两三个典型的、相关的文献报道。

（三）介绍目前研究的不完善之处

虽然指出文献中的缺漏是必要的，但不要把前人的研究工作说得一钱不值。科学是不断发展进步的，人们对研究课题的认识也是不断深入的。前人刚开始做这个课题时，样品的性能用今天的眼光来看不理想，但正是基于前人的摸索，你才开展了后续研究。并且，你的论文有可能被编辑送到前人的手里进行评审。

（四）介绍自己的研究目标

引言最后需要介绍你针对这个研究工作，做了什么，发现了什么，这个研究有什么意义和价值。

三、写引言要注意三个导向

（一）问题导向

说清楚这个研究领域存在什么问题。不是随便说说，要有针对性。在很多问题中，引言部分所强调的应该是你的论文试图解决的问题。这样，在引言部分提出问题，在实验结果部分证明你解决了问题，前后呼应。

（二）目标导向

引言部分提出问题后，要用一句话说明你这个研究工作的目标是什么。有时完成了整套实验，甚至写完了论文初稿，才想明白这篇论文的"卖点"和写引言的角度。但这并不违反学术道德。

（三）效果导向

会在意研究的效果，你说了文献中的缺漏，也提出你的研究目标，那么就要核查你的目标是否达成。你需要在引言的最后一段简短说明研究效果。

四、不会写引言怎么办

（一）唯有多读、多写、多修改

多读文献就会发现很多论文的引言是按照上述格式写的，就会增加对论文写作的鉴赏能力。多写是要用自己的语言去写，写多了自然就熟练了。多修改不但指自己反复修改，还指让导师、师兄、师姐提意见。按照"模拟审稿意见"修改论文，能使你规避潜在的退稿风险。根据审稿人的意见修改论文，将使你增长不少经验。

（二）要注意逻辑性

每段话要实现的功能是什么？几段话有何逻辑关系？每段话中，几句话的关系是什么？每段话的开头要有一个主题句，接下去的句子实现推演、分述、列举、对比、概括、转折、铺垫等功能。对于文字写作而言，写得好的引言，如行云流水。

§11

循证医学

循证医学（evidence-based medicine，EBM），意为遵循证据的医学，又称实证医学，是一种医学诊疗方法，强调应用完善设计与执行的研究（证据）将决策最佳化。著名临床流行病学家达维德·萨克特（David Sackett）将 EBM 定义为慎重、准确和明智地应用所能获得的最好研究依据来确定患者的治疗措施，其核心思想是在医疗决策中尽量以客观研究结果为依据，将临床证据、个人经验与患者的实际状况和意愿三者相结合。医师开具处方，制定治疗方案或医疗指南，政府机构作出医疗卫生政策等，都应根据现有的、最好的研究结果来进行。EBM 的目的是解决临床问题，包括发病与危险因素到认识与预防疾病、疾病的早期诊断到提高诊断的准确性、疾病的正确合理治疗到应用有疗效的措施、疾病预后的判断到改善预后、合理用药到促进卫生管理及决策科学化等。EBM 的实施条件包括最佳科研证据、高素质的临床医师、临床流行病学基础及现代医疗措施。

§11.1 概　述

一、EBM 与传统医学的区别

传统医学以个人经验为主，医师根据自己的实践经验、高年资医师的指导、教科书和医学期刊上零散的研究报告为依据来处理患者。一些真正有效的疗法因不为公众所了解而长期未被临床采用；一些实际无效甚至有害的疗法因从理论上推断可能有效而长期、广泛使用。EBM 既重视个人临床经验又强调采用现有的、最好的研究依据。一位优秀的临床医师应该具备丰富的临床经验，又能依据现有的最好科学依据（临床研究依据）来指导临床实践，两者缺一不可。人体较动物复杂，影响因素也多，基础理论或动物试验的依据，只有在没有临床研究依据时作为参考。一种治疗方法在动物或理论上的效果并不等于患者的实际效果，需要临床试验予以证明。

EBM 核心思想是任何医疗干预都应建立在最佳科学研究结果的基础上，其目的是临床医疗决策的科学化。将医师个人临床实践经验与科学证据结合起来，使患者得到最佳的诊治。强调利用发表的文献证据，并进行严格的评价和分级，制定出具体的临床实践指南，并充分考虑患者的需求和意愿解决具体临床问题。绝非认为以前没有遵循证据，EBM 的思想事实上自古以来已逐渐形成，只是程度不同而已。按照以往的医学实践模式，临床医师会根据个人经验、参阅有关原始文献、依据病理生理原理及阅读教科书、请教专家获得知识，作出治疗决策。没有文献评价，应用质量不高的研究结论会导致临床医师作出错误决策，文献资料可能带有不同程度的偏倚，这就是传统经验医学解决临床问题的缺陷。EBM 要求广泛全面检索文献，特别是有系统评价的二次研究结论（包括系统综述和 Meta 分析）及以 EBM 为基础的临床实践指南，经过严格的评价，对结论的真实性、精确性和实用性有客观了解，然后结合患者具体情况及患者的意见作出治疗决策，最后循证治疗也要求分析和总结患者治疗后的经验。

二、EBM 与医学哲学

1991 年加拿大 G. H. Guyatt 教授正式定义 EBM 这个名词，1992 年英国内科医师伊恩·查默斯（Iain Chalmers）推动和领导成立了世界上第一个循证医学实践机构——英国循证医学中心（英国国家卫生服务部支持），为纪念循证医学思想先驱阿奇·考科绝（Archie Cochrane），中心以他的名字命名。在此基础上，1993 年一个国际性循证医学协作网在英国成立（Cochrane Collaboration），在全球建立了包括中国在内的 14 个 Cochrane 中心，49 个面向不同临床专业的协作组，实现资源共享。随着对 EBM 认识的不断深入，布莱恩·海恩斯（Bryan Haynes）希望从科学哲学的高度考察评价 EBM，罗宾·布卢姆（Robyn Bluhm）发表了首篇从科学哲学的角度的文章，指出 EBM 存在的科学哲学缺陷。

医学应以证据为基础。EBM 是一门医学方法学，实质是寻求、评价和利用医学信息的科学。随机对照试验（RCT）是 EBM 的重要组成部分，作为最佳证据的医学实践。EBM 对证据质量进行严格分级排序，RCT 和荟萃分析来源的证据位于金字塔的顶端，临床经验则被排在等级制度的底层。英国医疗政策制定者之一 Michael Rawlings 爵士认为证据等级的概念是一个重大错误，随机化证据有点被高估了，观察性研究被低估了。目前，考克兰数据库（Cochrane）中 EBM 研究逐年增长。一是提供有科学证据的诊断；二是政府、保险公司和法院对医疗事故的判定有章可循。从传统的临床经验和观察研究到 EBM，很多元素都发生改变。虽然 EBM 发展是革命性的，但其局限性不容忽视。

EBM 的普及客观上限制了医学的艺术性和人文关怀。RCT 有严格的纳入和排除标准，高度选择特定人群，高度的内部一致性，很少获得关于伴随疾病的治疗信息和干预措施。EBM 是基于很多同专业经过若干年临床研究得到的具有共识的证据，一个基于 EBM 治疗指南需要 15 年左右时间。然而，患者的病情不同，医师的技能不同，每台手术的用药、方法和护理也不同，需跳出 EBM 的框架，发挥医学的艺术创造性，需具备人文医学素养，而不是做一个简单执行者。受商业、政治、个人因素及患者依从性差等偏差影响，使部分证据可靠性存疑。观察时间短、样本量小的数据对真实情况的代表性不够，存在统计结果掩盖的缺陷，疏远常识思维与经验，导致证据和现实不相符合。实际上，EBM 的精华不教条，遵循良好的实验设计和临床试验，有能力发现临床研究的缺陷，检索最新的证据，规范灵活治疗疾病。

三、EBM 的情与理

EBM 呼吁医学实践须基于现有最好的应用型（非基础型）研究证据。在肯定证据在医学决策重要性的同时，还必须强调证据本身并不是决策，决策须兼顾现有资源、患者需要和价值取向。如果把证据称为理，证据以外可以影响决策的因素就是情。如果理是科学发现的客观事实（如一个药物被证明有效），情就是人们如何利用这些事实的主观情感和好恶。医学决策，情与理缺一不可。

理是中性的、稳定的，具有普遍性。证据无疑应该渗透到每一种决策中，忽视证据是无知和不负责任的行为。EBM 的很多误解和误用，多是把证据等同于行动，过度强调证据在决策中的作用。证据不会告诉你做不做、做什么，是人在做选择和决定。药有效，吃不吃？取决于情。情的核心是支撑人们行动抉择的价值观，决定人们的好恶和需要、对事物重要性和意义的判断、对有限资源（如人力、物力、时间、金钱）的分配意向等，价值观不同会做出不同的抉择。忽视证据的存在是情的滥用；只认理不认人，违背当事人意愿的决策是自作多情。如何定义疾病是主观抉择，如高血压、高血脂、糖尿病的诊断切点应该放到哪里？主观性介入就是情之所系。合理的治疗应该是在合适的地点、时间，由合适的提供者，给予患者可负担并愿意接受的安全、有效的治疗。与指南相悖，因为情的多变，合理的治疗必然因人而异，只能是个体化决策。

有人认为，EBM 否定了直觉、经验和假设，把 RCT 和 Meta 分析或临床研究等同于 EBM，把统计学意义等同于临床意义，过于信任统计数字，用证据逼迫医师做不该做的事，或引起过度诊断和过度治疗，是源于对 EBM 的误解。EBM 既强调理也重视情，是现今最好的医学决策模式。影响健康的因素远不止于医疗，群体健康的决定因素远远超出了基因和临床照护。精准医学完全个体化治疗也只是一个理论可能性，大数据只能提供医学研究的新途径，科学突破需要时间和积累，并带有很大的偶然性。

§11.2 循证医学与证据

EBM 遵循三大原则：①并非所有证据都平等，所以要找更充分的证据支持决策；②要追求真理，总览所有证据，而不是因某种目的筛选过的证据；③证据只是必要条件而非充分条件，个体案例要放到具体情况中考虑，如患者的价值观和个人喜好。其内涵包括两个方面：①以目前最佳证据指导临床实践（有一份证据说一分话）；②证据分级（什么是最佳证据）。

一、证据的来源与等级

临床证据主要来自大样本 RCT 和系统性评价（SR）或荟萃分析（meta-analysis）。引入 EBM 就要肯定两个方面：①明确当前各项治疗措施是否确实有利于某项疾病的治疗；②建立和运用循证的思维，更科学合理使用证据治疗患者。首先评价文献的可信度，然后进行分级，从 Ⅰ 级到 Ⅴ 级（牛津大学 EBM 中心）论证强度逐级降低（图 11-1）。

Ⅰ级：收集所有质量可靠的 RCT 作出的系统评价或 Meta 分析结果、大样本多中心随机对照试验。Ⅰa：多个 RCT 的系统评价，要求文献的同质性好，主要是指系统评价或 Meta 分析结果；Ⅰb：单个 RCT，一般是大样本量，要求可信区间窄；Ⅰc：全或无的病例系列报告（All-or-none）。

Ⅱ级：单个大样本的 RCT 结果。Ⅱa：队列研究的系统评价；Ⅱb：队列研究或较差的 RCT；Ⅱc：结果研究（outcomes research）或生态学研究（etiological studies）。

Ⅲ级：有对照但未用随机分组的研究（病例对照研究和队列研究）。Ⅲa：病例对照研究的系统评价；Ⅲb：病例对照研究。

Ⅳ级：无对照的系列病例观察。

Ⅴ级：专家意见，且未经明确讨论或基于生理学、实验室研究或"第一性原理"的专家意见。

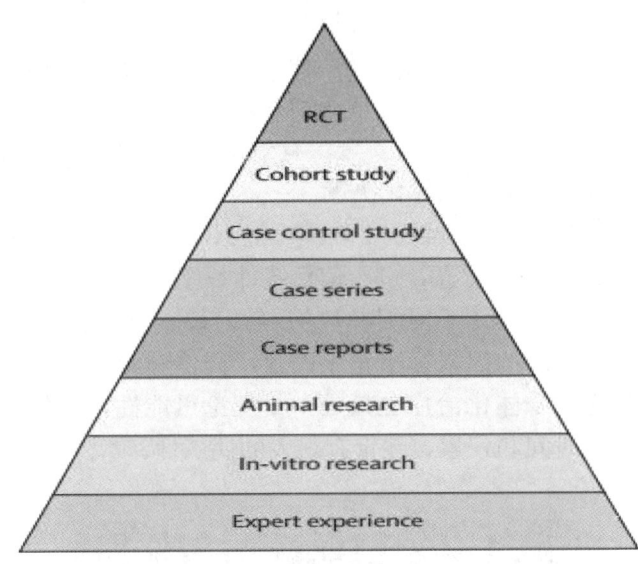

图 11 - 1　循证医学研究证据等级金字塔

二、GRADE 分级

推荐的分级、评估、制定与评价（Grading of Recommendations，Assessment，Development and Evaluations，GRADE）是一个简单易懂的结构框架，作为使用最广泛的工具，用于制定和展示对证据的总结，提供一种制定临床实践推荐的系统性方法。相比传统证据分级，从证据评价到决策和推荐（即临床转化）的过程更看重实践价值。除了证据质量外，有由该决策所获得的益处或负担、损害的程度（即决策的效率）、患者个人的价值取向和喜好等核心参数，还有资源（成本）、可行性、可接受性、公平性等。GRADE 适用于一系列的结局证据，通常采用对决策有至关重要作用的所有结局的最低证据质量，证据级别有极低、低、中等和高 4 种。评价降级的因素如下。

1. 偏倚风险　设计或进行研究的固有局限性不能代表真实情况时就会发生偏倚，实践中很难知道潜在偏倚在多大程度上影响结果，作者必须判定个体研究存在偏倚的风险是否足够大，以至于使估计治疗效果的可信度下降。

2. 不精确性　GRADE 主要关注对绝对效应进行最佳估计的 95% 可信区间，真实效应处于可信区间的上限和下限时，做出的临床决策可能不同，确定性就会降级。

3. 不一致性　研究显示出一致效应时，证据主体的确定性最高。当考虑确定性是否应该因不一致性而降级时，作者应该检查点估计值的相似性、其可信区间的重叠性及异质性的统计学标准（例如，I^2 和卡方检验）。

4. 间接性　在感兴趣人群中比较目标干预措施，对决策制定起重要作用的结局时，证据的确定性最高。所研究的干预措施与实际结局不同（或更重要的另一种结局）时，间接性可能发生。

5. 发表偏倚　GRADE需要对缺失的证据进行推断，几种可视化的统计学方法对发现发表偏倚有帮助。发表偏倚更常见于观察性数据，当大多数已发表的研究都是由企业资助时。

三、最佳证据的选择方式

1. 挑选最佳系统评价　掌握识别、评价和应用高质量系统评价的技巧，用于实践非常有益。一旦掌握，就能获得更广阔的视角：什么是已知的，什么是未知的。Cochrane 协作网是高质量系统评价唯一的最佳来源，但并没有涵盖所有问题，也并非总是最新的。许多资源可以帮助获取，如 Trip 数据库、PubMed Health、ACCESSSS 或 Epistemonikos。Epistemonikos 数据库具有创新性，既能同时搜索多种资源，又能索引和链接相关证据，能够提供可视化的多语言用户界面、多语种检索及超过 9 种语言的摘要翻译，还包括用于比较系统评价的工具（如显示所有系统评价及其纳入原始研究动态表格的证据矩阵，matrix of evidence），可与 Cochrane 进行合作联合检索。

2. 阅读可信赖的指南　系统评价可提供干预措施获益和危害的综合评估，但不能将这些因素与患者的价值观、意愿或资源等因素结合进而提供建议。大多数临床医师喜欢指南，但并不喜欢解读系统评价本身。值得信赖的指南，特别是采用高标准（GRADE）时，能从证据到推荐方面提供系统且透明的指导。许多在线指南是循证的，但很少给出研究结果的链接。如果指南没有列出相关研究结果的参考文献，就应将其排除；如果有在线引用，可以判断支持推论的证据强度。遗憾的是，大多数指南存在严重的局限性或者已经过时。

3. 使用即时诊疗（point-of-care）工具　一些即时诊疗工具（如 BMJ Best Practice）总结了不断增加的生物医学文献，从而做出循证决策。用户友好界面改善了临床实践中许多不同领域内容的检索、合并、组织和应用。

§11.3　循证医学与 Meta 分析

对临床医师而言，EBM 代表着三样东西：大样本前瞻性临床试验，尤其是 RCT、Meta 分析和循证指南。循证指南基于 RCT 和 Meta 分析，尤其是后者，Cochrane 协作网定义的最高级别的临床证据被认为是制定指南及指导临床医师诊疗决策最重要的科学依据。

Meta 分析是指采用统计学方法，将多个独立针对同一临床问题，可以合成的临床随机对照研究综合起来进行的定量分析，把多个小样本的 RCT 研究合并，回答单个研究尚不能回答的问题，是在缺乏大样本 RCT 时回答某些特殊问题的最好来源。因此，Meta 分析与大样本 RCT 是疗效评价的金标准。其基本特点是以问题为基础，按照特定的病种和疗法，全面收集全世界所有已发表或未发表的临床随机对照研究结果，采用临床流行病学方法严格评价文献，筛选出符合质量标准的文献，进行定量合成，去粗取精，去伪存真，得出综合可靠的结论。Meta 分析的结果通常在森林图（forest plots）中以图表形式呈现，可以直观地对纳入的所有研究进行比较分析。

为什么需要 Meta 分析？大多数临床试验的样本量不够大，通过 Meta 分析将多个研究合并在一起，不增加成本，很快增加样本量，达到所需的结论。单个大型研究样本量太大，主客观因素影响也很大，设计可能未必很合理，得到的结论可能良莠不齐。严格遵循国际标准的 Meta 分析，对解决临床争论的重要问题提供很好路径，成为划时代的临床科学研究工具。

Meta 分析的不足。最新研究发现，Meta 分析方法学有其先天不足和不可靠性，而且经典异质性检验在理论与统计学上也有缺陷，即临床试验之间所具有的相似性和差异性。不解决异质性问题进行的 Meta 分析是不科学的。Q 和 I^2 为代表的异质性检验可以测度异质性。因此，EBM 需要慎重、准确和明智应用当前所能获得最好的研究依据，结合医师个人专业技能和多年临床经验，考虑患者价值和愿望，将三者完美地结合制定患者的治疗措施。随着对基因组认识的深化，影响特定临床表型（如血压、血糖、肿瘤类型）的基因数量多，可影响临床结局的分子因素增加。理想的新一代循证医学方法，应当建立在广泛性的原始数据开源基础上。加强对数据报告规范性的要求，引入并开发一些适合于这些数据的模型，与临床表型相结合，发展出真正精准、个体化的临床评估体系。

§11.4　循证医学与未来发展

临床医师过去不一定能够接触到最新的医学研究，常常仅依据自己的判断和经验决定如何治疗患者。当医师在推荐治疗方案前查找研究证据，就是正在使用 EBM。当研究者探究某种治疗方式是否有效时，往往会调查比单个医师所治疗的患者数量更多的患者。一项研究发现，医师每一天必须阅读 17 篇医学期刊上发表的文章才能跟得上本研究领域的信息更新。

一、构建研究框架

日常临床实践中不断出现新的临床问题，一些可以通过查看教科书或文献容易得到解决，另一些更为复杂临床问题需要查看研究证据。过去 30 年中，研究文献增长速度快，即使最专业的临床医师也无法跟上所有相关研究的步伐。为了给决策制定提供答案，阐明问题的主要因素是关键的第一步，构建研究框架十分重要。人群、干预、比较和结局（Population，Intervention，Comparator and Outcomes，PICO）模型收集了主要因素，是给出可回答问题的好方法。一个明确有重点的问题更有可能产生一个可靠且有用的答案，一个不明确的问题会导致一个不确定的答案并产生误解。人群和干预是具体的，如果其中之一或两者的概念都过窄，就很难找到相关的研究或足够的数据来论证一个可靠的答案。人群可能是指患有某种疾病或有患病风险的人，指出疾病处于什么阶段或临床背景可能是重要的。

干预措施范围可能从诊断性或筛查性试验到任何类型的治疗性干预，可能有必要对干预和比较干预进行一些详细的说明，包括给药方式、剂量、治疗持续时间或者构成复杂干预的不同组成部分。最合适的比较干预可能是不给予治疗或给予安慰剂、对常规疗法的调整或其他具有竞争力的干预措施。结局应该是被判断为对患者或其他决策者最重要的结果，通常不考虑替代结局（例如骨密度），除非能证明它们与患者的重要结局直接相关。对于复杂的问题，逻辑框架常常是阐明可能行动路径的关键。

二、EBM 未来需要关注的领域

（一）不要跳过第 0 步

要培养怀疑、不确定性和诚实的态度。EBM 的传统步骤是询问、获取、评价和应用。这之前最重要的一步是识别不确定性，没有这个第 0 步，就不能开始其他步骤。

（二）谨防过度诊断

定义和检验一样重要。疾病定义往往随着时间的推移而演变，或通过偶然事件变化，或通过技术改进而变化。过度诊断在 EBM 领域一直未受到关注，如今已经成为医学面临的最大问题之一。例如，美国、澳大利亚和其他国家甲状腺癌发病率增长了 3 倍，是辐射还是饮食？更可能是诊断的流行率高，而不是癌症的流行率高。韩国增长了 15 倍，死亡率维持不变，源于此癌症的筛查易于开展。一项对指南进行的分析发现，14 个疾病的定义发生了改变，其中 10 个定义的范围被扩大，只有一个被缩小。过度诊断会导致在解释有关疾病预后和治疗证据时出现问题，因为疾病谱已经被改变。

（三）患者有权决定

EBM 实践和教学范围内共同制定决策（shared decision making，SDM），包括治疗选择谈话和临床决策谈话，也包括决策辅助工具的使用。

（四）重视非药物干预

与重视药品一样，一些非药物治疗可提供益处却被忽视，如运动（肺康复）、日用防晒霜、杀虫剂浸渍的蚊帐和外倒转术（通过母亲的腹壁转动婴儿体位）等。

（五）构建临床实践实验室

EBM 课程通常在理论和技能上花费的时间多，但很少或没有将这些技能整合到床旁诊疗中。像系统评价一样认真对待 EBM 的高效率和高效果的床边实践方法，通过实验室很容易地观察、记录和分析在实践中使用证据的过程，达成研究转化与应用。

（六）自动化的证据合成

基因测序的成本在过去十年每年下降超过 50%，期待更快、更好、更便宜地测序。目前，证据合成的成本却一直在增加，因为过程的严格性在增加，阻碍了证据的使用和提取。需要通过标准化、流程化、自动化进行系统性评价或其他证据合成，需要时间和资源加快速度。正如一位生态学家所说："种树的最佳时间是 50 年前，第二个最佳时间是今天。"

§12

转化医学

转化医学（translational medicine）是将基础医学研究与临床治疗连接起来的一种新的思维方式，将新理论和新知识更好用于临床预防、诊断和治疗疾病的同时也促进基础医学发展的一门学科，是医学研究的一个分支，不是单一的学科或技术，更多的是一种转化的状态，即指从实验室到临床及从临床到实验室。建立在基因组遗传学、组学芯片等基础上，生物信息学加快科学研究向工程应用转变，使医药学领域基础与临床之间的距离迅速缩短，产业化过程（健康产业）不断完善，全民健康水平研究不断提高。

§12.1 概 述

一、转化医学的产生背景

1968 年，新英格兰医学杂志一篇文章提出了一种新的研究方式"bench-beside interface"，没引起广泛注意。1992 年 Choi 博士在《科学》首先提出了"bench to bedside（简称 B2B）"的概念，即一种将实验室过渡到临床的新研究方式（B2B 研究模式）。1996 年 Geraghty 在《柳叶刀》第一个明确了转化医学的定义，提出 B2B 应是从实验室到临床、临床到实验室的双向过程（即 bench to bedside to bench，B to B to B），从此开始了转化医学的研究工作。2003 年美国国立卫生研究院（NIH）院长 Zerhouni 博士在《科学》上发表文章（The NIH Roadmap）确定了转化医学的发展规划，并于 2006 年建立了临床和转化科学基金（CTAS），目的在于消除临床和基础研究之间的障碍，做到多学科和多领域的汇集。之后美国、英国等成立专门的医学转化研究中心。

2016 年，美国临床药理学与治疗学学会（ASCPT）发布了转化医学的定义：是研究转化医疗的多层次学科。广义上，转化医学连通发现、发展、管理和使用等范围，囊括从基因、蛋白质、细胞、组织、器官、个体等基础研究到临床患者的研究。目的在于加速基础研究和临床实践的双向转化。

随着科学技术的发展，健康领域取得了很大进步，但科研领域人力、物力投入与问题解决之间并不对应，投入大而产出少，基础医学与临床医学脱节。1976—2000 年的 25 年间，肺癌的 5 年生存率仅提高 25%（从 12% 提高到 15%），结肠癌提高 28%（从 50% 到 64%）。近 40 年来，美国用 2 000 多亿美元的科研经费和大量的人力进行肿瘤研究，收获 156 万篇研究论文；1986 年诺贝尔奖得主 Renato Dulbeco 在《科学》上撰文，认为对肿瘤等重大疾病零打碎敲的研究解决不了问题，要治愈人类重大疾病必须破译基因组才能实现；经过 4 年多论证，美国于 1990 年 10 月启动人类基因组计划（HGP），2003 年 4 月完成人类基因组测序，但期望了解自身秘密的愿望并没有实现；2003—2006 年，美国花费了 15 亿美元用于基因治疗研究，换来的仍然是研究论文（25 000 篇），实体瘤长期生存率并未明显提高；就肿瘤来说，分子机制研究进步很快，但这些理论和技术运用到临床治疗还有很长的路，提高生存率目前主要依赖于肿瘤的早诊和早治。

很显然，生物体是一个复杂体，基础科学研究与实际脱节明显存在，两者之间建有

"篱笆"。如何拆除这种篱笆？促进基础研究与临床应用的结合成为人们关注的焦点。20世纪末，NIH每年的研究经费高达200多亿美元，此时美国人却在追问：发明那么多新技术，积累那么多新知识，发表那么多高水平论文，为什么人们的健康状况并没有得到显著改善？转化医学的概念就是迫于这种社会压力提出的，旨在让基础知识向临床治疗转化，促进健康水平提升。我国"十二五"规划正式指出：以转化医学为核心，大力提升医学科技水平，强化医药卫生重点学科建设。国内两百多位专家院士领衔、历时两年完成的"健康中国2020"战略研究中提出：推动有利于国民健康的医学模式转化，依靠科技进步，促进卫生事业的发展。现代医学发展历史表明，未来医学突破性进展有赖于与其他学科交叉与结合。21世纪医学更加重视环境-社会-心理-工程-生物医学模式，更加重视整体医学观和有关复杂系统的研究。转化医学就是在这样的背景下产生，符合医学科学发展的内在客观规律。

二、转化医学研究的现状

社会的发展使疾病谱发生变化，慢性非传染性疾病已经取代传染性疾病成为人类健康的最大威胁，对传统医学模式形成巨大挑战。基础研究成果要向临床转化，向公众决策转化，才能发挥有限资源的使用效率。例如，我国心血管疾病领域面临的突出问题之一，就是基础研究与临床及疾病防治脱节，每年冠心病基础研究文献万余篇，然而大多数科学发现无法转化成为有效的临床实践成果，缺乏转化医学研究，科技成果的转化率不高。能否在心血管疾病发病机制上有重大发现，能否在预防、诊断、治疗的关键技术上取得突破性进展，取决于传统医学模式向转化医学新模式的快速转换。

（一）临床医师从事科研的内在动力不足

一般来讲，临床医师作科研的启动因子应该是来自临床实践的问题，内在动力应该是围绕临床问题寻找解决方法的兴趣。但临床医师为满足自己职位的提升，为实现工作生存的目的，作科研不在于为科学，而在于为论文，那么最小的投入获得最大的收益必然是他们开展科研的最常规模式。相对于临床研究，开展跟踪性非创新性基础研究相对投入小，而且在目前国内科研经费申请中也更容易获得项目资助，大量的临床医师参与到自己没有任何兴趣的动物、细胞和分子生物学研究中，发表了各类自己没有兴趣阅读的所谓学术论文，很容易催生学术造假等学术不端行为。

（二）临床医学研究的基础薄弱

如果说中国医师的手术能力和临床技能在国际上是一流的，治病救人的人道主义医学道德最多是二流的，临床医学研究的整体水平可能是末流的。第一是可以转化的基础研究成果缺乏。第二是缺乏两个高度专业化的团队，即临床医疗团队和基础科研团队需共同负责一个课题，最大限度地发挥两方面的优势，这是转化医学研究的必然。第三不要半途而废，科研有其规律性和严谨性，有了发现，必须对它的原理进行深刻的研究，对临床应用的可能性、安全性进行广泛、反复的讨论和验证，需要临床医疗人员和基础科研人员长时间的努力，不是一朝一夕就能完成。第四是必须高度重视安全。转化医学为人类健康服务，患者不是实验品，任何以人为对象的研究，不能违反伦理道德。第五要做到研究的规范化，我国人口众多，各种病患的数量也巨大，这是开展相关研究的优势。目前围绕临床问题开展的研究，在实验设计、标本收集和效果评估上还不够规范。

<h2>§12.2　转化医学的意义与范畴</h2>

一、转化医学的意义

转化医学研究的最大价值在于，科研工作者及临床医师投入更多时间思考研究的实际意义和应用前景，更愿意聚焦一些棘手的临床难题。研究机构最需要充足的临床数据（分析数据，如 tranSMART、MINERVA 平台等）、培训过的专业人员（研究工具）及资金 3 个方面。转化医学是现在医学研究最时髦的概念，为什么要转化？转化什么？怎么转化？提出转化医学的理由是什么？简单说就是临床发展不快，原因是基础研究成果转化不够畅通，似乎是基础研究飞速发展，成果多多，临床研究发现的问题成堆，没有具体手段来解决。强强联合，珠联璧合，问题想当然地就可以解决。就是所谓的在基础和临床两座科研成果大山之间存在峡谷，需要建立转化医学这个高速公路的大桥。多么形象、精彩和令人信服的论述。但一个非常重要的前提是基础和临床研究要有共同的兴趣，共同的话题，交叉的困难，只有这样才有转化的必要和内在动力。不要只为获得更多研究经费，而应以解决问题为中心，必须有开放的胸怀，要成为全世界的基础研究的转化平台，要给全世界从事基础研究的学者贡献出或提炼出急需转化的临床问题。

（一）打破屏障填补鸿沟

转化医学的主要目的就是打破基础医学与药物研发、临床及公共卫生之间的固有屏障、建立直接关联、克服严重失衡的医学发展新模式，其核心是集中分子基础医学研究向最有效和最合适的疾病预防诊断、治疗和预防模式的转化。从实验室到病床，把基础研究获得的知识成果快速转化为临床和公共卫生方面的防治新方法，弥补基础实验研发与临床和公共卫生应用之间的鸿沟，为开发新药品、研究新的治疗方法开辟出一条具有革命性意义的新途径。因此，转化医学是"从实验台到临床"（B to B 模式）的一个连续、双向、开放的研究过程。打破临床和基础的学科壁垒，让临床医师参与到基础医学的科研和教学工作中，例如外科医师可以到解剖学做教授，呼吸科医师可到生理学系做教授，麻醉的医师可以到药理学做教授，而基础医学相关的学科的老师可以鼓励去报考医师资格，或者直接参与到临床各科室查房或病例讨论等。加强临床研究是关键，任何时候都无法摆脱临床研究的中心地位。但转化的成果和效果也决定于基础研究水平，不能忽视基础医学研究。从国际上看，基础研究和临床应用之间出现鸿沟，临床需求与产业转化及应用技术开发脱节的现状成为阻碍生物医学发展的壁垒，加强基础与临床的结合，以产学研一体的模式推进临床研究及时向产业转化，服务于患者。存在基础和临床无法全面合作的情况，例如把青霉素发现、阿司匹林的发现、青蒿素的研究作为转化医学成功的范例，转化医学从来都不错。从目前对转化医学的认识看，转化医学基本属于应用学科，或者以应用为主的研究内容。关于基础理论和应用技术的讨论早已经很多，无论怎么样讲，基础理论的研究都不可以忽视和弱化，而目前强调转化医学的背后其实是突出应用研究为主的另外一种表现形式，在国际和国家科研投入有限的情况下，过分强调转化医学，有可能会导致基础理论研究被相对忽视。在医学界有这样一种说法，从研究出成果，到成果最终服务患者，这之间的过程就像一道巨大的鸿沟，被人们称为"死亡之谷"。转化医学的出现，让人们看到了跨越这条鸿沟的希望，可以大大缩短从科学研究到技术应用的时间，将研究成果快速转化为应用技术、方法或产品；不同学科的知识与技术交叉融合，又有助于拓展新路径，产生新型手段。

（二）体现以患者为中心

转化医学的价值引起世界各国的高度重视并催生战略行动。美国已在许多大学建立了 60 个以上转化医学中心，欧美企业加强投入建立转化医学团队。我国尚处于起步和探索阶段，一些院校和科研单位都成立了转化医学研究中心，为进一步发展打下了坚实的基础。转化医学更广泛的意义在于从患者出发，开发和应用新的技术，强调患者的早期检查和疾病的早期评估，除了注重药物研发、生物医学工程等经典转化外，更应重视公共卫生、基层卫生、社区卫生及人群流行病学研究。因此，转化医学研究主张打破以往研究课题组单一学科或有限合作的模式，强调多学科组成课题攻关小组，发挥各自优势，通力合作。例如，诊断及监测人类疾病的新参数（生物标志物）研究，由基础、临床和生物信息学等专业研究人员共同组成，定期讨论和沟通，及时解决研究过程中遇到的问题，减少资源浪费，可以缩短从实验到临床阶段的时间，快速提高医护质量和治疗水平及效率。美国食品药品管理局（FDA）资料表明，临床前开发的新药只有 30％能通过Ⅲ期临床试验，更多的由于药物的毒性、体内分布、疗效等多种原因遭淘汰，为降低新药开发的巨大风险，就需要转化医学研究团队，比较动物实验与人体临床研究的差异，加快新药的研发速度。

（三）形成多学科合作研究理念

随着寿命的延长和生活质量的提高，慢性疾病发病率的增高，使医疗消耗不断增加，医疗负担越来越沉重，疾病的预防和早期干预将是一个重要的课题。传统的单因素研究方法已无法满足这些慢性病的防治需要，需要包括基础和临床等多学科的合作研究，采用多因素研究模型的思路。由于遗传背景的差异及疾病的特异性，对同样疾病用同样方法治疗所取得的疗效和产生的毒副作用完全不一样，基于分子分型的个体化治疗需求明确地提出来了。我国临床学科正处于从"经验医学"向"医学科学"重大变革的时代。临床医学的发展不仅基于丰富、扎实、规范的临床实践，同时更需要跨学科的合作。目前临床学科大多拥有较为丰富的临床资料，但可利用度差，缺乏系统性追踪资料和科学的保管，生物学标本的系统收集和完善保存更是亟待提高。近期目标应是寻找合适的切入点，从优势项目开始着手转化型研究。现阶段重要的中间环节就是要搭建一个跨学科、跨领域的平台，使政府的卫生管理部门、基础医学、临床医学、工业界、医药卫生产业链都有机地结合在一起。实施转化医学技术平台，通过生理、生物、心理学、物理学、计算机和信息多学科合作，必将加速我国转化神经科学迅速发展。

二、转化医学的范畴

转化医学内涵丰富，通过现代分子生物技术等各种方法将实验室研究成果转化为临床应用的产品与技术，同时通过临床观察与分析帮助实验室更好认识人体与疾病，采取更优化的实验设计促进基础研究，实现整体医疗水平提高、帮助患者解决健康问题。因此，转化医学不是简单地将基础研究成果放到临床，而是整个医学模式的转变，将疾病预测、预防、早期干预和个体化治疗作为临床医学发展的方向。新药研发、医疗器械、医疗 APP、分子诊断等都属于转化医学的范畴。

（一）分子标志物的鉴定和应用

基于各种组学方法筛选出早期诊断和预测疾病（个体疾病敏感性预测），判断药物疗效和评估患者预后的生物标志物及药物靶标。靶标的确立，有助于有针对性地探索新的药物和治疗方法，提高药物筛选的成功率，并缩短药物研究从实验到临床应用阶段的时间，提高研究效率。

（二）基于分子分型的个体化治疗

恶性肿瘤和心脑血管疾病及糖尿病等大多数慢性疾病是多病因疾病，其发病机制复杂、疾病异质性很大，不能采用单一方法（如同一药物、相同的剂量）来进行疾病诊治。一种尺度适合所有人（one size fitsall）的医疗时代已经过去。基于患者的遗传、分子生物学特征和疾病基本特征进行分子分型，实施个体化的治疗是现代医学的目标。合理选择治疗方法和药物（包括剂量）达到有效、经济和最小的毒副作用的目的。分子医学（molecular medicine）和个体化医学（personalized medicine）都是转化医学研究产生的结果。

（三）疾病治疗反应和预后评估与预测

由于遗传、营养、免疫等因素的差别，同一种疾病的患者对同一种治疗方法或同一种药物的效果和预后可表现出较大的差异。在分子生物学研究的基础上，利用经评估有效的生物标志物（如患者的基因分型、生化各种表型指标等），进行患者药物敏感性和预后的预测，选择敏感的药物和适当的剂量，以提高疗效和改善预后。通过临床与实验室关联性研究（clinical-laboratory correlative studies）找出规律，阐明疾病的发生发展机制，以循证医学的原则实施医疗工作。

（四）解析基础科学研究积累大量数据的意义

基因组学、蛋白质组学、代谢组学等发展积累了大量的数据，如不能有效利用这些数据，就好比一堆垃圾。转化为解决医疗问题的有用信息是迫在眉睫需要解决的难题，需要生命科学、数学、计算机科学和医学领域专家的有效合作与交叉研究进行破解。因此，科学研究从微观走向宏观，整合系统生物学的时代即将来临，为改变医学研究模式提出了强烈的需求。

§12.3 转化医学研究

一、转化医学的研究途径

转化医学的理念指导医学科学研究和患者治疗工作，整合患者的危险因素、临床诊治、生存和预后等临床组学（clinomics）数据库资料与资源，搭建患者生物标本、开放式疾病转化研究平台。把实验室和运用生物信息学技术发现的生物标志物进行快速鉴定和评估，整合生物技术、计算数学、生物信息学、计算机科学和临床医学等多学科研究人员，揭示环境、生活方式、遗传等因素对疾病（如癌症）发生的相互作用，真正实现转化。一般认为转化医学研究分为 4 个阶段。

（一）研究成果向人的转化（Translation to Humans）

探讨基础研究成果潜在的临床意义及可能的应用前景，通过期研究，获得关于基础研究成果与人类病理生理过程相关性知识，获得观察和影响相关病理生理过程潜在方法的知识。研究内容包括临床前研究及动物模型研究、人类病理生理学研究、以人为对象的初步研究（健康志愿者研究）、基础研究成果在人体的验证以及Ⅰ期临床研究。

（二）研究成果向患者的转化（Translation to Patients）

研究成果向患者的转化是在一个相对严格控制的环境下对基础研究成果的应用方式进行探索和优化，形成临床应用的指导方案。期研究主要是获得达到最优化应用的各项条件设置的知识。主要研究内容是Ⅱ期和Ⅲ期临床研究。

（三）研究成果向医学实践的转化（Translation to Practice）

研究者根据推荐的应用方式探索通常情况下临床实际应用的方法，获得在实际工作中有效使用方法的知识。其主要研究内容是Ⅳ期临床研究、健康服务研究，包括对成果应用的宣传、交流和广泛应用以及临床实际效果的评估研究。

（四）研究成果向人群健康的转化（Translation to Population Health）

主要是研究分析影响人群健康的因素和研究提高人群健康的综合方法。期研究最终是以提高人类健康水平为目标，研究内容包括以大人群为基础的效果评估、影响健康的社会因素等。

二、转化医学研究的内涵

转化医学要解决的问题，是从基础研究迈向转化医学研究的第一步，也是最难的一步，大量的研究成果之所以躺在纸面上，就是科研人员没能迈出这一步。转化医学研究并非强调理论创新性，不强调新基因、新功能、新技术，而是以有充分理论基础的成果为依据，探讨基础研究成果的应用方式。从已有的基础研究成果中选出有病理生理意义、有应用前景的成果，再将其实用化，最终转化成临床、社会可用的产品和服务。因此，转化医学是双向转化的过程，即：①从临床到基础的转化，把复杂的临床现象通过基础研究变成科学问题；②基础研究到临床的转化，深入研究靶点、机制等，再验证是否可以进行临床的转化。

医学创新是把科研创新成果应用于临床并将科研创新产品与医疗市场对接的过程，是一个完整的链条，完成最后一环，转化医学的理念才能得到充分体现。临床医师，特别是临床科学家要善于在临床实践中发现问题，并由此为基础研究和产品研发提出命题、引导方向。不断从临床实践中发现、提出、凝练问题，通过科学研究解决问题，有助于提高对疾病发病机制的认识水平和临床诊治水平。科学、合理、审慎地遴选临床需求，将对基础医学研究向临床转化起到事半功倍的作用。

转化医学的根本目的是促进医学技术的发展，需培养一批具备现代科研意识、生理生化遗传等基础领域知识丰富的临床医师。NIH 的初衷是为了把研究经费投入到既能解决临床实际问题，又与临床比较接近的基础研究领域，给基础医学科研像风筝一样拴根线，攥在临床医师手里，提高临床医师对科学研究的热情。利用药物学、生理生化学、遗传学、社会心理学、物理、化学，甚至宗教等各种手段，终极目标是提高临床医学的治疗水平，是现代医学模式的新概念。医学模式从过去的生物医学模式逐渐变成生物社会心理医学模式，发展成为现在的环境-社会-心理-工程-生物医学模式。因此，转化医学的主力军应该是一线的临床医师。

§ 13

大数据与精准医疗

现代医学既要重视疾病普遍性，也要强调疾病的个体性。治疗普遍疾病及其治疗技术属于日新月异的科学技术领域，而以认知个体患者因人而异的个性化疗法有点像人文历史和艺术。二者犹如人文与科学互相补充，对现代医学都不可或缺。20 世纪下半叶，人类基因图谱的建立、智能信息技术的突破性进展，使得医学的基础研究取得巨大的进步，人们逐渐形成一种信念：只要在基因层次确立各种疾病的原因，就能找到彻底治疗疾病的方法；随着终极病因和相应治疗手段的发现，精准医疗和人工智能的蓬勃发展，现代医学必将如历史上有过的革命那样再一次大飞跃。

一、现代医学的发展认识

纵观现代医学兴起的过程，现代医学的每一次大进步，都与某一类病因的发现联系在一起。现代病因学开始于 19 世纪下半叶路易斯·巴斯德（Louis Pasteur）等人建立的病菌学说，其核心观点正是人类的许多疾病均由细菌引起，包括结核病、霍乱等，只要这些细菌被消灭，疾病便可痊愈。这个学说催生了消毒灭菌术的发展和抗生素的发现，极大地促进了临床治疗学和外科手术的进步。20 世纪上半叶，人们发现缺乏某种营养素可引起疾病，并在此基础上建立了营养性疾病学说，立即促成了维生素和其他营养素的发现，使得像坏血病及地方性甲状腺肿这一类疾病得以治愈。20 世纪 50 年代，自身免疫性疾病的研究使疾病发生的因果探讨进入更深层面，当免疫系统在保护人体免受外源性病原体侵犯时，如果反应不当则会攻击人体自身，如红斑狼疮、多发性硬化、风湿热和幼年型糖尿病等，使医师认识到对疾病的因果分析必须深入身体内部，即从基因水平来寻找病因。随着病因研究进入 DNA 层面，现代医学对疾病的治疗真的发生了革命吗？没有！很多医师甚至感到，对某些疾病的治疗总体上很可能是退步了。例如，随着疾病谱的变化，慢性疾病（包括心脑血管疾病、肿瘤、肥胖、糖尿病、阿尔茨海默病等）的控制成为社会关注的焦点。这些疾病大多属于复杂性疾病，发病不是由单一因素导致，致病因素往往多到难以用线性因果分析；此外，人类对身体日益深入的精密工具操作、介入和干预，导致由药物或诊断治疗过程引起的疾病——医源性和药源性疾病越来越普遍。

二、21 世纪医学面临的挑战

第一，在现代医学观念中，采取各种措施消除疾病被视作医师的首要职责。但在现实中，很多医师经常要问自己的是："这些病要不要治疗呢？"如胃癌，目前最有效的治愈手段是手术切除，对晚期胃癌患者可能要切除全部，不过患者术后的生活质量会大打折扣，保留一点胃，生活质量也会高很多。面对这种情况，医师应该如何保证适度干预？此类的问题在现有医学观念框架下都得不到解决。

第二，医学的观念危机，还存在于医患之间。很多医疗纠纷有一个共同特点。如一个手术完成后，患者主观感受很不好，而医学检查未见异常，医师认为很成功。其实，对于疾病，再先进的设备和高超的医疗技术，都有发生意外的可能。在医师看来，患者在接受治疗时，已同意承担风险。而在患者看来，一旦治疗失败，患者有上当的感觉，认为这是医师的失职。因此，尽管现代医疗技术和设备越来越先进，医患矛盾却愈演愈烈。

第三，在医疗实践中，有不少西医大夫会采用中医的治疗方法，以处理某些疑难杂症。但中西医结合一直停滞不前，这是因为一方面，中医的知识系统及相应的治疗方法不符合实验科学规范，传统医学和现代科学规范的冲突使得它一直受到有严格科学训练的医师排斥，很难在医学界占应有的地位。另一方面，人们对于中西医的态度趋于两极化，社会撕裂程度持续加深。2017 年 12 月《自然》（Nature）刊发文章，担忧中国不顾安全风险，放松对传统中医药的管制，中西医之辩俨然成了一个无解的争论。

第四，现代科技发展本身对医学构成严峻挑战。人类社会正步入大数据时代，这对医学发展很重要，但也形成致命的压力——疾病的发生不是一个概率过程，其中存在特定的病因。没有任何一个医师敢对别人说，在某个症状下一个人得病的概率是多少。2014 年《英国医学杂志》刊发文章，指出循证医学像一把已上膛的手枪，瞄准临床医师的脑袋，威胁道："你最好乖乖地按照最佳证据去做。"也就是说，大数据正在强迫医师去做未必正确的事情，不留一点自我辨识与判断的空间。

三、精准医疗的兴起

与医学大数据相关的是，近年来精准医疗的突飞猛进。精准医疗本质是通过基因组、蛋白质组等组学技术和医学前沿技术，对于大样本人群与特定疾病类型进行生物标志物的分析与鉴定、验证与应用，从而精确寻找到疾病的原因和治疗的靶点，并对一种疾病不同状态和过程进行精确分类，最终实现对于疾病和特定患者进行个性化精准治疗的目的，提高疾病诊治与预防的效益。虽然当前测序技术能够发现致病基因，但这些基因水平的病因和以前发现的病因大不相同，它们很难与临床防治挂钩。

精准医学认为，只要认识每个人的 DNA，就能够以每一个患者 DNA 的类型规定疾病的类型，找到对其适用的干预手段。假定另一个人亦具有相同的 DNA，干预亦应当有效。然而，某一个人的 DNA 似乎是独特的，但疾病的治疗仍然可普遍化和规范化，因为相同的 DNA 规定了同一类疾病。但以肿瘤被普遍视作多基因突变的后果为例，一项采用当前先进的 DNA 测序技术来研究肺癌细胞基组的结果显示，在一种脑癌细胞里就存在着两万多个碱基突变。再如高血压，其候选基因（即其编码的蛋白质参与血压调节的基因）至今虽然已报道 150 种，包括血管紧张素原基因、血管紧张素转换酶基因、醛固酮合成酶基因、心钠素基因、内皮型一氧化氮合成酶基因等，但它们中尚没有任何一个被确认为原发性高血压的决定基因。鉴于这样的例子越来越多，英国《自然》杂志早在 2008 年 6 月刊发的一篇文章中提出："由一种基因导致一类疾病的时代已经一去不复返了。"这样一来，医师必须在治疗干预的过程中，不断加深对患者复杂病因的认识，进而找到有效的治疗办法。

医学的各科都有其独特的复杂疾病，不同年代、不同地区存在着不同的复杂疾病。其实，大多数复杂疾病的界定和医学知识的关系不大，因为"复杂"本是医师的一种主观感觉，是一个认识论概念。换言之，当治疗干预的反馈失灵，医师立即感到自己所处理疾病的复杂性。最近经常听到这样的议论：随着高科技和大数据的出现，疾病的诊断越来越依赖于电脑智能，人做手术的准确度迟早不是机器人的对手，这样医师将被治疗机器人取代。其实，这是不可能的。任何一个患者背后都是一个超级复杂系统。医师随时随地准备抛弃固定模式以面对前所未见的变化，这都不是人工智能和机器人可以应对的。